# SALUD
# DESDE EL
# ORIGEN

Blanca Gómez y Néstor Sánchez

# SALUD DESDE EL ORIGEN

## Lo que tu cuerpo espera de ti

Grijalbo

Papel certificado por el Forest Stewardship Council®

MIXTO
Papel | Apoyando la silvicultura responsable
FSC® C117695

Penguin Random House Grupo Editorial

Primera edición: marzo de 2026



*Printed in Spain* – Impreso en España

ISBN: 978-84-253-7136-3
Depósito legal: B-1.148-2026

Compuesto en Compaginem Llibres, S. L.
Impreso en Gráficas 94 de Hermanos Molina, S. L.
Sant Quirze del Vallès (Barcelona)

GR 7 1 3 6 3

*A quienes han confiado, compartido y cuestionado*
*con nosotros. Sois la razón por la que*
*seguimos aprendiendo*

# ÍNDICE

# PRÓLOGO

Cuando era pequeño, entendí que el cuerpo humano era músculos, huesos y entrenamiento. Pero llega un momento en la vida en el que uno siente que todo lo que sabía sobre la salud, sobre el cuerpo... ya no encaja. Que falta algo.

A mí me pasó.

Y es que la salud no se busca fuera, sino que se recuerda desde dentro. Néstor, entre otras muchas cosas, me enseñó la importancia de las emociones, de cómo pueden jugarte una mala pasada. Me enseñó a entender la salud desde otro prisma que la gente desconoce, pero que es fundamental.

*Salud desde el origen* es un libro que nos invita justamente a eso: a recordar quiénes somos. A reconectar con la luz del sol, con los ritmos naturales que guían cada célula, con el electromagnetismo que da vida a nuestros tejidos. Leerlo es un viaje de regreso a lo esencial, a la coherencia entre el cuerpo, la mente y la naturaleza.

Para mí, como deportista y como persona que busca vivir en plenitud, este mensaje es una brújula. Porque uno puede entrenar duro, comer bien y dormir bien, pero si no está en sintonía con la luz, el agua, el magnetismo, los ritmos de la tierra y el amor, siempre habrá algo que falte.

Néstor y Blanca no solo escribieron un libro. Encendieron una luz. Una que nos recuerda que no necesitamos «buscar salud». Solo necesitamos volver al origen.

MARCOS LLORENTE

Marcos Llorente Moreno es futbolista profesional del Atlético de Madrid y de la selección española. Más allá del deporte, es una de las figuras que mejor encarna una nueva forma de entender la salud: desde la conciencia, la prevención y el respeto profundo por la biología humana.

# CÓMO USAR ESTE LIBRO

Este libro no es una dieta ni una lista de tareas. Es un **mapa de regreso a casa**: a la coherencia entre tu cuerpo y tu vida.

Así puedes recorrerlo: **léelo como un viaje**. Cada capítulo es una etapa. Empieza por el principio para captar la visión completa o ve directo a la parte que más resuene con tu situación actual.

**Empieza por lo pequeño**. No intentes aplicarlo todo a la vez. Elige **una sola práctica** de cada capítulo. Hazla tuya hasta que sea natural.

**Usa las señales**. Al final de muchos apartados encontrarás **señales** de que vas por buen camino (más energía, mejor digestión, sueño más profundo). Esa es tu brújula: escucha tu cuerpo.

**Recuerda el tono**. No es exigencia. No es perfección. Es **coherencia**: cada gesto que suma cuenta.

**Vuelve cuando lo necesites**. Este libro puede acompañarte varias veces en tu vida. Cada lectura mostrará un matiz distinto.

# UNA DECLARACIÓN DE INTENCIONES

Escribir este libro es, ante todo, un acto de gratitud. Gratitud hacia la vida. Hacia nuestros cuerpos. Hacia los miles de pacientes que nos han acompañado en consulta. Y, por supuesto, hacia todo lo que nos ha traído hasta aquí: preguntas, crisis, intuiciones, lecturas, aciertos... y también errores.

Dedicarnos a la salud ha sido un regalo. Nos ha dado sentido, propósito, crecimiento y conexión. Es una profesión que nos apasiona profundamente y que cada día nos recuerda por qué estamos aquí: para acompañar, para compartir, para ayudar a que este cuerpo que todos habitamos sea un lugar más comprensible y amigable.

A través de cada consulta, cada conversación con pacientes y colegas, cada investigación y cada intuición, sentimos que ponemos un pequeño grano de arena para construir un mundo más humano. Porque sí: creemos profundamente que el ser humano es bueno por naturaleza. Y que por lo general, en el contexto adecuado, está sano y lleno de energía y felicidad.

Cuando el cuerpo se expresa con síntomas, no lo hace para fastidiarnos, sino para ayudarnos a volver al equilibrio.

Este libro resume un viaje de más de veinte años aprendiendo, experimentando y transformándonos. No ha sido un camino lineal ni perfecto. Ha sido un camino real: a veces ordenado, a veces caótico, siempre guiado por una intuición compartida.

**Hay otra forma de vivir. Más amable.**
**Más coherente. Más saludable.**

No estamos aquí para decirte lo que tienes que hacer. Estamos aquí para compartir contigo lo que hemos aprendido: lo que nos han mostrado los libros, la ciencia, la experiencia clínica y personal y, sobre todo, la vida. Te contamos cómo lo hemos vivido nosotros y cómo lo han vivido muchas de las personas a las que hemos acompañado. Y desde ahí, tú decides. Tú eliges. Tú incorporas lo que te cuadre, a tu ritmo, sin presiones.

Porque si algo hemos aprendido, es esto: **siempre volvemos a lo que nos hace felices**. Queremos que este libro sume felicidad, no exigencia. Que sea una invitación, no una imposición. Que lo vivas como un regreso, no como una tarea.

**Bienvenido a este viaje.**

**El cuerpo no se ha vuelto en tu contra**. Durante millones de años —en realidad, más del 99% de nuestra existencia como especie—, el cuerpo humano ha evolucionado para adaptarse a un entorno muy distinto al actual. Nuestros ancestros vivían como cazadores-recolectores; al aire libre, dormían bajo las estrellas, comían lo que la tierra y el mar ofrecían según la estación, se movían por necesidad y no por estética. Cada gran transición humana —la Revolución agrícola, la industrial, la digital— trajo beneficios, pero también nos alejó de ese guion biológico que moldeó nuestras hormonas, nuestro metabolismo y nuestros ritmos. En esa aparente precariedad, había coherencia: el cuerpo no era un error, era parte del paisaje.

Hoy, sin embargo, algo no va bien. Tenemos más tecnología, más recursos, más información, más medicamentos..., pero también estamos más cansados, inflamados, desconectados, tristes. Nos sobran los antiinflamatorios, pero nos falta salud. Hemos deconstruido la comida, pero digerimos fatal. Hemos eliminado muchas infecciones agudas, pero vivimos intoxicados, ansiosos y enfermos de forma crónica.

## Algunos datos que hablan por sí solos

- Más de mil millones de personas viven con sobrepeso, obesidad o diabetes.
- Una de cada tres muere por una enfermedad cardiovascular, muchas veces prevenible.

- Una de cada diez sufre una enfermedad autoinmune.
- Uno de cada 36 niños es diagnosticado con trastorno del espectro autista. Un dato impensable hace tan solo treinta años, que no puede explicarse solo por mejores diagnósticos. El desarrollo neurológico de nuestros hijos se ve alterado por un entorno inflamatorio, tóxico y carente de señales naturales que regulen el neurodesarrollo.
- Más del 10 % de las personas, especialmente mujeres, padecen disfunción tiroidea, muchas veces sin saberlo. La tiroides —nuestro termostato metabólico— no funciona bien en un cuerpo sometido a estrés crónico, alimentación inflamatoria, disruptores endocrinos y ciclos de luz artificial.
- Las enfermedades neurodegenerativas, como el alzhéimer, el párkinson o la ELA, aumentan año tras año, adelantando su edad de aparición. Nunca antes habíamos visto tantos cerebros envejecidos tan pronto.
- Uno de cada dos hombres y una de cada tres mujeres tendrá cáncer a lo largo de su vida. El cáncer ya no es un evento raro: es una epidemia crónica y, en gran medida, una enfermedad del entorno.

No es una sensación: es una epidemia silenciosa que no tiene su origen en una mala genética ni en cuerpos defectuosos.

## EL PROBLEMA NO ES TU CUERPO. EL PROBLEMA ES EL CONTEXTO

Vivimos cada vez más medicados, inflamados, confundidos y desconectados de lo que realmente necesitamos para sanar. Tu cuerpo está hecho para un entorno que ya no existe. Como un pez de agua salada encerrado en una pecera de agua dulce, intenta sobrevivir en un medio que no reconoce y que no le nutre.

Comemos cinco veces al día productos sin alma ni origen. Dormimos alejados del ritmo natural. Vivimos encerrados, iluminados de noche y con carencia de sol por la mañana. Y nos preguntamos por qué estamos enfermos. ¿Conoces la expresión: «Más perdido que un pingüino en un garaje»? Pues describe bastante bien la situación del ser humano moderno. Por dentro, todo parece estar en orden..., pero vive en un ambiente que no reconoce ni le sienta bien. Está desincronizado con el entorno para el que fue diseñado. **La buena noticia: puede reencontrar su rumbo y recuperar esa sintonía perdida.**

## LA ENFERMEDAD COMO NOSTALGIA

Hay una frase que nos acompaña desde hace años y que resume mucho de lo que queremos transmitirte: «La intensa felicidad por el avistamiento fugaz de un animal libre en la naturaleza no es más que la nostalgia de cuando nosotros vivíamos en ella».

A pesar de todos los avances y de nuestra capacidad de adaptación, el ser humano sigue reconociendo su hábitat natural... y lo anhela. Incluso mirar una simple imagen de naturaleza —como la que quizá tienes de fondo de pantalla— genera cambios medibles en tu fisiología: disminuye la frecuencia cardiaca, reduce la tensión arterial, tranquiliza el sistema nervioso. Como dice el inmunólogo Graham Rook, «la evolución transforma lo inevitable en una necesidad». Y lo inevitable para nuestra especie fue vivir en la naturaleza. Por eso, pese a todos los avances, seguimos necesitando ese contexto.

La enfermedad es esa nostalgia hecha síntoma. Es la forma en que el cuerpo te dice que echa de menos el sol, el descanso, el movimiento, el agua, el amor, la comida real, el propósito, los ritmos, las amistades, el altruismo, la flexibilidad... Y que, en su lugar, recibe pantallas, prisas, ultraprocesados, estrés crónico y relaciones superficiales. Cuando protesta, lo silenciamos: ibuprofeno, ansiolítico, café, *scroll*.

No fue un cambio brusco. Fueron desviaciones pequeñas, invisibles al principio, pero acumuladas: en la luz (del fuego a los LED), en los ritmos (del ciclo natural al 24/7), en la comida, en el contacto con la naturaleza, en el movimiento, en las relaciones. Como en el mito de la caverna de Platón, hemos arrancado el cuerpo de su hábitat sin cambiar su diseño. En ese mito, los prisioneros asumen como la normalidad las sombras que ven proyectadas en la pared, y cuando alguien intenta explicarles que existe un mundo real fuera de la caverna, no le creen. Hoy vivimos algo similar: los cambios han sido tan progresivos como profundos y hemos acabado por asumir como normales el cansancio, el dolor, las luces electrónicas, los cereales refinados o la comida procesada. Y cuando alguien señala que eso no es el mundo real para el que estamos diseñados, suena extraño, incluso inverosímil. Lo patológico se ha vuelto cotidiano; lo saludable, una excentricidad.

### *El problema no es otro que el contexto*

Si tu coche, un deportivo de lujo diseñado para circular por asfalto, se queda atrapado en medio de un camino rural, no es que funcione mal: está fuera de lugar. Eso mismo ocurre con tu cuerpo. Has heredado un sistema biológico extraordinariamente sabio, forjado por millones de años de evolución. Pero vives en un entorno moderno que nunca estuvo previsto por esa biología.

No evolucionamos para:

- Comer cinco veces al día productos ultraprocesados, sin densidad nutricional, sin haber recibido la luz adecuada ni haber crecido cerca de donde tú también habitas.
- Vivir encerrados, iluminados de noche y con déficit de sol por la mañana.
- Respirar aire sin vida, sin tierra, sin bacterias.
- Movernos solo en entornos artificiales, asfaltados, estériles.
- Dormir solos, en silencio absoluto, lejos del ritmo natural de la oscuridad.
- Pasar años desconectados de las emociones, del tacto, del juego, del asombro.

**No es que tengamos un cuerpo defectuoso, tenemos un cuerpo fuera de guion.**

Por eso, en este libro no vas a encontrar una lista de síntomas con su remedio. Ni una dieta de moda. Ni una rutina de *biohacks*. Vas a encontrar algo más profundo: **una invitación a volver a casa**. Volver al origen no significa rechazar la tecnología ni vivir en una cueva. Significa tomar conciencia de los principios básicos que rigen tu biología. Recordar lo que tu cuerpo necesita para volver a funcionar como sabe hacerlo. Y no desde el sacrificio o la exigencia, sino desde la comprensión. Porque cuando algo tiene sentido profundo, no hace falta que alguien te lo imponga: lo sientes y lo eliges.

## LO QUE TU CUERPO ESPERA DE TI

Tu cuerpo no quiere que hagas dietas. No necesita que cuentes calorías, ni que te obsesiones con suplementos ni que te esfuerces cada día como si fueras un proyecto por reparar. Lo que tu cuerpo espera de ti es algo más sencillo y más profundo, que le des las condiciones que necesita para hacer lo que mejor sabe hacer: **sanar, regularse, adaptarse, vivir**.

Recuerda:

- No eres tú quien digiere, duerme o regula la inflamación.
- No necesitas controlar esos procesos, solo dejar de interferir.

Tu cuerpo quiere que lo escuches. Que lo respetes. Que dejes de tapar sus síntomas con urgencias y lo mires con compasión y honestidad. Cada síntoma es una señal. Cada fatiga, una petición. Cada dolor, una información. Cada estado de ánimo, un lenguaje. El cuerpo no te traiciona: el cuerpo te protege.

### Entonces... ¿qué espera realmente de ti?

- Que te expongas a la luz natural por la mañana y te recojas con la oscuridad.
- Que comas alimentos reales, densos, vivos, en horarios humanos.
- Que descanses cuando estás cansado y no solo cuando «terminas todo lo pendiente».

- Que no comas todo el día y dejes ratos sin digestión para que pueda regenerarse.
- Que te muevas con el cuerpo, no solo con la cabeza.
- Que no acumules tristeza ni rabia sin permitir que tengan una vía de expresión.
- Que estés cerca de otros cuerpos: humanos, animales, árboles, el mar.
- Que vivas con ritmos, no con alarmas.

Por supuesto, no queremos que esto añada más carga a un día ya lleno de por sí. Tómatelo simplemente como unos pequeños recordatorios de cómo ir avanzando hacia un estado corporal más saludable y una mayor sensación de energía y felicidad.

Este libro es una invitación a recordar cómo funcionas. A recordar lo que tu cuerpo espera de ti, que no es un catálogo de obligaciones, sino la coherencia profunda entre tu biología y tu estilo de vida. Cuando esa coherencia aparece, el cuerpo respira. Y cuando respira, se regula.

## VOLVER A CASA

Este libro es un mapa. Un espejo. Un regreso. Vamos a recorrer, paso a paso, todo eso que tu cuerpo lleva demasiado tiempo esperando:

- Recuperar los ritmos de luz y oscuridad.
- Beber agua de verdad.
- Comer denso, ancestral y flexible.
- Entender la inflamación silenciosa.
- Movernos como parte de la vida.
- Limpiar nuestro entorno de tóxicos invisibles.
- Reconectar con nuestro intestino, nuestro timo, nuestras mitocondrias.

Porque **no estás roto**. Solo estás desincronizado. Y puedes volver. No desde el miedo ni desde la exigencia, sino desde la confianza radical en que la salud no es algo que se conquista; es algo que se permite cuando vives en coherencia con lo que eres.

Prepárate. El viaje no es hacia fuera. Es hacia dentro. Y no se trata de llegar a ningún sitio, sino de recordar un camino que ya conoces: **el de la salud desde el origen**.

## EL PRECIO DE AVANZAR OLVIDANDO DE DÓNDE VENIMOS

La medicina evolutiva nos recuerda una obviedad que parece olvidada: nuestro cuerpo no ha cambiado, lo que ha cambiado es todo lo demás. Porque no hemos mutado genéticamente en las últimas cinco décadas. Nuestros ritmos, nuestras hormonas y nuestro metabolismo siguen esperando un entorno al que ya no pertenecemos. En ese desajuste, se activan los síntomas: cansancio, sobrepeso, insomnio, desánimo, ansiedad, malas digestiones, falta de deseo. No son enfermedades; son respuestas, mensajes, formas con las que el cuerpo nos dice: «Así no».

La vida moderna nos ha dado muchas cosas, pero también nos ha robado otras fundamentales: el hambre real y la saciedad como guía, el sol en la piel cada mañana para ajustar nuestro reloj biológico, el descanso profundo y reparador que ordena todo desde dentro, el vínculo con los demás, la tribu, el afecto, el contacto con la tierra, el frío, el calor, el silencio.

Hoy, nuestro entorno se ha vuelto proinflamatorio, nuestra agenda es antirrítmica, nuestro sistema digestivo vive colapsado y nuestra psique va tan rápido que solo se detiene cuando colapsa. Pero esto no es un error individual, es la consecuencia esperable de un mundo que perdió el norte.

## LAS BUENAS NOTICIAS

Todo esto tiene solución. Y no está en una pastilla, ni en una técnica mágica ni en un protocolo de moda. La solución está en comprender profundamente lo que el cuerpo espera de ti. En decidir, con convicción y coherencia, crear un estilo de vida que lo respete.

Este libro es una guía para eso: para ayudarte a recordar lo que tu cuerpo ya sabe, para desenmascarar las falsas promesas del bienestar moderno y para devolverte el poder de tu salud **desde el origen**. No vamos a decirte que será fácil, pero sí podemos prometerte algo: cuando entiendas lo que está pasando, dejarás de luchar contra ti.

Y cuando eso ocurra, muchas de las cosas que hoy parecen imposibles —descansar bien, digerir bien, tener energía real, sentirte tú de nuevo— dejarán de parecer milagros... y volverán a ser lo que siempre debieron ser: **lo normal**.

## UNA PEQUEÑA PINCELADA SOBRE NOSOTROS ANTES DE EMPEZAR

Quizá también conviene que sepas algo de nosotros. Este libro es, en muchos sentidos, una historia de amor. La historia de amor que nos unió como pareja y que nos llevó a elegir una forma de vida en común; una forma que nos ha enseñado tanto que sentimos la necesidad de compartirla. Fue un flechazo, sí, pero no solo entre dos personas. Fue también un flechazo con una manera de entender la salud y la vida.

Néstor, después de años de búsqueda, estuvo a punto de dejar la salud muchas veces. La frustración de no entender qué les pasaba a sus pacientes se le hacía insoportable. Y lo que encontró no fue solo respuestas clínicas; fue una forma nueva de comprender la vida y de comprenderse a sí mismo. Blanca, por su parte, entendió de dónde venían tantas etiquetas: su colon irritable, la resistencia a la insulina, sus ovarios poliquísticos, el VPH persistente..., y en ese proceso volvió a enamorarse de su cuerpo, esta vez desde la gratitud y el respeto.

Este libro es también un acto de amor hacia quienes más nos han enseñado: nuestros pacientes, que confiaron en nosotros y, a menudo, pagaron por mostrarnos el camino. Y hacia nuestra comunidad, que nos sostiene, nos inspira y nos recuerda cada día por qué elegimos este viaje.

# 1

# LA PRIMERA INFORMACIÓN

En este capítulo vamos a hablarte de la luz, pero no solo como la conoces —fotones que iluminan una habitación o calientan tu piel—, sino como la primera señal que ordena tu biología, la primera pieza de un modelo mayor que explica cómo se expresa una vida saludable.

La luz importa porque trasciende sus efectos inmediatos. No se trata solo, aunque ya es maravilloso, de que mejore tu ánimo o te ayude a dormir mejor. La luz es una información que, bien recibida, activa un lenguaje interno que tu cuerpo entiende a la perfección. Y para comprender de verdad por qué es tan determinante, necesitamos dar un paso atrás y preguntarnos algo mucho más grande: ¿qué nos hace estar vivos? ¿Qué nos hace humanos?

## LA ECUACIÓN DE LA VIDA

Uno de los marcos de referencia que más nos ha ayudado a entender la salud —y también la enfermedad— es esta ecuación sencilla y a la vez profunda:

*vida (o salud) = materia + energía + información*

Te explicamos qué significa. La vida va mucho más allá del cuerpo que «habitamos». Si alguna vez has acompañado a alguien en su lecho de muerte, quizá has sentido ese instante inconfundible en el que el cuerpo permanece, pero la vida ya no está. La materia sigue presente, pero algo esencial —invisible y vital— se ha marchado.

La vida incluye la materia: todos los átomos y moléculas que componen cada célula. Pero también necesita la energía que la anima, que le da alma, que mantiene esa materia en movimiento y transformación. Y aún falta un tercer elemento: el código, la información, las instrucciones que le dicen a cada pieza cómo y cuándo actuar.

La ciencia, en su empeño por comprender lo que nos diferencia de un objeto inerte, ha llegado a esta fórmula que pensadores como Erwin Schrödinger popularizaron. No es una metáfora filosófica, es el resumen de millones de observaciones sobre lo que distingue a un ser vivo de algo sin vida. Y aquí es donde la luz entra en juego como una de las formas más potentes de transmitir información a nuestras células.

Lo fascinante es que ninguna de las tres —materia, energía e información— puede, por sí sola, dar lugar a la vida. Puedes tener toda la materia de un organismo, pero, sin energía ni información, seguirá siendo materia muerta. Puedes tener energía, pero, si no hay materia que estructurar o instrucciones que seguir, esa energía se perderá en el vacío. Y puedes tener un código perfecto, pero, sin materia que lo encarne ni energía que lo ejecute, seguirá siendo una partitura muda.

Desde esta perspectiva, la manifestación de un síntoma no es mala suerte, ni siquiera un error. Es la respuesta de tu cuerpo a la información que recibe, procesada con las condiciones energéticas disponibles y con la materia prima que tiene en ese momento. Actúa con lo que tiene y con lo que sabe hacer, siempre intentando protegerte y mantenerte vivo.

Si lo miras así, **todo es información**. La manera en que respiras es información: revela si estás relajado o en alerta, si tu sistema nervioso se siente seguro o amenazado. El sistema interoceptivo —ese radar interno que permite al cerebro tomar conciencia de cómo estás— recoge datos de todas partes: del latido de tu corazón, del movimiento de tu intestino, de la tensión en tus músculos, de la temperatura de tu piel. Millones de señales que, juntas, crean la experiencia de «soy un individuo» y «estoy así en este momento».

También la información que recibes del exterior importa. Lo que ves, lo que escuchas, lo que hueles…, incluso la sensación íntima de sentirte en casa en el lugar donde te encuentras o de que tu entorno te resulte hostil.

Tus moléculas de agua —que constituyen más del 60% de tu peso corporal— también son portadoras y moduladoras de información. La *aquaphotomics*, una disciplina emergente, nos revela que el agua actúa como una antena viva: capta, refleja y transmite las señales que impactan en tu cuerpo. Este es un terreno fascinante que exploraremos en capítulos posteriores, cuando hablemos del papel que desempeña el agua en la salud.

El terreno que pisas, el contacto directo de tus pies con la tierra, también es información. La comida que ingieres, no solo por sus nutrientes, sino por el mensaje que envía a tu metabolismo sobre la abundancia o la escasez. Los sonidos que te rodean, desde una melodía suave hasta el estruendo del tráfico. Los pensamientos que repites, que generan patrones químicos y eléctricos en tu sistema nervioso.

**Todo es información.**

Y, por supuesto, la luz que recibes. Esa es la protagonista de este capítulo. La luz que entra por tus ojos y te acaricia la piel es uno de los mensajes más antiguos y poderosos que tu biología reconoce. Es la primera orden del día para cada célula: le dice cuándo activarse, cuándo repararse, cuándo descansar. Sin luz natural, los ritmos se confunden; con la luz adecuada, vuelven a encontrar su compás.

La luz no es un simple telón de fondo en el que transcurre tu vida; es la directora de orquesta que afina tus ritmos, ordena tus hormonas y recuerda a cada célula qué hora es y qué debe hacer. Sin ella, la ecuación de la vida pierde coherencia: la materia se confunde, la energía se dispersa y la información se distorsiona. Por eso, cuando amanece y los primeros fotones te acarician la piel y te atraviesan la retina, no solo empieza un nuevo día: empieza una cascada de mensajes que tu cuerpo ha esperado toda la noche.

Cada mañana es una oportunidad para entregar a tu biología la primera y más importante información: «Estamos vivos. Es de día. Es hora de empezar». Y como veremos en este viaje hacia la salud desde el origen, cada decisión que tomes para alinear la materia, la energía y la información será como abrir una ventana más en esa casa que es tu cuerpo... hasta que, poco a poco, vuelva a entrar toda la luz.

# LA INFORMACIÓN COMO PUNTO DE PARTIDA

Por tanto, conforme a la ecuación *salud = materia + energía + información*, la salud y la enfermedad no dependen solo de tener «buenos genes» o de esquivar los daños puntuales. Son el resultado de cómo cada una de nuestras células interpreta la información que recibe del entorno y la transforma en energía utilizable.

Imagina por un momento que tus células son pequeñas ciudades. Cada una tiene su ayuntamiento, sus calles, sus fábricas y sus sistemas de transporte. La información que llega del exterior —luz, alimento, temperatura, señales químicas, contacto humano— son las instrucciones para decidir qué conducta es la más adecuada. Si la información es clara, sin contradicciones y calmada, la ciudad funciona en armonía: las calles se limpian, las fábricas producen lo necesario, los servicios trabajan en orden.

Pero para que todo esto ocurra, hace falta un actor clave: la mitocondria. La mitocondria es la central eléctrica de esa ciudad, pero también es su intérprete oficial. Recibe la información del entorno y decide cuál es el comportamiento óptimo para salvaguardar la integridad celular. Quédate con este nombre, porque iremos hablando de qué es la mitocondria, cómo es influida por la luz del sol y cómo influye en todos los procesos corporales.

De momento, podríamos decir que la mitocondria traduce el lenguaje del entorno a un lenguaje que la célula entiende y ejecuta. Si percibe señales de seguridad y abundancia, activa programas de reparación, crecimiento y cooperación. Si detecta señales de amenaza —como inflamación crónica, toxinas o estrés constante—, cambia de estrategia y se centra en la supervivencia inmediata, apagando funciones que considera no esenciales.

Si pensamos la salud desde nuestra fórmula (*materia + energía + información*), la lógica se vuelve evidente:

- Si das información adecuada, la mitocondria responde con conductas adaptativas que favorecen la salud y la felicidad.
- Si la información es confusa o alarmante, la respuesta se desordena: aparecen la inflamación, el estrés y el desgaste.

- Y si, además de la información correcta, el cuerpo cuenta con suficiente energía para ejecutar y materia prima para construir, la salud no es un objetivo lejano: es la consecuencia natural.

## LA IMPORTANCIA VITAL DE LA LUZ: DE LA HISTORIA A LA BIOLOGÍA PROFUNDA

Si la vida necesita información para mantenerse en orden, la luz es la primera de esas informaciones. Y cuando esa luz falta, el orden se rompe. Hoy sabemos que la insuficiente exposición al sol se ha convertido en un problema de salud pública real. Se estima que esta carencia puede estar relacionada con 340.000 muertes al año en Estados Unidos y 480.000 en Europa, y con un mayor riesgo de padecer cáncer de mama, cáncer colorrectal, hipertensión, enfermedades cardiovasculares, síndrome metabólico, esclerosis múltiple, alzhéimer, autismo, asma, diabetes tipo 1 e incluso miopía. Muchas de estas patologías parecen no tener relación entre sí, pero comparten un denominador común: una señal lumínica distorsionada o insuficiente. No hablamos de algo anecdótico: es un factor ambiental de peso, tan relevante que, en algunos estudios, evitar el sol ha mostrado un riesgo de muerte comparable al de fumar.

Y lo más llamativo es que, aunque durante años se atribuyó todo a la vitamina D, hoy sabemos que el sol hace mucho más: libera óxido nítrico desde la piel (lo que dilata las arterias y reduce la presión arterial), modula el sistema inmune, regula el metabolismo y activa los genes protectores directamente con su radiación, sin intermediarios.

### *El sol como medicina: un viejo conocido*

Esta conexión entre el sol y la salud no es un descubrimiento reciente. Hipócrates ya hablaba de la helioterapia como herramienta para restaurar el equilibrio. En la antigua Roma, los *solaria* eran espacios donde los ciudadanos tomaban el sol por placer y por salud.

A finales del siglo XIX y principios del XX, médicos como Niels Ryberg Finsen —premio nobel en 1903— demostraron que la luz podía curar manifestaciones cutáneas de la tuberculosis. Los sanatorios suizos para enfermos de pulmón se diseñaban con amplias terrazas donde los pacientes pasaban horas recibiendo la luz solar incluso en pleno invierno. En muchos hospitales, se mantenía la costumbre de sacar a los convalecientes al exterior o al menos colocarlos junto a grandes ventanales, no por romanticismo, sino porque se observaba que los enfermos que recibían más luz natural se recuperaban antes.

Durante más del 99% de nuestra historia evolutiva, la salida del sol marcó el inicio de nuestras actividades, y su puesta, el momento de recogernos. Nuestros genes siguen esperando ese mismo patrón. Cada amanecer perdido no es solo una oportunidad menos de ver un cielo hermoso, es una instrucción biológica que no se entrega y cuya ausencia el cuerpo registra como desorden.

Durante milenios, sin estudios de doble ciego ni metaanálisis, la humanidad supo que el sol cura. Y aunque la medicina actual lo haya olvidado, la ciencia moderna no hace más que darle la razón. Hoy, sin embargo, pasamos más horas bajo la luz artificial que al aire libre, sin darnos cuenta de que nuestro cuerpo sigue esperando el mismo sol que recibían nuestros ancestros.

## *Los ritmos de la vida: un descubrimiento botánico*

Antes de sumergirnos en ejemplos concretos, queremos abrir una puerta para que imagines lo que llega. Vamos a adentrarnos en muchos de los efectos beneficiosos que tiene exponernos de manera adecuada a la luz y, para comprenderlos, empezaremos por uno de los más profundos: su capacidad de sincronizar nuestros ritmos corporales.

Igual que todos los seres vivos, hemos estado desde siempre conectados al pulso fundamental de este planeta, un latido que alterna luz y oscuridad y que ha moldeado nuestra biología en lo que hoy llamamos **ritmos circadianos** (cercanos a las veinticuatro horas del día). Entender esta danza de la luz y la sombra es la base para apreciar la importancia de exponernos a la luz adecuada.

La primera sospecha de que los seres vivos poseíamos este tipo de ritmos data de 1729, cuando el astrónomo francés Jean-Jacques d'Ortous de Mairan observó que las hojas de la planta *Mimosa pudica* se abrían y cerraban siguiendo un patrón diario, incluso cuando se la mantenía en completa oscuridad. Había descubierto algo asombroso: la vida tiene relojes internos independientes de la luz, pero que se sincronizan con ella. Tres siglos después, sabemos que esos relojes —los ritmos circadianos— están presentes en casi todas nuestras células y regulan desde la temperatura corporal y la presión arterial hasta la secreción de hormonas, la reparación del ADN y la actividad del sistema inmune.

**Somos fotorreceptores andantes.** Nuestro cuerpo, aunque no siempre lo percibamos de forma consciente, está hecho para leer la luz como si fuera un idioma. La capta de distintas maneras y por diferentes «ventanas» hacia nuestro interior. En los ojos, además de permitirnos ver, hay un tipo de células especiales —las que contienen melanopsina— que no se ocupan de formar imágenes, sino de registrar la luz azul y decirle al núcleo supraquiasmático, nuestro reloj maestro interno, qué momento del día es. En la piel, ciertos receptores y pigmentos reaccionan a diferentes tipos de luz, lo que provoca respuestas que van desde la liberación de hormonas hasta la activación de moléculas que influyen en nuestra salud. Incluso en el tejido adiposo se han encontrado sensores de luz, que ayudan a regular cómo usamos y almacenamos la energía.

Desde el núcleo supraquiasmático —imagínalo como un diminuto pero importantísimo director de orquesta en lo profundo de tu cerebro—, la información luminosa emprende un viaje muy especial. Lo hace por una vía rápida llamada tracto retinohipotalámico, que podríamos comparar con una autopista nerviosa de alta velocidad, protegida para que el mensaje llegue claro y sin interrupciones. Su destino es el hipotálamo, un auténtico centro de mando que, al recibir la señal, traduce la «noticia» de la luz en instrucciones para todo el cuerpo: cuándo empezar a producir melatonina para preparar el sueño, cuándo liberar cortisol para ponerte en marcha con energía y cómo ajustar el funcionamiento de otros relojes internos, situados en órganos como el hígado, el corazón, los músculos o el intestino. De esta manera, un simple rayo de luz de la mañana puede orquestar una sinfonía de procesos corporales, desde tu nivel de energía y tu digestión hasta tu ritmo cardiaco y la calidad de tu descanso nocturno.

## *Luz y Nobel: dos hitos que cambiaron la medicina*

La importancia de esta maquinaria biológica es tal que el Premio Nobel de Medicina de 2017 fue otorgado a Jeffrey C. Hall, Michael Rosbash y

Michael W. Young por descubrir los mecanismos moleculares que controlan los ritmos circadianos. Sus hallazgos demostraron que nuestros genes, proteínas y funciones fisiológicas siguen un patrón de veinticuatro horas que necesita luz para sincronizarse.

Curiosamente, este fue el segundo Nobel de Medicina relacionado con la luz. El primero, en 1903, fue para Niels Finsen por demostrar que la exposición a la luz podía tratar la tuberculosis cutánea. Un siglo separa estos galardones, pero ambos cuentan la misma historia: la luz no es un lujo, es una necesidad biológica.

### *La luz como primera información circadiana*

Entender esto cambia la forma de ver la salud: **la luz solar no solo «ilumina» el día, sino que es la señal maestra que sincroniza todo nuestro organismo**. Al amanecer, la luz azul estimula la melanopsina ocular, de modo que apaga la melatonina cerebral y enciende la maquinaria diurna: aumenta la temperatura corporal, mejora el estado de alerta, prepara el metabolismo para recibir energía. Al caer la tarde, el cambio en el espectro lumínico indica que es hora de reparar los tejidos, consolidar la memoria y activar los programas nocturnos de limpieza celular.

Privarnos de esta secuencia es como dar instrucciones contradictorias a una orquesta: el resultado no es música, es ruido. Y ese ruido, mantenido en el tiempo, se traduce en inflamación, desregulación hormonal, problemas metabólicos y envejecimiento prematuro. Por eso, antes de hablar de comida, agua o ejercicio, empezamos este viaje por la luz, porque es la primera y más indispensable de las informaciones que nuestro cuerpo espera recibir para vivir en coherencia con sus ritmos. Y, a continuación, veremos cómo cada momento del día y de la noche tiene su propio guion biológico, y cómo conocerlo nos da el poder de alinear nuestras acciones con lo que el cuerpo espera de nosotros.

## La coreografía invisible de la luz a lo largo del día

Para entender cómo esta señal organiza todo tu cuerpo, necesitamos observar la luz más de cerca: ver cómo cambia a lo largo del día y cómo cada uno de esos cambios lleva un mensaje distinto a nuestras células.

La luz del sol no es un fenómeno uniforme. No es igual a las siete de la mañana que a las tres de la tarde o al caer el sol. Su composición cambia de forma predecible a lo largo del día, y esa secuencia de colores invisibles es, para nuestro cuerpo, el reloj maestro que marca cada capítulo de la jornada.

Al amanecer, la luz del sol apenas ha cruzado el horizonte. En ese momento, la atmósfera filtra casi toda la radiación ultravioleta, y lo que llega hasta nosotros es una mezcla muy equilibrada de luz azul y luz roja en una proporción 1:1. Esta relación es una señal inequívoca para nuestro sistema circadiano: es de día, pero todavía es temprano, y es hora de activar la maquinaria de alerta de forma suave y preparar el cuerpo para la actividad. A medida que el sol sube en el cielo, el espectro cambia. Aparecen primero los rayos UVA y, poco después, los UVB. Estos últimos son los que permiten, entre otras muchas funciones, la producción de vitamina D en la piel, pero también cumplen una función circadiana: indican que estamos a mediodía o a primera hora de la tarde, el momento de máxima energía y rendimiento físico. Nuestro reloj interno interpreta esta señal y adapta la liberación de hormonas, el metabolismo y hasta la temperatura corporal. Con el avance de la tarde, los UVB desaparecen y la luz empieza a inclinarse hacia tonos más cálidos, ricos en longitudes de onda rojas e infrarrojas. Es el preludio natural al descanso. Esta luz más suave reduce la producción de cortisol y prepara la glándula pineal para empezar a fabricar melatonina en cuanto llegue la oscuridad. Y entonces llega la noche, que debería ser la parte más clara de esta historia: oscuridad real, ausencia de luz que permita a todos nuestros relojes internos resetearse. Sin embargo, hoy ese momento está invadido por bombillas, pantallas y farolas, que envían señales falsas de «todavía es de día» y retrasan la cascada de procesos de reparación que solo ocurren en la penumbra.

En otras palabras, cada fase del día trae su propia firma lumínica y, con ella, un mensaje distinto para nuestras células. Saber leer y respetar esa coreografía invisible es la clave para entender cómo la luz organiza nuestra biología... y cómo podemos usarla conscientemente para volver a la sincronía. Y es justamente esta secuencia —mañanas equilibradas, mediodías llenos de energía, tardes que se suavizan y noches verdaderamente oscuras— la que tu biología espera cada día para mantenerse en armonía. Ahora que conocemos su lenguaje, veremos qué ocurre cuando lo seguimos... y cuando lo ignoramos.

## Cómo los ritmos circadianos gobiernan tu cuerpo

Imagina por un momento que dentro de ti hay una orquesta diminuta, un conjunto de relojes microscópicos que laten al unísono con el planeta: despiertan con la claridad del amanecer, descansan bajo el ritual de la noche y nunca tocan fuera de tiempo. Esos relojes son los ritmos circadianos, y ordenar cada fragmento de tu biología es su misión. El corazón de esta sincronía es el núcleo supraquiasmático, una agrupación del tamaño aproximado de un garbanzo, pero infinitamente más poderosa que cualquier dispositivo electrónico que conozcas. Está justo en el centro de tu cerebro y recibe las «órdenes» directamente de la luz, sobre todo de la azul del amanecer, que le dice: «Ponte en marcha, hoy toca vivir con energía».

Pero la luz no es su único lenguaje. Este núcleo maestro también escucha otras señales: los horarios de las comidas (que ajustan el reloj del hígado y el del intestino), el momento del movimiento físico (que afina la musculatura y el metabolismo) y los cambios de temperatura ambiental y corporal (que marcan transiciones entre actividad y descanso). Todo suma información para que la orquesta toque en armonía.

A través de redes neuronales y señales hormonales, el núcleo supraquiasmático se comunica con cada célula de tu cuerpo. No solo coordina los grandes instrumentos —hígado, intestino, corazón—, sino que llega hasta los relojes diminutos de cada tejido, de cada célula, de cada mitocondria. Es como un director que no solo marca el compás general, sino que envía a cada músico su partitura personalizada para que la melodía global tenga sentido.

### La sinfonía de tu biología, hora por hora

- **Amanecer:** el cortisol despierta la mente y los músculos, y el intestino se prepara para digerir y evacuar. Incluso tus hormonas sexuales aprovechan este impulso inicial.
- **Media mañana:** el foco cognitivo está en su punto álgido. Tu atención brilla y tu metabolismo aprovecha para procesar la energía con solidez.

- **Mediodía y primeras horas de la tarde:** sube tu temperatura interna; eres más eficiente, más coordinado, capaz de esforzarte sin estridencias.
- **Media tarde:** el ritmo alcanza su crescendo físico; la fuerza, la coordinación y la velocidad están afinadas. Es el momento ideal para entrenar, si buscas rendimiento.
- **Atardecer:** la luz cambia su voz. Se vuelve dorada, suave. Y tu reloj lo sabe: empieza el preludio de la noche. La melatonina se asoma, avisando al cuerpo de que es hora de reparar.
- **Noche:** tu organismo inicia una coreografía secreta; se reparan los tejidos con la ayuda de la hormona de crecimiento, el sistema inmune redistribuye células en modo restauración, la piel repara el ADN y el cerebro limpia los residuos del día. Todo en silencio y a oscuras.
- **Sueño profundo:** entra en acción el sistema glinfático, el mecanismo que tiene tu cuerpo para arrastrar y eliminar las toxinas y los desechos acumulados en tu cerebro durante la actividad diaria. Es como un río de agua pura que barre la mente.
- **Sueño REM:** se procesan las emociones, los recuerdos y la creatividad. Poco a poco, la temperatura desciende y la maquinaria interna se orienta hacia el amanecer próximo.

### *Cuando el reloj se silencia o falla*

Cada una de estas fases tiene sentido solo si recibe señales claras y coherentes: luz y oscuridad en el momento justo, comidas en horarios consistentes, actividad física en sintonía con la temperatura y el momento del día. Si la luz azul llega demasiado tarde, interrumpe la melatonina y desconcierta el sueño. Si cenas en la madrugada, el hígado se enfrenta a una orden contradictoria. Si entrenas cuando tu temperatura baja, fuerzas sin armonía.

Cuando las señales son confusas o se contradicen, el núcleo maestro no sabe qué compás marcar. El resultado es que miles de relojes celulares —desde las neuronas hasta las células inmunes— empiezan a desincronizarse. Es como si cada músico tocara una partitura distinta: el cuerpo se ve obligado a cargar con el peso de una sinfonía caótica, y esa disonancia se traduce en inflamación, estrés oxidativo, desajustes hormonales o insomnio.

Un ejemplo cotidiano: te acuestas tarde viendo una pantalla brillante, comes nada más levantarte y haces ejercicio intenso a última hora. Cada uno de estos actos envía un mensaje contradictorio a tus relojes internos. Y aunque individualmente parezcan inofensivos, juntos forman un ruido constante que, con el tiempo, desordena la partitura de tu salud.

### El mensaje para ti

Tu cuerpo no funciona por comandos arbitrarios, sino por señales que emanan del tiempo natural. Y tú puedes hablarle en su idioma:

- Con la luz adecuada en el momento justo.
- Con el descanso cuando el cuerpo lo pide.
- Con la actividad cuando el cuerpo está afinado.
- Con la comida cuando el metabolismo está alerta.
- Con la calma cuando el cuerpo quiera repararse.

Ese diálogo respetuoso con los ritmos circadianos no es un lujo, es una alianza imprescindible con la sabiduría interna de tu biología. Y ahora que ya ves cómo funciona la orquesta, estás listo para dirigir esa sinfonía de forma consciente y amorosa.

### *Cuando el reloj interno se rompe, todo se resiente*

A veces olvidamos que la vida entera está tejida con hilos de luz y oscuridad. No hablo solo de lo que ven nuestros ojos, sino de la coreografía interna que cada amanecer y cada anochecer dirigen en silencio. Y, sin embargo, basta con alterar esos ciclos —por horarios irregulares, luz artificial de noche o falta de sol por la mañana— para que el guion entero se desordene. Lo fascinante, y a la vez inquietante, es que la ciencia ha ido descubriendo, pieza por pieza, hasta qué punto esa desincronización puede cambiarlo todo.

## El cerebro escucha la luz... y también el silencio de la noche

El primer lugar donde se siente el golpe es en el cerebro y en las emociones. Las personas con depresión, por ejemplo, muestran una y otra vez ritmos circadianos alterados. Y hay algo que siempre nos ha impresionado: en algunos estudios, la exposición a la luz solar matutina ha resultado ser más potente que la propia fluoxetina, uno de los antidepresivos más recetados, para mejorar el ánimo. No hablamos de una técnica complicada, sino del simple hecho de recibir la señal más antigua que reconoce nuestra biología: el amanecer.

## El sistema inmune, más que un ejército, es un guardabosques que trabaja de noche

Pero el reloj interno no regula solo el ánimo. El sistema inmune también baila a su compás. La mayor parte de su actividad ocurre por la noche. Como un guardabosques que espera su momento para podar, quitar malas hierbas y curar los árboles, el sistema inmune aprovecha el descanso para reparar, limpiar y vigilar. Cuando esa coreografía se rompe —porque la noche ya no es oscura o porque no hay suficiente luz que marque el inicio del día—, las defensas se confunden; se debilitan frente a las infecciones, se vuelven más inflamatorias e incluso pueden atacar por error a los propios tejidos, como ocurre en las enfermedades autoinmunes.

## Las alergias también tienen un horario secreto

Pocas veces se cuenta, pero las alergias tienen un reloj escondido. No reaccionan igual a cualquier hora del día. Si tienes asma, rinitis o urticaria, quizá ya lo hayas vivido en tu piel: los síntomas suelen arreciar al caer la noche o en las primeras horas de la mañana.

¿Por qué ocurre esto? La clave está en unos centinelas diminutos llamados **mastocitos**. Son células inmunitarias que patrullan la piel, las mucosas y los alrededores de los vasos sanguíneos. Cuando perciben una amenaza, liberan un auténtico arsenal de moléculas inflamatorias —histamina, leucotrienos y otros mediadores— que en segundos despiertan el picor, la congestión o la dificultad para respirar.

Lo fascinante es que estos centinelas no están siempre igual de vigilantes: **tienen su propio reloj interno**. Un mecanismo molecular de veinticuatro horas regula su nivel de alerta y la cantidad de sustancias que pueden liberar. Eso explica por qué una misma exposición a un alérgeno puede pasar casi desapercibida por la tarde y, en cambio, convertirse en un ataque intenso en la madrugada. Es como si el ejército de mastocitos se organizara por turnos: a ciertas horas están medio dormidos y a otras, armados hasta los dientes.

El problema surge cuando el ritmo natural se rompe. El estrés crónico, las alteraciones de luz o los horarios caóticos pueden **desincronizar el reloj de los mastocitos**, borrando esa cadencia natural y dejando al sistema inmune en un estado de hiperreactividad constante.

La conclusión es poderosa: incluso las alergias —que solemos ver como reacciones caóticas e imprevisibles— **obedecen a la alternancia del día y la noche**.

## Cuando la noche se convierte en un factor de riesgo

La oscuridad debería ser un refugio, pero, cuando la convertimos en horario laboral, puede volverse en nuestra contra. Uno de los hallazgos más contundentes procede de un estudio clásico de 2001, firmado por el investigador Johnni Hansen: las mujeres que trabajan en turnos nocturnos presentan hasta un **50% más de incidencia de cáncer de mama**. El dato es tan duro como claro: jugar con la luz y la oscuridad no es solo cuestión de descanso, sino de **supervivencia celular**. No es casualidad que la Agencia Internacional para la Investigación del Cáncer clasifique el trabajo nocturno como «probablemente carcinógeno». Y lo más inquietante es que llevamos **más de dos décadas sabiendo esto**.

Para nosotros, este dato tiene un valor especial, porque, con el nacimiento de nuestra primera hija, vivimos en carne propia lo que significa desajustar los ritmos. Durante meses —y en realidad años— dormimos mucho menos. El amor y la oxitocina lo compensaban en parte, pero notábamos cómo se resentían la concentración, la paciencia, incluso la fuerza muscular más fina. Vivirlo así nos dio una comprensión nueva de lo que sienten tantas personas que sufren desajustes de sueño y viven desincronizadas: una experiencia que transformó en aprendizaje lo que antes era solo teoría. Y la conclusión fue clara: puedes leer todos los estudios del mundo, pero, cuando el sueño se altera, entiendes que la ciencia no habla solo de números, habla de la vida real, de tu cuerpo y de tu día a día.



### *El intestino también mira el reloj*

Nuestro intestino, ese órgano inmenso que conversa con el exterior a cada bocado, es además la máxima frontera de comunicación con el mundo. Informa a nuestras defensas y a nuestro sistema nervioso de lo que ocurre en el exterior, mientras nos protege manteniendo fuera lo que debe quedar fuera y dejando pasar lo que necesitamos dentro. En este trabajo recibe inevitablemente ciertos daños, y el cuerpo ya lo anticipa; por eso, la renovación de los más de cien metros cuadrados de superficie intestinal ocurre cada cuatro días. Y, como si llevara un metrónomo, también se guía por un compás secreto.

Las **células madre intestinales** se regeneran siguiendo un patrón horario muy preciso. Cuando este ritmo se mantiene, la barrera intestinal se fortalece y la microbiota vive en armonía.

Pero si se rompe —por noches sin descanso, comidas a deshora (principalmente cuando ya es oscuro y tu cuerpo no espera que ingieras nada) o la falta de luz natural—, esa frontera se debilita. Entonces el intestino deja de estar en calma y entra en un estado de alerta continua. Algo tan aparentemente lejano como el **sol de la mañana o la oscuridad reparadora de la noche** puede decidir si tu digestión fluye o se enciende como un campo de batalla.

### *El hígado, un cronómetro del metabolismo*

El hígado suele describirse como un «filtro» de toxinas, pero esa imagen se queda corta.

Es, en realidad, una **central de control** que coordina tu metabolismo al ritmo del reloj circadiano. Cada día, de forma ordenada, activa y desactiva cientos de procesos: regula la glucosa en sangre, decide si almacenar o liberar energía, gestiona grasas y proteínas, procesa hormonas y organiza la reparación celular.

Cuando este reloj interno está en hora, todo encaja: sabe cuándo digerir, cuándo depurar y cuándo regenerar. Pero si lo desincronizas —por comer a cualquier hora, dormir mal o vivir sin la señal de la luz natural—, el hígado pierde su brújula temporal. El resultado es una cascada de picos y caídas de azúcar, acumulación de grasa en el tejido hepático, fallos en la neutralización de toxinas y un desequilibrio hormonal que arrastra a todo el organismo.

### *Hormonas que siguen el compás del día*

Nuestro sistema endocrino —esa red de glándulas que liberan mensajes químicos al cuerpo— también baila al ritmo del día y la noche. Cada hormona tiene sus propios **pico y valle**, como notas en una melodía: unas suben cuando amanece, otras descansan en la oscuridad.

La **tiroides** es la glándula que regula tu temperatura, tu metabolismo y tu energía. Piénsalo: ¿cuánta gente se queja de falta de energía o de problemas metabólicos, encadenando dietas y cafés, sin imaginar que la tiroides necesita algo tan sencillo como señales claras de luz y de sombra para funcionar bien? Sin ese contraste, su orquesta interna pierde fuerza.

Las **hormonas sexuales** tampoco escapan a este compás. En la mayoría de los mamíferos, incluida nuestra especie, la ovulación ocurre después del descanso nocturno: no es casualidad, sino el resultado de miles de años de adaptación biológica. Aquí aparece una protagonista inesperada: la **melatonina**. Y aquí queremos detenernos contigo: podríamos darte decenas de ejemplos del poder de esta hormona, pero hay uno que resulta especialmente impactante —sobre todo si tienes una hija—. Más allá de ayudarnos a dormir, la melatonina participa en la maduración de los órganos reproductores. Y cuando la luz artificial invade la noche o la oscuridad real escasea, ese reloj reproductivo puede adelantarse o retrasarse. Sumado a los disruptores endocrinos del entorno, esto ayuda a explicar un fenómeno muy serio que estamos viendo cada vez más: la aparición precoz de la pubertad en las niñas.

En los hombres, la historia tiene otro matiz. Imagina esto: estás en la cama, hay deseo, pero la erección no es tan satisfactoria como esperabas. Sí, funciona, pero sabes que algo falta. Te dices que es el estrés, la edad; buscas explicaciones porque tampoco ocurre siempre. Pruebas suplementos, cambias rutinas... hasta que descubres una pieza clave: la **testosterona** alcanza su máximo cada mañana, como un disparo de vitalidad. Y cuando ese ritmo se pierde —por insomnio, turnos nocturnos o desajustes circadianos—, no solo baja la fertilidad, también se resienten la masa muscular, el estado de ánimo y la energía que nos sostiene cada día.



### *Luz y oscuridad: guardianes del ADN y del envejecimiento*

Más allá de regular las hormonas y el metabolismo, la luz y la oscuridad sincronizan mecanismos profundos de reparación celular. Entre ellos, destacan las sirtuinas y el NAD, dos moléculas esenciales para proteger y reparar el ADN, controlar la inflamación y regular la longevidad.

Las sirtuinas actúan como guardianes moleculares: «leen» el estado de las células y activan programas de reparación cuando detectan daños. El NAD, por su parte, es el combustible que necesitan para funcionar. Ambos siguen un patrón circadiano muy marcado, y cuando este se pierde, el cuerpo no puede reparar con la misma eficiencia las lesiones microscópicas que se producen cada día en nuestro material genético. Con el tiempo, esta acumulación de daños acelera el envejecimiento, aumenta la inflamación y eleva el riesgo de contraer enfermedades crónicas.

En otras palabras, no basta con tener las moléculas necesarias para reparar y proteger nuestras células; también hay que encenderlas en el momento adecuado. Y ese interruptor, una vez más, es el ciclo natural de luz y oscuridad.

### *El corazón, el cerebro y la pérdida de ritmo*

El corazón y los vasos sanguíneos reciben la señal circadiana: si se rompe, la presión arterial sube, el riesgo coronario aumenta y la resiliencia cardiovascular disminuye. En el cerebro, cuando los ritmos se fragmentan, las consecuencias son profundas. En enfermedades como el alzhéimer o el párkinson, la pérdida de un patrón claro de sueño y vigilia acelera el deterioro cognitivo y funcional. Y, aunque no tengamos ninguna de estas enfermedades, un desfase interno sostenido reduce nuestra capacidad de concentración, nuestra memoria de trabajo y nuestra creatividad; aumenta la impulsividad y favorece decisiones rápidas y, muchas veces, poco acertadas.

## *El código maestro que lo une todo*

Todo esto, todo este mapa de consecuencias, está conectado por algo tan elemental y tan olvidado como la luz y la oscuridad. Me sigue asombrando pensar que exponernos al amanecer y respetar la noche no es un lujo, es la forma más básica de mantener el compás con el que fuimos diseñados para vivir.

Todo lo que acabamos de recorrer nos muestra algo evidente y, sin embargo, profundamente olvidado: **no somos ajenos al paso del día y de la noche, somos su expresión**. Nuestro cerebro, nuestras defensas, nuestras hormonas, nuestro metabolismo, incluso la forma en la que respondemos a un alérgeno o reparamos nuestro ADN, todo se organiza siguiendo un compás de luz y oscuridad que procede de mucho antes de que existieran la electricidad y los turnos nocturnos.

Cuando ese compás se rompe, lo que aparece no es un único síntoma aislado, sino una cascada de desajustes que se tocan unos a otros: el ánimo, el sueño, la inmunidad, la regeneración de tejidos, la fertilidad, el envejecimiento, el rendimiento mental... Y aunque pueda sonar abrumador, la buena noticia es que todos esos hilos vuelven a entrelazarse cuando el ritmo se restablece.

La luz de la mañana y la oscuridad de la noche no son detalles estéticos de la naturaleza, son el código maestro que programa a diario tu biología. Recuperar su presencia no es un gesto romántico, es una intervención profunda sobre todos tus sistemas. Lo veremos en breve, porque entender cómo usarlas de forma consciente puede ser la llave para volver a sentir que todo, dentro de ti, funciona al unísono.

## *Volver al compás del sol*

Aunque parezca increíble, aún nos queda mucho por hablar del sol, pero ha llegado el momento de hacer nuestra primera parada y pasar juntos a la acción. Así que vamos a empezar a acompasarnos con el pulso del planeta.

Imagina que cada mañana, antes de que el bullicio del día te arrastre, te detienes un momento para escuchar la orquesta más antigua del planeta: el ritmo del amanecer. Ese instante en que la luz aún es suave y el aire parece fresco y limpio no es solo poesía, es información pura que entra por tu piel y tus ojos y calibra el reloj maestro que vive en lo más profundo de tu cerebro y en cada una de tus células.

Nuestros abuelos no necesitaban que nadie les explicara esto; su vida giraba en torno al sol, al frío de la madrugada y a la oscuridad reparadora de la noche. Hoy, atrapados entre pantallas y techos, hemos cambiado esa luz ancestral por el brillo artificial que confunde a nuestros genes.

Si quieres resincronizarte, el primer paso es **volver a amanecer con el sol**. Apenas despiertes, sal al exterior. Aunque esté nublado, la luz natural del amanecer contiene un patrón de colores y frecuencias que ninguna lámpara imita. Esa primera luz ajusta tu melatonina, tu cortisol y la maquinaria que regula tu energía durante el día.

A lo largo de la mañana, permite que la luz toque tu piel y tus ojos sin barreras. Olvida las gafas oscuras y los bloqueadores solares que apagan este diálogo bioquímico. En la biología cuántica, la luz no solo ilumina: **informa y ordena**. Cuando llegue la tarde, busca la luz cálida del atardecer. Es la señal que tu cuerpo interpreta como «prepararse para la noche». Aquí comienza la segunda parte de la orquesta: la oscuridad. En cuanto el sol se oculta, tu casa debería cambiar de ambiente: luces tenues, cálidas, evitando pantallas brillantes cerca de los ojos. La melatonina —tu ingeniero nocturno de reparación celular— necesita un entorno sin luz artificial para trabajar.

Si la vida moderna te obliga a trabajar en interiores o bajo luces artificiales, puedes adaptar tu entorno:

- Coloca tu escritorio cerca de una ventana abierta, o sal 5-10 minutos cada hora a tomar luz real.
- Si trabajas de noche, utiliza luces ámbar o rojas que no inhiban la melatonina.
- Después de las ocho de la noche, reduce al mínimo la exposición a las pantallas; si no puedes, usa filtros o gafas bloqueadoras de luz azul.

No olvides el frío y el contacto con la naturaleza. El frío matutino y la temperatura descendente de la noche son señales que también sincronizan tu reloj interno. Un paseo descalzo por el césped al amanecer, un chapuzón en agua fresca o simplemente abrir la ventana para dejar entrar el aire nocturno ayudan a tu cuerpo a recordar que sigue vivo en un planeta que respira con ciclos.

## Recapitulación de acciones concretas para resincronizar tus ritmos circadianos

- **Al amanecer**
  - Sal al exterior en los primeros 30 minutos después de despertar.
  - Exponte a la luz natural directa (sin gafas de sol, sin ventanas de por medio).
  - Respira aire fresco y, si puedes, conecta tus pies con el suelo.
- **Durante el día**
  - Pasa al menos 2 horas acumuladas al aire libre.
  - Evita gafas oscuras en momentos de luz natural.
  - Busca pausas de 5-10 minutos cada hora para recibir luz exterior si trabajas en interiores.
- **Al atardecer**
  - Observa la luz cálida de la puesta de sol.
  - Reduce la intensidad de las luces en casa progresivamente.
- **De noche**
  - Evita la luz artificial brillante y la luz azul.
  - Usa iluminación cálida, velas o luces rojas.
  - Apaga las pantallas o utiliza filtros de luz azul.
- **En cualquier momento**
  - Practica el contacto con el frío natural.
  - Duerme en completa oscuridad y con temperatura fresca (17-20 °C).
  - Haz actividades al aire libre para recibir no solo luz, sino también las señales magnéticas y eléctricas naturales de la Tierra.

# 2

# MÁS ALLÁ DEL RELOJ: LA PIEL COMO ÓRGANO SOLAR

Hasta aquí hemos visto al sol como el gran director de orquesta de nuestros ritmos circadianos: la señal que, al entrar por los ojos y modular nuestro reloj maestro, sincroniza cada célula del cuerpo con el compás del día y de la noche. Pero la luz no solo habla con nuestros ojos. Tiene otra vía directa y poderosa: la piel.

La piel no es solo un envoltorio que nos separa del exterior. Es el órgano más grande que tenemos, un sensor vivo y un laboratorio bioquímico capaz de producir hormonas, neurotransmisores y moléculas señalizadoras que luego viajan por todo el organismo. Cada centímetro cuadrado de piel es un nodo de comunicación entre el mundo exterior y el interior: capta información lumínica, térmica, mecánica, química... y responde al instante.

Cuando la radiación solar incide sobre la piel, se enciende una red de reacciones fotoquímicas que no dependen del reloj circadiano, sino que actúan al momento: activan rutas metabólicas, encienden o apagan genes, modulan la respuesta inmune, alteran la química cerebral y ajustan la actividad de órganos a distancia. Es como si la piel, además de recibir la partitura desde el núcleo supraquiasmático, improvisara su propia música al contacto con la luz.

Esta interacción directa abre un capítulo fascinante en la biología humana, el de los **efectos cutáneos del sol**, un conjunto de respuestas que van desde la síntesis de vitamina D hasta la liberación de óxido nítrico, pasando por la producción de dopamina, serotonina y hormonas esteroideas, la regulación del dolor, la activación mitocondrial e incluso los mecanismos de resonancia molecular descritos por Irena Cosic.

En las próximas páginas vamos a recorrer, uno por uno, todos estos mecanismos. Y no vamos a verlos como si formaran parte de una lista fría de reacciones químicas, sino como si se trataran de una ventana a la forma en que el sol, a través de la piel, habla con todo tu cuerpo.

## SÍNTESIS DE HORMONAS EN LA PIEL: UN LABORATORIO BAJO EL SOL

Cuando pensamos en hormonas, solemos imaginar glándulas profundas: la tiroides en el cuello, las suprarrenales sobre los riñones, la hipófisis en la base del cerebro. Pero hay un «órgano» que rara vez aparece en esa lista y que, sin embargo, produce y regula una gran cantidad de hormonas: **la piel**.

Bajo la luz del sol, las células cutáneas —queratinocitos, melanocitos, fibroblastos e incluso las células inmunes que patrullan la epidermis— se comportan como verdaderas fábricas endocrinas. Estas células sintetizan y liberan hormonas que no solo actúan localmente, sino que viajan a través de la sangre para influir en órganos tan distantes como el corazón, el hígado o el cerebro.

La radiación ultravioleta (especialmente UVA y UVB) puede activar la producción de:

- **Corticotropina (ACTH)** y **cortisol,** mediadores clave de la respuesta al estrés que, en dosis fisiológicas, regulan la inflamación y apoyan la reparación tisular.
- **Hormonas sexuales** (estrógenos, testosterona, DHEA) a partir de precursores como el colesterol, presente en las membranas celulares de la piel.
- **Calcitriol,** la forma activa de la vitamina D, con efectos sobre los huesos, la inmunidad y el metabolismo.
- **β-endorfinas,** opioides endógenos que elevan el ánimo, reducen el dolor y generan la sensación de bienestar que muchos asocian a «tomar el sol».

Estos procesos confirman que la piel no es una simple barrera, sino una interfaz hormonal activa. Y lo más interesante es que esta actividad endocrina cutánea no es secundaria ni irrelevante: en muchas especies, incluidos los humanos, es esencial para mantener el equilibrio interno frente a los cambios en el entorno. En otras palabras, cuando te expones al sol, tu piel no solo se broncea, sino que conversa químicamente con tu sistema nervioso, tus glándulas y tu metabolismo, calibrando respuestas que afectan a todo el organismo.



## ACTIVACIÓN DE AMINOÁCIDOS AROMÁTICOS: DOPAMINA, SEROTONINA E HISTAMINA

La luz ultravioleta no solo calienta la piel o estimula la producción de vitamina D. A escala molecular, actúa como un catalizador capaz de encender rutas bioquímicas esenciales directamente en la superficie de tu cuerpo. Y aquí es donde queremos invitarte a maravillarte: lo que estás a punto de descubrir es una de las joyas de nuestra biología. La luz UV, al interactuar con los **aminoácidos aromáticos** —moléculas con un anillo bencénico capaces de absorber fotones—, transforma esa energía lumínica en reacciones químicas precisas que nos conectan, de forma íntima y directa, con la luz del sol. Dicho de forma simple, la luz activa moléculas que generan bienestar y energía.

En nuestra piel, tres de estos aminoácidos juegan un papel protagonista: **tirosina**, **triptófano** e **histidina**. La radiación UV que incide sobre ellos dispara transformaciones que, aunque microscópicas, tienen un impacto profundo en cómo pensamos, sentimos y nos defendemos.

- **Tirosina:** al absorber luz UV, puede convertirse en L-DOPA, el punto de partida para sintetizar dopamina (clave en la motivación y el aprendizaje), adrenalina y noradrenalina (respuestas rápidas ante desafíos) y melanina (nuestro pigmento protector y también una molécula bioactiva). Este es un ejemplo perfecto de cómo el sol alimenta tanto nuestras defensas físicas como nuestra energía mental.
- **Triptófano:** bajo la radiación UV, activa su conversión en serotonina, el neurotransmisor que regula el ánimo, la calma y la sensación de bienestar, y que por la noche se transforma en melatonina, la hormona

del sueño reparador. Aquí, la piel funciona como un primer filtro que traduce la luz del día en química del bienestar, preparando también el descanso de la noche.

- **Histidina:** al recibir luz UVB, puede transformarse en histamina —implicada en la respuesta inmune, la regulación vascular y la modulación del dolor— y en **ácido urocánico**, un potente filtro solar natural que absorbe la radiación ultravioleta y protege estructuras más profundas.

Lo más sorprendente es que estos procesos ocurren *in situ*, sin que la señal tenga que viajar primero al cerebro. La piel reacciona, produce y libera estas moléculas en cuestión de segundos o minutos, y sus efectos se extienden al resto del organismo a través de la sangre y del sistema linfático. Dicho de otro modo: cada vez que te expones al sol, estás encendiendo una pequeña «fábrica neuroquímica», justo en la frontera entre tu cuerpo y el mundo, capaz de modular tu energía, tu ánimo, tu sueño, tu inmunidad y tu resistencia al estrés.

## LIBERACIÓN DE ÓXIDO NÍTRICO: EL VASO DILATADOR DEL SOL

Cuando la luz solar incide sobre tu piel, especialmente la franja UVA, desencadena un fenómeno químico con efectos inmediatos sobre tu sistema cardiovascular y tu metabolismo: la liberación de **óxido nítrico (NO)**. Este gas, aunque invisible y efímero, es un mensajero biológico de enorme poder. Se forma a partir de compuestos almacenados en la piel —nitratos y nitritos— que, al absorber la radiación ultravioleta, se transforman en óxido nítrico y pasan rápidamente a la circulación sanguínea.

El resultado es casi instantáneo:

- **Dilata los vasos sanguíneos,** reduciendo la presión arterial y mejorando el flujo de sangre a órganos y tejidos.
- **Modula la función inmunitaria,** ayudando a regular la inflamación y a combatir microorganismos.

- **Mejora la eficiencia mitocondrial,** favoreciendo la producción de energía celular.
- **Participa en la comunicación neuronal,** influyendo en procesos de memoria y aprendizaje.

Lo más interesante es que estos beneficios no dependen de la vitamina D. Aunque haya poca radiación UVB para producirla —como en invierno o en latitudes altas—, la luz UVA puede seguir activando la liberación de óxido nítrico. Esto significa que la simple exposición de la piel al sol, incluso en días fríos, sigue enviando un mensaje de salud a tu sistema vascular y a tu metabolismo.

Cada vez que tu piel siente el calor del sol y libera óxido nítrico, es como abrir una autopista invisible que distribuye vitalidad por todo tu cuerpo. Es uno de esos recordatorios de que el sol no es solo un reloj y una fuente de calor, sino también una farmacia molecular siempre abierta.

## LIBERACIÓN DE HORMONAS SEXUALES: EL SOL COMO CÓMPLICE DEL DESEO

El sol también tiene un efecto directo sobre algo que raramente asociamos con la luz: **nuestras hormonas sexuales**.

Cuando la radiación ultravioleta acaricia la piel, especialmente en las franjas UVB y UVA cercanas, se activan rutas en las células cutáneas —queratinocitos, melanocitos y fibroblastos— que transforman el colesterol en pregnenolona y, de ahí, en hormonas como **testosterona, estradiol y progesterona**.

En estudios recientes (aunque muchos de ellos en modelos animales), se ha visto que la exposición solar puede elevar la actividad de las enzimas responsables de la síntesis de estas hormonas, y que este aumento se traduce en más vitalidad, mejor estado de ánimo y, en el caso de la testosterona, incluso mayor deseo sexual y rendimiento físico. En humanos, la observación es clara: quienes se exponen con regularidad y de forma segura al sol muestran niveles hormonales más equilibrados y un ciclo hormonal más robusto.

El mecanismo no es solo indirecto a través de la vitamina D o de la regulación circadiana: hay una **producción local en la piel** que después viaja al resto del cuerpo, actuando como un estímulo adicional para las gónadas y el sistema endocrino en general. Además, la luz solar influye en la liberación de endorfinas y dopamina, lo que crea un contexto emocional más propicio para la conexión, el deseo y la intimidad. Un verdadero cóctel de biología y química natural que nos recuerda que somos, en parte, seres solares.

Así que ya lo sabes: si quieres mejorar tus hormonas y, de paso, aumentar las probabilidades de tener una cita memorable..., quizá el mejor lugar para empezar sea bajo el sol.

## REGULACIÓN DE LA INFLAMACIÓN Y EL DOLOR: EL TERAPEUTA SILENCIOSO

El sol no solo ilumina y calienta, también sabe calmar. Cuando su luz te toca la piel, activas rutas que modulan el sistema inmune y atenúan la percepción del dolor, de forma tan sutil como poderosa.

En la superficie, los queratinocitos y melanocitos responden a la radiación ultravioleta liberando **β-endorfinas**, los opioides endógenos que nuestro cuerpo produce para reducir el dolor y generar sensaciones de bienestar. Esa ligera euforia o calma que sentimos tras un rato al sol no es solo psicológica; es química pura, orquestada desde la piel y transmitida a través de la sangre y del sistema nervioso. Pero el efecto va mucho más allá de las endorfinas. La exposición controlada al sol modula la producción de **citocinas** —las moléculas que coordinan la inflamación— reduciendo las proinflamatorias (como IL-6 o TNF-α) y favoreciendo las antiinflamatorias (como IL-10). En otras palabras, ayuda a «apagar fuegos» internos cuando se encienden de más, favoreciendo el equilibrio inmune.

También estimula la producción de **metabolitos derivados del colesterol y la vitamina D** con propiedades inmunorreguladoras y antioxidantes. Algunos de estos metabolitos, como los hidroxi-derivados generados por la acción de la enzima CYP11A1 (es decir, sustancias parecidas a la vitamina D que cumplen funciones específicas), han mostrado en estudios un notable potencial para proteger tejidos frente a daños inflamatorios y oxidativos. Incluso los nervios sensoriales de la piel, al recibir radiación UV, envían señales directas al sistema nervioso central que modulan la percepción del dolor. Es como si la piel, en contacto con la luz, susurrara al cerebro: «Estamos a salvo, puedes bajar la guardia».

Este conjunto de respuestas convierte el sol en un **terapeuta silencioso**: reduce la inflamación, mejora la tolerancia al dolor y crea un estado interno que favorece la reparación y el bienestar. No hace falta receta, solo el sentido común, para dosificarlo y respetar tu piel.



## SÍNTESIS DE VITAMINA D Y SUS ANÁLOGOS Y POR QUÉ NO PUEDES METER EL SOL EN UNA CÁPSULA

Aunque desde hace más de un siglo sabemos que la luz solar estimula la producción de vitamina D en la piel, en algún momento se instaló la idea de que podíamos «ahorrarnos» ese proceso y reemplazarlo con una pastilla o unas gotas. Es un pensamiento tentador..., pero erróneo. Y es que, evolutivamente, nuestra especie ha sintetizado vitamina D, no la ha ingerido. Y esa diferencia es mucho más que un detalle bioquímico.

Cuando la producimos en la piel bajo la acción de los rayos UVB, la vitamina D3 recién formada se une a una proteína transportadora específica —la *vitamin D-binding protein*— que la lleva de forma precisa hasta los tejidos que la necesitan. En cambio, la vitamina D que tomamos por vía oral se absorbe junto con las grasas, viaja unida a quilomicrones y sigue un circuito diferente, menos afinado en su destino final.

Pero la verdadera joya de la síntesis cutánea es que **no produce una sola molécula**, sino un auténtico abanico de compuestos emparentados entre sí, como si fuera una familia de hermanos con talentos distintos. Al recibir luz, la piel fabrica no solo la vitamina D «principal», sino también otras versiones y derivados que trabajan juntos, potenciando sus beneficios. Algunos de ellos ayudan al sistema inmune a funcionar con equilibrio, otros cuidan y reparan el ADN para evitar daños, y otros lo hacen de forma tan segura que evitan problemas como un exceso de calcio en la sangre. Es esta sinfonía de moléculas, y no una sola nota aislada, la que aporta la riqueza y el impacto real sobre nuestra salud.

Cuando solo recurrimos a la suplementación, obtenemos una parte del beneficio, pero dejamos fuera un conjunto de elementos igual de importantes. Es como si intentaras recrear el sabor de una fruta tropical con un solo ingrediente químico: puede recordar al original, pero le faltará la complejidad, el aroma y la frescura que solo la experiencia completa puede ofrecer.

Así que ya lo sabes: si quieres que tu cuerpo toque la melodía completa de la vitamina D y sus aliados, mejor dale una cita bajo el sol.

## ACTIVACIÓN DE LAS MITOCONDRIAS: ENCENDIENDO LA CHISPA DE LA VIDA

Y de nuevo vuelven las mitocondrias, y te aseguro que no será la última vez. ¿Recuerdas que antes comentábamos que su papel va mucho más allá de producir energía en forma de ATP (adenosín trifosfato)? Durante décadas se las describió como simples generadoras de energía, pero hoy sabemos que son mucho más: dirigen procesos de reparación, deciden cuándo una célula debe seguir viviendo o retirarse, gestionan señales inflamatorias e incluso parecen registrar las experiencias de estrés y bienestar que atraviesa nuestro organismo.

Podríamos decir que tu salud entera depende de cuántas de tus mitocondrias están en buena forma y de cuán bien se coordinan entre sí. Muchas enfermedades no aparecen «de repente» por un daño puntual, sino cuando la capacidad de tus mitocondrias para funcionar correctamente cae por debajo de un cierto **umbral crítico**. Mientras haya suficientes mitocondrias operativas para cubrir las demandas de tus órganos, funcionas bien; cuando no hay un número suficiente, los sistemas empiezan a fallar.

Ese «umbral» no es igual para todos. Algunos lo tienen más alto por genética o estilo de vida, otros lo bajan con años de estrés, mala alimentación, tóxicos o inactividad. Martin Picard y otros científicos han demostrado que las mitocondrias no solo reflejan tu estado físico, sino también tu estado emocional: responden a señales hormonales, a patrones de estrés crónico y a entornos que perciben como seguros o amenazantes.

Existen incluso índices para medir este estado, como el **Mitochondrial Health Index** o el **Bioenergetic Health Index**, que evalúan la capacidad real de tus mitocondrias para sostener la vida, resistir el estrés y adaptarse a los cambios. Si este índice es alto, tienes energía de sobra para reparar, pensar, moverte, crear. Si es bajo, cualquier desafío —una infección, una lesión, una época de estrés— puede empujarte hacia la enfermedad.

Y aquí es donde la luz solar vuelve a aparecer como una aliada inesperada. Si las mitocondrias son tan importantes, tiene sentido que la luz —una de sus grandes reguladoras— sea también crucial para nuestra salud. Ciertas longitudes de onda, sobre todo en el rango del rojo y el infrarrojo cercano, son absorbidas por cromóforos mitocondriales como la **citocromo c oxidasa**. Este estímulo fotónico actúa como una señal de encendido que mejora la eficiencia de la cadena de transporte de electrones, impulsa la producción de ATP y, al mismo tiempo, activa rutas de señalización que favorecen la reparación celular, reducen el estrés oxidativo y aumentan la resiliencia frente a los daños.

Además, la radiación solar estimula la liberación de óxido nítrico, mejorando el flujo sanguíneo y facilitando la llegada de oxígeno y nutrientes a las células. Es como abrir las ventanas de una casa para que entre luz y aire fresco: de repente, todo se siente más vivo y en orden.

De hecho, estudios recientes muestran que la luz no solo marca el compás de tus relojes internos, sino que también influye en tu metabolismo de la glucosa: una sola mañana de exposición a la luz del amanecer puede mejorar la regulación glucémica, mientras que la luz nocturna tiende a elevar los niveles de azúcar en sangre, especialmente en personas con resistencia a la insulina o diabetes tipo 2. Estos efectos parecen mediarse en parte por las mitocondrias, que responden a la señal lumínica ajustando su actividad y optimizando la gestión de energía.

Por eso, cada vez que tu piel y tus ojos reciben luz natural, no solo sincronizas tus ritmos circadianos: das un impulso directo a la maquinaria mitocondrial que sostiene tu vida. Y aunque esto es solo un adelanto, basta para intuir por qué más adelante dedicaremos un capítulo entero a estas centrales de vida... y por qué cada rayo de sol bien aprovechado es una chispa para tu batería interna.

# EL SOL, LA MELANINA Y EL LENGUAJE SECRETO DE LA LUZ

Cuando escuchas «melanina», probablemente pienses en el color de tu piel y en cómo se broncea con el sol. Y es cierto: la melanina es el pigmento que nos protege de los rayos ultravioleta, el que dibuja nuestra paleta de tonos. Pero aquí llega la primera sorpresa: la melanina no vive solo en la piel. Está repartida como un tesoro escondido por casi todo el cuerpo. Vive en tu cerebro, en la retina de tus ojos, en la cóclea del oído, en el hígado, en el intestino, en el corazón, en la médula espinal..., incluso en lugares tan inesperados como el tejido adiposo o los testículos. Y en cada uno de esos lugares hace cosas tan fascinantes como invisibles.

La ciencia «convencional» ya reconoce muchos de estos papeles: la melanina del ojo absorbe el exceso de luz y actúa como un potente antioxidante; la neuromelanina del cerebro atrapa metales pesados y pesticidas para que no dañen las neuronas; la melanina del oído interno protege de ciertos fármacos y del ruido excesivo; en el hígado y el bazo, las células que la contienen ayudan a neutralizar parásitos y contaminantes. Y hay más: aunque queda mucho camino por entender en esto, en condiciones extremas, la melanina puede ayudar a convertir la energía de la luz en energía química utilizable —un fenómeno que algunos investigadores, como Arturo Solís, llaman «fotomelanometabolismo»—. Dicho de manera simple: igual que una planta capta la luz para fabricar azúcares, nuestras melaninas podrían estar «dialogando» con el sol para producir energía y modular procesos biológicos.

La melanina interna es como un puente silencioso entre el mundo exterior y tu fisiología más íntima. Recibe la luz, la traduce y la distribuye en forma de protección, regulación y —posiblemente— energía. Por eso, no basta con pensar en el sol como algo que «toma la piel»: el sol baña toda tu melanina y la despierta, dentro y fuera, orquestando un concierto que involucra desde tu retina hasta tu intestino.

Y aquí la clave: no se trata de pasarte horas quemándote al mediodía, sino de reconectar con la luz natural de forma coherente con tu biología. La melanina está ahí, esperando señales limpias y ordenadas, no las luces frías y caóticas de un fluorescente. La salida y la puesta de sol son como los ensayos generales de esa orquesta, marcan el tempo para todo lo demás.

Cuando vuelvas a sentir la luz en la piel, recuerda que no solo estás «activando tu vitamina D» o «cuidando tu bronceado». Estás hablando en el idioma secreto de la melanina, y ella responde cuidando tu cerebro, afinando tu oído, protegiendo tu corazón, vigilando tus defensas y, tal vez, encendiendo la chispa más antigua que tenemos: la de transformar luz en vida.

### *Dónde vive tu melanina y qué hace allí*

| LUGAR | FUNCIÓN DESTACADA |
|---|---|
| **Piel** | Absorbe y disipa la radiación UV, previene daños en el ADN, modula especies reactivas de oxígeno. |
| **Ojo (retina, iris, coroides)** | Filtra la luz excesiva, protege contra la fototoxicidad y la oxida-reducción. |
| **Cerebro (neuromelanina)** | Atrapa metales pesados, protege las neuronas, modula el estrés oxidativo. |
| **Oído interno (estría vascular)** | Mantiene la función auditiva, protege contra daño acústico y fármacos ototóxicos. |
| **Hígado y bazo (melanomacrófagos)** | Neutraliza tóxicos, recicla el hierro, apoya la inmunidad. |
| **Intestino y peritoneo** | Participa en vigilancia inmune y respuesta inflamatoria. |
| **Corazón y vasos sanguíneos** | Regula el calcio, protege el tejido cardiaco, influye en el ritmo y la conducción. |
| **Tejido adiposo** | Puede ejercer efectos antiinflamatorios y de modulación metabólica. |
| **Gónadas** | Protege contra el estrés oxidativo y, en algunas especies, frente a la radiación. |

# RESONANCIAS BIOLÓGICAS: LA LEPTINA, LA LUZ Y EL LENGUAJE VIBRATORIO DEL CUERPO

Hasta ahora hemos visto el sol como químico, como reloj, como activador de mitocondrias y como escultor de hormonas y pigmentos. Pero hay un nivel más sutil, casi invisible, en el que también actúa: el nivel vibratorio.

Cada proteína de tu cuerpo —desde la insulina hasta la hemoglobina— es como un instrumento afinado para tocar y escuchar notas muy concretas. Lo mismo ocurre con cada secuencia de ADN. Según el modelo de reconocimiento por resonancia de la investigadora Irena Cosic, la manera en que dos moléculas se reconocen y encajan no es solo química, también es musical, electromagnética. Cada una tiene una frecuencia propia, como un timbre inconfundible, y cuando dos moléculas están «destinadas» a interactuar, lo hacen porque vibran en la misma nota, como dos cuerdas que se encienden al unísono.

Lo más fascinante es que esas frecuencias coinciden con rangos de luz que nos regala el sol: ultravioleta, visible, infrarrojo. El espectro solar es como una orquesta completa que cubre todas las notas necesarias para que la biología funcione con precisión. Y la luz viaja a través del agua de tu cuerpo sin perder energía, llevando esa afinación a cada rincón.

Para entenderlo mejor, hablemos de una molécula clave: la leptina. La leptina es una hormona fabricada sobre todo en el tejido adiposo. Es, literalmente, el mensajero que le dice al cerebro cuánta energía tienes almacenada. Más que una «hormona de la saciedad», es el verdadero sensor energético de la periferia: informa al hipotálamo de si hay suficiente combustible para sostener procesos esenciales como la reproducción, el aprendizaje, la reparación o la inmunidad.

Cuando la leptina llega al cerebro y es reconocida por las neuronas de la proopiomelanocortina (POMC), se activa un conjunto de respuestas que regulan el apetito, el gasto energético y el estado hormonal. Es como una llamada telefónica desde tus reservas de grasa a tu centro de mando. Pero, para que esa llamada sea clara, el sistema necesita estar bien sintonizado. Y ahí entra la luz. La luz ultravioleta, al incidir en la piel y los ojos, activa directamente las neuronas POMC, haciendo que el cerebro esté más receptivo a la señal de la leptina. Y una longitud de onda dentro de la luz infrarroja favorece, según el modelo de Cosic, la resonancia exacta entre la leptina y su receptor. Es como afinar las cuerdas de un violín para que la nota suene pura. Sin esa afinación lumínica, la señal se distorsiona: el cerebro «oye» mal el mensaje, se instala la resistencia a la leptina y empiezan a aparecer el hambre fuera de control, la inflamación y la alteración metabólica. De repente, la leptina deja de ser solo una hormona; es un ejemplo perfecto de cómo la luz solar no se limita a encender procesos, sino que los ordena, los afina y les da coherencia.



**La biología es música. Y el sol, su director de orquesta.**

### *Una parada a modo de avituallamiento*

Si has llegado hasta aquí, ya no puedes ver la luz del sol como algo meramente estético o estacional. Lo que hasta ahora podía parecer un bronceado o una sensación agradable en la piel es en realidad un diálogo profundo entre tu biología y la estrella que nos da la vida.

Hemos recorrido un mapa que va desde lo más tangible —vitamina D, óxido nítrico, hormonas sexuales— hasta lo más sutil —resonancias moleculares y sincronía energética—. Y si algo queda claro es que no existe un solo sistema del cuerpo que no escuche, de una manera u otra, el lenguaje del sol.

La luz no es solo energía: es información. Es la partitura que ordena cuándo reparar y cuándo construir, cuándo ahorrar y cuándo gastar, cuándo dormir y cuándo crear. Es la clave que conecta la piel con el cerebro, las reservas energéticas con las decisiones hormonales y la química con la emoción.

Por eso, cuidar tu relación con la luz natural no es un lujo, ni una moda, ni un «extra» para cuando tengas tiempo. Es una necesidad fisiológica al mismo nivel que beber agua o respirar. No basta con evitar la quemadura solar: hay que recuperar la exposición inteligente y coherente con nuestra biología para que estos mecanismos que llevamos descritos —algunos visibles, otros invisibles— puedan activarse en armonía.

A partir de aquí, vamos a bajar a la tierra todavía más para descubrir cómo preparar tu piel para recibir la luz (el callo solar) y cómo seguir beneficiándote de ella incluso en invierno, cuando el sol se hace más tímido. Porque el viaje no termina con entender, empieza con vivirlo.

## PRODUCCIÓN DEL CALLO SOLAR: CÓMO ENSEÑAR A TU PIEL A HABLAR EL IDIOMA DEL SOL

En la naturaleza, nada ocurre de golpe. La primavera no se convierte en verano de un día para otro; la luz crece, el calor aumenta, las hojas cambian y el cuerpo —de cualquier ser vivo— tiene tiempo para adaptarse. Nuestra piel también sabe hacerlo: se llama «callo solar».

El callo solar no es un callo como el que te sale en el pie, sino un proceso adaptativo que hace que la piel se vuelva más resistente y eficiente frente a la radiación ultravioleta. No es magia, es biología entrenada. Con una exposición progresiva, la epidermis se engrosa, aumenta la producción de melanina y antioxidantes locales, mejora la reparación del ADN y ajusta su sistema de defensa para tolerar mejor el sol.

Para explicarlo, Jack Kruse dice que es como «enseñar al cuerpo a leer el lenguaje de la luz sin que le griten las mayúsculas del mediodía en pleno julio». Alexander Wunsch lo lleva al terreno de la orquesta: antes de un gran concierto (UV intenso), hay un ensayo con cuerdas y vientos suaves (luz roja e infrarroja) para afinar los instrumentos y preparar a los músicos. Carlos Stro añade que esta adaptación es tan profunda que no solo involucra la piel, sino también la regulación neuroendocrina: la luz matinal «informa» al cerebro de que el verano se acerca, activando los cambios hormonales y metabólicos que preparan a todo el organismo.

### *Por qué las cremas solares cambian el juego*

Las cremas solares convencionales bloquean la radiación UV que provoca la quemadura visible, pero permiten el paso de longitudes de onda como la luz visible de alta energía (HEV), que penetra más profundamente en la piel. Esto puede generar radicales libres en capas profundas, donde las células viven meses o años, aumentando el estrés oxidativo sin la señal de advertencia que supone el enrojecimiento. Así, se pierde un mecanismo natural para saber cuándo es momento de resguardarse. A esto se suma que muchas fórmulas incluyen filtros y aditivos químicos que no siempre son inocuos.

### *La luz roja e infrarroja como escudo previo*

Antes de que los rayos UVB del mediodía hagan su trabajo (vitamina D, señalización inmunológica), la naturaleza nos expone a un «precalentamiento» lleno de longitudes de onda rojas e infrarrojas: el amanecer. Estas frecuencias penetran más profundamente en la piel y las mitocondrias, estimulando la reparación celular y aumentando la producción de melatonina dérmica —sí, la piel también produce melatonina—, que actúa como un potente antioxidante local.

La evidencia muestra que esta luz previa reduce la inflamación, mejora la capacidad de neutralizar radicales libres y, literalmente, protege contra los daños que podría causar la radiación UV posterior. Saltarse este paso y exponerse directamente al sol intenso es como correr un esprint sin calentar: aumenta el riesgo de lesión.

### *El problema de la luz artificial*

Aquí entra en juego una paradoja moderna: pasamos horas bajo una luz artificial (LED, fluorescentes) que no solo carece de espectro infrarrojo, sino que emite picos intensos de luz azul. Este tipo de iluminación desequilibra el estrés oxidativo en la piel, adelgaza la epidermis y, en términos prácticos, «desentrena» las defensas naturales frente al sol. Para tu piel, es como vivir en invierno perpetuo, aunque afuera sea verano.

### *Cómo se forma el callo solar: la adaptación progresiva*

En primer lugar, queremos señalar que, si eres alguien que se expone constantemente al sol, vive muchas horas al aire libre y no se expone a la luz artificial, tu piel ya está adaptada, tienes el «callo» hecho y, por tanto, la progresión será mucho más rápida o incluso innecesaria. Si, por el contrario, eres de los que empieza a exponerse al sol, el proceso es sencillo, pero requiere constancia.

- **Exposición breve y frecuente** → En primavera o después de meses sin sol, empieza con 5-10 minutos por lado, en las horas suaves (antes de las 10.30 y después de las 16.30).
- **Progresión gradual** → Aumenta 2-3 minutos cada pocos días, vigilando que no haya enrojecimiento. La clave es estimular sin dañar. Haz un mínimo de catorce días sin exponerte aún a los rayos UVB.
- **Siempre empezar por la mañana** → El sol de las primeras horas es rico en luz roja e infrarroja, que prepara la piel para el resto del día.
- **Exponer grandes superficies** → La piel necesita «entrenar» en todas sus zonas, no solo en la cara y los brazos.
- **Nutrir desde dentro** → Una piel rica en carotenoides DHA y astaxantina tiene más capacidad antioxidante y se adapta más rápido. Iremos hablando de cómo introducir estos nutrientes a lo largo del libro.
- **Descansar si hay exceso** → Si la piel está caliente, tirante o enrojecida, dale tiempo de recuperación. El daño no entrena, desentrena.

### Errores comunes

- Empezar en pleno mediodía de verano sin adaptación previa.
- Pensar que un cristal «vale» como exposición (filtra la mayoría de UVB).
- Usar de forma crónica y temprana cremas solares químicas que bloquean toda la señal adaptativa. Además, muchos de los químicos presentes generan sensibilidad excesiva al sol y te hacen propenso a las manchas cutáneas y dependiente de la protección solar.
- Saltarse la exposición a la luz matinal y pensar que todo se resume a «tomar el sol» en vacaciones.

### *La piel como cronista de la luz*

Cuando formas un callo solar, no solo cambias la pigmentación. Estás reeducando la piel para que vuelva a leer la historia de la luz como lo hacía antes de que viviéramos encerrados. Ese callo es tu pasaporte para aprovechar los beneficios del sol sin pagar el precio del exceso, y es también un recordatorio: la adaptación no se compra ni se improvisa, se construye.

# CUANDO EL SOL SE ESCONDE: VIVIR EL INVIERNO SIN PERDER EL HILO CON LA NATURALEZA

Después de todo lo que hemos contado sobre la luz solar, es normal que aparezca la pregunta: «Y en invierno, ¿qué? ¿Estamos condenados a perder salud cada vez que el sol se esconde más horas y sube menos en el cielo?».

La respuesta no está en forzar un verano artificial, sino en aprender a vivir el invierno como lo hacían nuestros ancestros: alineados con sus señales y estímulos, en vez de luchar contra ellos.

## *Oscuridad y melatonina: el sol interior del invierno*

En invierno, la luz roja del amanecer y del atardecer es más escasa y la estimulación directa en las mitocondrias disminuye. Pero la naturaleza nos proporciona otra herramienta: la oscuridad prolongada. Dormir más y exponerse a la noche real —sin prolongarla con pantallas y luces LED frías— aumenta la producción de melatonina.

Y esta hormona no es solo «la de dormir», ya que comparte muchas funciones con la vitamina D. Es antioxidante, modula el sistema inmune, protege el corazón, afina la función cerebral y ayuda a la reparación celular. Es, en cierto modo, el equivalente nocturno e invernal del sol: un regulador maestro que actúa desde dentro cuando el estímulo lumínico es menor.

## *Menos carbohidratos, más betaoxidación*

La naturaleza invernal no ofrece higos, mangos ni sandías. Durante millones de años, esta escasez de carbohidratos se tradujo en una dieta más rica en grasas y proteínas, que empuja al cuerpo hacia la betaoxidación y la producción de cetonas. Este cambio de combustible mejora la eficiencia mitocondrial y favorece un metabolismo más estable, menos dependiente de picos y bajadas de glucosa.

## *Frío: el entrenamiento silencioso*

El frío no es solo una incomodidad: es un estímulo biológico potente. La exposición controlada a bajas temperaturas activa la grasa parda, aumenta la biogénesis mitocondrial y, curiosamente, también estimula la producción de melatonina. Igual que el calor del verano entrena la piel, el frío del invierno entrena la capacidad de generar calor desde dentro, fortaleciendo el sistema cardiovascular y respiratorio.

### Errores modernos que rompen el invierno

- **Luz artificial excesiva:** alargar el día con luz blanca intensa por la noche desincroniza el reloj biológico y reduce la melatonina.
- **Dieta fuera de estación:** comer frutas tropicales en enero confunde la señal metabólica de la estación.
- **Temperatura constante:** pasar todo el invierno a 23-24 °C sin salir al frío debilita la capacidad de adaptación térmica.

### *Invierno: no pausa, sino preparación*

El invierno no es un paréntesis de salud, es otro tipo de entrenamiento. Es el momento de cultivar la energía interior, de afinar la maquinaria celular y de preparar el terreno para la explosión de luz y vida que traerá la primavera. No se trata de esperar al verano para volver a «vivir bien», sino de entender que cada estación tiene su medicina, y que en invierno esa medicina se llama oscuridad, frío y quietud.

## BONUS DEL CAPÍTULO. PROTOCOLOS PRÁCTICOS DE EXPOSICIÓN SOLAR

Hasta aquí hemos hablado de la luz como si fuera una orquesta invisible que dirige tus hormonas, tu energía y hasta tu estado de ánimo. Pero quizá te preguntes: «Y esto ¿cómo se lleva a la vida diaria?».

Antes de entrar en protocolos, recuerda lo esencial:

- **El amanecer** trae la luz roja e infrarroja, la que despierta tus mitocondrias y prepara tu piel para lo que vendrá.
- **La media mañana** intensifica la luz UVA, regulando tu presión arterial y tu estado de ánimo.
- **El mediodía** es el momento de la UVB, indispensable para fabricar vitamina D.
- **El atardecer** devuelve la calma con su luz roja e infrarroja, preparando el terreno para la melatonina.
- **La noche oscura** es la señal definitiva de que toca reparar.

Con esto en mente, vamos a la práctica. Los protocolos que siguen a continuación no son una cárcel de minutos, sino un **mapa flexible** que puedes adaptar según la estación, tu piel y tu contexto.

### *El reloj de la luz natural*

| MOMENTO DEL DÍA | TIPO DE LUZ PREDOMINANTE | ¿QUÉ HACE EN TU CUERPO? | ¿CÓMO APROVECHARLA? |
|---|---|---|---|
| **Amanecer (primeras 1-2 horas de luz)** | Roja + infrarroja + UVA suave | Activa las mitocondrias, aumenta la producción cutánea de melatonina, prepara las defensas de la piel, sincroniza el reloj biológico | Sal a la calle 15-30 minutos, sin gafas ni pantallas; deja que la luz te toque la piel y los ojos |
| **Media mañana** | UVA más intensa (poca UVB aún) | Estimula el óxido nítrico → dilata vasos, regula la presión arterial, mejora el estado de ánimo | Paseo de 15-20 minutos, ideal para un movimiento suave |
| **Mediodía solar (cuando el sol está más alto)** | UVB + UVA + visible completo | Producción máxima de vitamina D, activación de las moléculas antioxidantes e inmunorreguladoras | Exposición progresiva de la piel (20-60 minutos según la tolerancia, la estación y la latitud) |
| **Atardecer** | Roja + infrarroja + caída de UVA | Calma el sistema nervioso, estimula la reparación celular, prepara la producción de melatonina nocturna | Salida tranquila de 15-20 minutos; observar el ocaso ayuda a tu reloj interno |
| **Noche (oscuridad real)** | Sin radiación solar | Señal definitiva para liberar melatonina y reparar los tejidos | Oscuridad, luz cálida tenue, evitar pantallas y LED blancos |

### *Protocolos básicos de exposición solar (resumen rápido)*

| TIPO DE LUZ / MOMENTO | TIEMPO RECOMENDADO | BENEFICIO PRINCIPAL | NOTA PRÁCTICA |
|---|---|---|---|
| **Luz del amanecer (roja + infrarroja + UVA suave)** | 15 minutos diarios (lo ideal son 30-60 minutos, si se puede) | Activa las mitocondrias, aumenta la melatonina cutánea, fortalece las defensas de la piel | Salir al aire libre al levantarse, sin gafas ni pantallas |
| **UVA diario (media mañana)** | 20 minutos diarios | Libera óxido nítrico → mejora la elasticidad arterial, regula la presión y el estado de ánimo | Paseo ligero o ejercicio suave al sol |
| **UVB (mediodía solar)** | 60 minutos en temporada con sol suficiente | Produce vitamina D y moléculas antioxidantes e inmunorreguladoras | Exposición progresiva de la piel; evitar cremas/filtros en ese tiempo |
| **Exposición amplia y regular (3 veces por semana)** | 20-30 minutos | Regula las hormonas, mejora el ánimo, favorece la serotonina y las endorfinas | Cuanta más superficie de piel, mejor; sin gafas de sol ni cristales |

### *Protocolos específicos (según el objetivo o la condición)*

| OBJETIVO / CONDICIÓN | PROTOCOLO RECOMENDADO | BENEFICIO ESPERADO |
|---|---|---|
| **Producción de testosterona** | 3 veces por semana, 20-30 minutos de exposición amplia | Optimiza la producción natural de hormonas sexuales |
| **Efecto analgésico** | 3 veces por semana, 20-30 minutos (idealmente a diario, si se tolera), sin gafas ni cristales | Modula el dolor vía endorfinas y sistema nervioso |
| **Salud emocional y neurológica con UVA** | Depresión, lesiones cerebrales, enfermedad crónica: 30-60 minutos; mantenimiento: 30 minutos | Mejora el estado de ánimo, la neuroplasticidad y la recuperación |
| **UVB terapéutico** | Obesidad y diabetes tipo 2, autoinmunidad, lesiones cerebrales traumáticas, cáncer: 60 minutos; mantenimiento: 60 minutos | Estimula la vitamina D, regula el metabolismo, apoya a las defensas |

### Claves para aplicar los protocolos con seguridad

- **Progresar poco a poco** para permitir la adaptación sin quemaduras.
- **Respetar los horarios:** amanecer para luz roja/infrarroja, mediodía para UVB.
- **Evitar barreras:** no usar gafas de sol ni exponerse tras cristales.
- **Ajustarse a la estación:** no forzar la exposición a radiación que no está disponible de forma natural.
- **Apoyar con alimentación** rica en antioxidantes, carotenoides, vitamina C, vitamina E y omega-3.

### Ejemplo de un día tipo de exposición solar

- **Mañana temprano** (7.30 h) → Salgo a caminar 20 minutos con la primera luz del día, sin gafas de sol. Respiro, dejo que la luz toque los ojos y la piel.
- **Media mañana** (10.30 h) → Pausa de trabajo: 15 minutos de paseo ligero al sol, recibiendo UVA. Me noto más despejado y activo.
- **Mediodía solar** (13.30 h) → Almuerzo temprano y luego 20-30 minutos de exposición amplia de piel. Aprovecho para que el cuerpo produzca vitamina D.
- **Atardecer** (20 h, según la estación) → 15 minutos al aire libre, observo el ocaso. Mi sistema nervioso se calma, siento que la noche llega.
- **Noche** (23 h) → Apago las pantallas, uso luz cálida tenue. El cuerpo entiende que es hora de liberar melatonina y reparar.

**Recuerda: estos protocolos no son una tabla rígida, sino un mapa para reconectar con la luz de forma terapéutica y estacional. La clave no está en cumplir minutos como un reloj, sino en crear un hábito inteligente con el sol: constante, progresivo y coherente con la naturaleza.**

Y desde esta premisa y con toda tranquilidad, nos gustaría adjuntarte una guía completa sobre ayudas para que tengas en cuenta.

## BONUS 2 DEL CAPÍTULO. VOLVER A VIVIR EN LUZ: GUÍA PRÁCTICA PARA ADAPTAR TU ENTORNO AL LENGUAJE DEL SOL

Ahora que sabes cómo el sol habla con tus células, toca lo más importante: aprender a responder. Esta pequeña guía busca ser una ayuda para cuando no se puedan conseguir amaneceres perfectos y, aun así, poder dar la máxima coherencia a nuestro cuerpo, incluso en un mundo de pantallas, oficinas y luces LED.

Aquí tienes una propuesta para hacerlo posible, sin obsesiones y con recursos sencillos.

### *Cuando no hay sol: cómo recrear su lenguaje*

No siempre puedes salir a ver el amanecer o trabajar junto a una ventana. Pero puedes hacer que tu casa y tu entorno imiten la información que tu biología espera recibir.

## Luz ambiental

- Prioriza **bombillas halógenas** o **incandescentes** (2700-3000 K). Tienen espectro continuo y emiten infrarrojos, como el sol o el fuego.
- Evita los **LED blancos** o fríos, especialmente por la tarde-noche: confunden al cerebro y suprimen la melatonina.
- Si trabajas con pantallas, instala **filtros de luz azul** (f.lux, Iris, NightShift) y adapta el brillo al entorno.
- En espacios oscuros o sin ventanas, una **bombilla *full spectrum*** puede ayudarte a mantener la claridad mental durante la mañana.

## Gafas y filtros

- **Durante el día:** usa lentes amarillas o ámbar suaves que bloqueen parcialmente la luz azul.
- **Al atardecer:** usa gafas ámbar que bloqueen el rango 455-500 nm y preparen tu melatonina.
- **Por la noche:** usa gafas rojas que bloqueen azul y cian (400-580 nm) para generar una oscuridad artificial cuando no puedes prescindir de pantallas o luces.
- **Importante:** las gafas no deben bloquear los UVA durante el día, ya que estos son esenciales para la dopamina y la regulación circadiana.

### Ambiente nocturno

- Dos o tres horas antes de dormir, **cambia la iluminación** a tonos ámbar o rojos.
- **Tapa los LED** de los electrodomésticos o usa filtros de fotografía sobre ellos.
- En el baño o pasillo, usa **tiras LED rojas** con sensor de movimiento: te permiten moverte sin «matar» la melatonina.
- Para la cena o una lectura nocturna, elige **velas reales de cera de abeja, lámparas de sal o bombillas rojas puras (630-660 nm)**.

### *Paneles de luz roja e infrarroja: el fuego moderno*

Durante millones de años, cada amanecer y atardecer nos bañaban en luz roja e infrarroja. El fuego prolongó esa señal cuando el sol se escondía. Hoy, los **paneles de fotobiomodulación** son una forma moderna de recuperar esa capa de coherencia luminosa.

### Cómo utilizarlos

- **Como luz ambiental:** encenderlos en el salón o dormitorio al amanecer para compensar la luz interior, o al atardecer para dar una señal de calma y reparación al sistema nervioso.
- **Como herramienta terapéutica:** sesiones cortas (5-15 minutos) a unos 20-30 cm de distancia, 3-5 veces por semana.
- **Orientación:** hacia el rostro, el cuello, la zona torácica o suprarrenal, según el objetivo.

A veces, no es fácil elegir un panel. Aunque no podemos profundizar muchísimo en todo lo que se debe tener en cuenta para elegirlos, porque se escaparía de las pretensiones del libro, sí nos gustaría compartir contigo algunas premisas básicas:

- **Frecuencias efectivas:** luz roja (630-670 nm) e infrarroja cercana (810-850 nm).
- **Potencia (irradiancia):** 20-100 $mW/cm^2$, suficiente para estimular sin calentar en exceso.
- **Intensidad regulable:** permite usarlo tanto como luz ambiental como en sesiones terapéuticas.
- **Sin *flicker*:** parpadeo invisible al ojo, pero estresante para el sistema nervioso.
- **Baja contaminación electromagnética (nnEMF):** el panel debe estar bien aislado y certificado.

### Aplicaciones terapéuticas más comunes

- **Recuperación muscular y articular:** reduce la inflamación y mejora la circulación.
- **Regulación tiroidea:** la tiroides responde muy bien a la fotobiomodulación. Aplicar luz roja o infrarroja sobre la zona cervical puede mejorar la función mitocondrial y reducir la inflamación.
- **Fatiga crónica, insomnio o desánimo:** usar la luz roja al despertar y evitar la luz azul nocturna ayuda a restaurar ritmos y energía.
- **Piel y regeneración:** mejora la reparación cutánea, las arrugas finas y la cicatrización.

Cada sistema corporal tiene sus protocolos (distancia, lugar y tiempo). Si decides usarlo como herramienta terapéutica, te invitamos a asesorarte bien y, si es posible, que te acompañe un profesional.

*Utensilios y recursos útiles*

## Bombillas y luz ambiental

- **Halógenas/incandescentes**
- ***Full spectrum* (día en oficina)**
- **Rojas puras:**
  - **Extras naturales:** velas de cera de abeja, lámparas de sal, LED ámbar < 1800 K.
  - ***Dimmers*:** reguladores de intensidad para simular atardeceres.

## Pantallas y dispositivos

- **Apps:** f.lux, Iris Tech, NightShift (iOS), Twilight (Android).
- **Monitores** e-ink para lectura prolongada.
- **Ajuste manual del brillo:** alto de día, bajo al anochecer.

## Otros apoyos

- **Filtros de fotografía** para cubrir luces frías o LED molestos (electrodomésticos, neveras).
- **Tiras LED rojas** con sensor de movimiento para pasillos o baños.
- **Lámparas con sensor nocturno** para no tener que encender una luz blanca si te levantas.

## EN RESUMEN

El objetivo no es eliminar la vida moderna, sino **reconciliarla con la biología**. Tu cuerpo no necesita más estímulos, solo señales más coherentes:

- Luz natural cada mañana.
- Oscuridad real cada noche.
- Y entre ambas, ambientes cálidos, rojos y humanos.

El sol fue el primer terapeuta. El fuego, su asistente. Hoy puedes invitar a esa sabiduría de vuelta a tu casa con bombillas, paneles o velas..., pero la verdadera medicina sigue siendo mirar el amanecer con los pies en la tierra.

# 3

# NO ESTÁS ENFERMO, TIENES SED: EL LENGUAJE OLVIDADO DEL AGUA

## DEL LENGUAJE DE LA LUZ AL LENGUAJE DEL AGUA

En los capítulos anteriores hemos recorrido el primer gran idioma que tu cuerpo espera escuchar cada día: la luz. La luz fue la primera información, la que ordena tus relojes, enciende tus células y da sentido a la ecuación *salud = materia + energía + información*. Pero la historia no acaba ahí. Porque una vez que la luz ha dado la señal, necesita un medio para viajar, resonar y llegar a cada rincón de tu biología. Ese medio es el agua.

En el capítulo 1 ya dejamos una pista: más del 60 % de tu peso es agua, pero si lo miramos en número de moléculas, somos casi un 99 % agua. No eres solo un cuerpo sólido, eres un océano portátil, un río vertical encerrado en una membrana de piel. Y cada gota de ese río lleva información. El agua no es un simple disolvente, es una red viva que conecta cada parte de ti con el todo, como si cada célula flotara en un mar que escucha, recuerda y responde.

## AGUA: LA CUNA Y EL ESPEJO DE LA VIDA

Toda la historia de la vida empezó en el agua. No en un laboratorio estéril ni en un desierto, sino en mares primitivos que latían con sales, minerales y energía. En algún momento, las primeras membranas se formaron para aislar pequeñas gotas de ese mar…, y así nacieron las primeras células. Hoy, miles de millones de años después, ese océano sigue dentro de ti: en el líquido intracelular, en tu sangre, en la linfa. Tu biología sigue hablando el idioma del agua mineral, no del agua vacía y estéril que hoy llamamos «potable».

Cuando bebes, no solo repones líquido; estás actualizando el software de tu organismo. Cada molécula de agua que entra en tu cuerpo tiene una estructura, una carga eléctrica, una cantidad de minerales y una historia química que influye en cómo hidrata, limpia, nutre o intoxica.

## EL SER HUMANO: AGUA CON COSILLAS DISUELTAS

Si pudiéramos reducirte a tu esencia molecular, veríamos que eres agua con algo más: sales minerales, proteínas, grasas, azúcares, todo flotando en un medio líquido. El agua es la matriz en la que ocurren todas las reacciones químicas de la vida.

- Transporta nutrientes y oxígeno a las células.
- Elimina residuos y toxinas.
- Regula tu temperatura interna.
- Permite la transmisión de impulsos nerviosos.
- Mantiene la forma y la tensión de cada célula.

En otras palabras, no hay proceso corporal que no dependa del agua. Y, sin embargo, convivimos con un hecho incómodo: la mayoría de nosotros vive deshidratado… sin saberlo.

## SED DISFRAZADA DE OTRAS COSAS

La deshidratación no siempre llega en forma de labios secos o una sed insoportable. Puede presentarse como cansancio crónico, dolor de cabeza, piel apagada, niebla mental, estreñimiento, calambres o irritabilidad.

Y cuando es más intensa, puede provocar hipotensión, confusión, taquicardia, daño renal e incluso poner en riesgo la vida.

El problema es que hemos perdido el instinto de beber agua suficiente. Y no es solo porque «no tenemos tiempo» o «se nos olvida»; en muchas ocasiones, el agua que bebemos no activa el reflejo de la sed.

## EL ENGAÑO DEL AGUA MODERNA

Durante millones de años, tu cuerpo se adaptó a beber agua mineral, naturalmente filtrada por la tierra y enriquecida por el contacto con las rocas y los suelos. Hoy, gran parte del agua que llega a los grifos está tratada químicamente para que sea «segura» en términos microbiológicos, pero está cargada de sustancias no deseadas: cloro, pesticidas, restos de medicamentos, metales pesados, microplásticos.

Esa agua pseudodestilada no hidrata como debería. Al carecer de minerales, tiende a arrastrar los que ya tienes en el cuerpo, y su consumo continuado puede contribuir a una desmineralización lenta. Además, tu sistema de detección de sed —finamente calibrado para responder a la concentración de electrolitos en la sangre— deja de dispararse con la misma intensidad. Resultado: bebes menos, te hidratas peor y tu cuerpo entra en una sed silenciosa.

Si sabemos que el agua moderna nos confunde, la pregunta lógica es: ¿cómo deberíamos hidratarnos? Aquí entran en juego las dos vías que tenemos para abastecernos: podemos ingerir el agua que bebemos... o producirla nosotros mismos dentro del cuerpo. Y es en esta segunda estrategia, la producción de agua metabólica, donde empieza una de las historias más fascinantes de tu biología.

## EL AGUA QUE FABRICAS TÚ: AGUA METABÓLICA

No toda el agua que hidrata tu cuerpo procede del vaso. Una parte se fabrica dentro de ti, en el corazón energético de cada célula: las mitocondrias. Durante la oxidación de los sustratos —betaoxidación de grasas y respiración de carbohidratos—, el oxígeno que respiras se combina con los electrones de esos combustibles y el resultado final, además de ATP, es agua. A esto lo llamamos agua metabólica: limpia, recién hecha, nacida justo donde más se necesita.

Aquí hay un detalle decisivo: no todos los combustibles producen la misma cantidad de agua. Por cada gramo de grasa oxidada se generan aproximadamente 1,07 g de agua, mientras que un gramo de carbohidrato aporta en torno a 0,60 g y uno de proteína, alrededor de 0,41 g (teniendo además un coste de eliminación del nitrógeno). Es decir, usar grasa como combustible puede producir casi el doble de agua que la glucosa. Por eso, como veremos más adelante, la flexibilidad metabólica —la capacidad de pasar de glucosa a grasa con facilidad— y el mantenimiento de una buena betaoxidación no solo sirven para tener energía estable, también ayudan a hidratarte desde dentro.

Cuando favoreces la función mitocondrial (luz natural, sueño profundo y oscuro, movimiento aeróbico, buen aporte de minerales y una glucosa en rango), tu fábrica interna de agua funciona mejor. Y sí, en una dieta cetogénica inicial suele haber pérdida de agua por vaciado de glucógeno y natriuresis (eliminación de sodio), pero tras la adaptación, si el estímulo mitocondrial es el adecuado, aumenta la oxidación de grasas y, con ella, la producción de agua metabólica, compensando ese descenso inicial (siempre que cuides el aporte de electrolitos). A la inversa, cuando el metabolismo está agotado —estrés crónico, mala calidad de sueño, inflamación, sedentarismo—, fabricamos menos agua y dependemos más de lo que bebemos.

Los animales del desierto viven gracias a esta misma estrategia: convierten grasa en agua. Nosotros no somos ratas canguro, pero compartimos la misma bioquímica. Cuidar tus mitocondrias es también cuidar tu hidratación.

## POR QUÉ HOY ES MÁS IMPORTANTE QUE NUNCA BEBER AGUA MINERAL

Durante la mayor parte de nuestra historia evolutiva, el agua no era solo un medio para apagar la sed; era una de nuestras principales fuentes de minerales. Nacía de manantiales, ríos y acuíferos subterráneos que atravesaban capas de roca, absorbiendo lentamente los elementos que daban fuerza y estructura a la vida. Así, cada sorbo era una microdosis de salud: calcio, magnesio, potasio, sílice, zinc, cobre... Hasta diecisiete minerales esenciales viajaban disueltos en ese líquido transparente, alimentando cada célula y cada reacción bioquímica.

Hoy, ese escenario ha cambiado radicalmente. Los suelos están empobrecidos por décadas de agricultura extensiva, el uso excesivo de fertilizantes químicos y las prácticas que agotan el contenido mineral de la tierra sin devolverle nada. Las frutas, verduras y cereales que comemos tienen mucho menos magnesio, potasio o calcio que hace apenas cincuenta años. Y el agua de boca, tratada para eliminar patógenos, llega a nosotros desprovista de buena parte de sus minerales naturales.

Esto no es un detalle menor. Cuando el entorno deja de aportarte esos elementos esenciales, tu cuerpo sigue necesitando la misma «matriz mineral» para funcionar. Por eso, hoy más que nunca, el agua que bebes debería devolverte lo que la tierra ya no puede darte a través de los alimentos. El agua de calidad no es solo $H_2O$ pura, es un cóctel equilibrado de minerales biodisponibles. Y aunque la ciencia ha identificado más de una docena de minerales clave, se considera que al menos **diecisiete minerales esenciales** deberían estar presentes en el agua verdaderamente saludable.

Veamos el papel de algunos de ellos:

- **Calcio.** No es solo «material de construcción» para los huesos y dientes. En realidad, los huesos están compuestos en gran parte por proteínas y actúan como semiconductores, facilitando la transmisión de señales eléctricas. El calcio circula por todo el cuerpo llevando información y participa en la contracción muscular, la coagulación sanguínea y la producción de energía. Un déficit sostenido no solo debilita la estructura ósea, también altera la comunicación celular.
- **Magnesio.** Cofactor en más de trescientos procesos bioquímicos. Sin él, la función mitocondrial se resiente, la síntesis de proteínas se ralentiza, el control de la glucosa se desordena y la presión arterial tiende a subir. Es un mineral profundamente calmante: relaja los músculos, ayuda a regular el sueño y es especialmente útil en los casos de espasmos musculares o contracturas recurrentes.

- **Potasio.** Es el gran mineral hidratante. Atrae el agua y la introduce dentro de las células, manteniendo su volumen y favoreciendo la circulación sanguínea. Sin potasio suficiente, la célula se «desinfla» y el equilibrio eléctrico del cuerpo se altera. Es fundamental para la transmisión de los impulsos nerviosos y para mantener un corazón que late con ritmo y fuerza.
- **Cobre.** Vital para la producción de energía en las mitocondrias. Además, tiene un papel protector frente a las alergias e intolerancias a la histamina, contribuye a una piel sana y, en algunas personas, puede retrasar el encanecimiento del cabello. También interviene en la formación de colágeno y en el buen funcionamiento del sistema inmunitario.
- **Litio.** Aunque menos conocido como mineral esencial, el litio en dosis naturales actúa como un estabilizador del estado de ánimo. Apoya la salud neurológica, reduce la irritabilidad y puede mejorar la resistencia frente a episodios de depresión o ansiedad. Su carencia no se mide de forma rutinaria, pero cada vez más estudios muestran su papel protector en la salud mental.

Estos son solo algunos ejemplos. El zinc, el manganeso, el selenio y el yodo también desempeñan funciones insustituibles, y todos ellos deberían aparecer en pequeñas cantidades en el agua que bebes. La cuestión es que nuestro cuerpo evolucionó para recibir estos minerales de manera regular y sin esfuerzo, con cada trago de agua o cada bocado de alimentos cultivados en suelos ricos.

Hoy, para muchas personas, el agua mineral es la forma más sencilla y directa de reconectar con esa fuente original de micronutrientes. No se trata de convertir cada sorbo en un ritual esotérico, sino de entender que el agua es mucho más que un líquido incoloro: es un soporte de vida cargado de elementos que marcan la diferencia entre funcionar y florecer.

En este escenario, hay un mineral que merece un capítulo aparte: el sodio. Demonizado durante décadas, su papel en la hidratación y en la distribución del agua corporal es tan crucial que entenderlo puede cambiar la forma en la que ves la sal... y la sed.

### *El falso mito del sodio*

Durante millones de años, los humanos evolucionamos en entornos ricos en sal. Nuestros riñones, lejos de verla como un enemigo, aprendieron a conservarla y usarla como un recurso vital. El sodio no es solo un mineral más, es el regulador maestro del agua en el cuerpo. Determina dónde se distribuye el líquido —dentro o fuera de las células—, mantiene el volumen sanguíneo y participa en la señalización eléctrica que hace latir a tu corazón y pensar a tu cerebro.

Las funciones del sodio son tan diversas como críticas:

- **Equilibrio de fluidos.** Es el principal soluto que determina la osmolaridad del plasma. Sin suficiente sodio, el agua no se retiene donde hace falta y se desencadena la deshidratación, incluso aunque bebas mucho.
- **Sistema renina-angiotensina-aldosterona.** Una ingesta insuficiente de sal activa este sistema hormonal, elevando la aldosterona y el cortisol, lo que favorece la resistencia a la insulina y un perfil proinflamatorio.
- **Sistema nervioso.** El sodio es indispensable para generar y transmitir impulsos eléctricos. Su déficit altera la comunicación entre neuronas y hormonas y puede aumentar la vulnerabilidad a la adicción y a los desequilibrios del estado de ánimo.
- **Función cardiaca.** Mantiene la presión arterial y el volumen sanguíneo que garantizan el riego de todos los tejidos. Sin sodio suficiente, el corazón y los riñones trabajan con dificultad.
- **Metabolismo de la glucosa.** Hay estudios que muestran que dietas muy bajas en sal pueden aumentar la resistencia a la insulina, mientras que un aporte suficiente ayuda a un mejor control glucémico.
- **Absorción de nutrientes.** El sodio favorece la absorción intestinal de glucosa y aminoácidos y contribuye al equilibrio bacteriano, mejorando la biodisponibilidad de vitaminas y minerales.
- **Contracción muscular y señalización celular.** Sin sodio no hay contracción muscular efectiva ni comunicación intracelular fluida.

La idea de que «cuanta menos sal, mejor» es relativamente reciente. Los estudios que iniciaron la guerra contra la sal —a principios del siglo XX— eran observaciones no controladas, muchas veces en pacientes hospitalizados, y los beneficios aparentes se diluían o desaparecían en estudios mejor diseñados. De hecho, revisiones históricas muestran que las dietas bajas en sal eran efectivas solo en aproximadamente un 25 % de personas con hipertensión… y que no estaban exentas de efectos adversos: fatiga extrema, hipotensión, calambres, problemas renales e incluso muertes por depleción de sodio.

Paradójicamente, reducir drásticamente la sal puede aumentar la frecuencia cardiaca de forma sostenida, comprometer la función renal y activar mecanismos de ahorro de sodio que elevan hormonas del estrés, como la aldosterona y el cortisol. Esto es exactamente lo contrario de lo que queremos en la prevención cardiovascular o metabólica.

Nuestro cuerpo, como buen sistema homeostático, tiene un mecanismo de apetencia por el sodio: si lo necesitas, lo buscas. Ignorar esa señal en nombre de una recomendación genérica puede ser más dañino que beneficioso, especialmente en personas físicamente activas, que viven en climas calurosos o que siguen dietas bajas en carbohidratos (aumentan la excreción de sodio).

En definitiva, el sodio no es un enemigo público, sino un aliado indispensable para la hidratación, el metabolismo, el rendimiento físico y la salud neurológica. Demonizarlo ha sido uno de los grandes errores de la nutrición moderna, y entender su papel real es clave para reconciliarnos con algo que ha estado en nuestra biología desde el origen.

## SED SILENCIOSA: LA EPIDEMIA INVISIBLE

No toda la deshidratación se nota. Hay una forma lenta y crónica, tan común que muchos la confunden con «el desgaste natural» de la vida. La sed silenciosa es ese estado en el que el cuerpo vive con menos agua y menos minerales de los que necesita, pero no envía señales claras… o hemos aprendido a ignorarlas.

Se instala poco a poco, alimentada por tres factores principales:

- **Agua pobre en minerales:** lo que bebes no reconstituye el equilibrio electrolítico que tu cuerpo espera, y sin electrolitos, el agua no se retiene ni se distribuye correctamente.

- **Presencia de tóxicos:** metales pesados, cloro, pesticidas, microplásticos y otros contaminantes que no solo sobrecargan al organismo, sino que alteran el reflejo de la sed y la función renal.
- **Baja producción de agua metabólica:** cuando las mitocondrias trabajan a medio gas —por sedentarismo, mala dieta, estrés o sueño insuficiente—, fabrican menos agua interna, de modo que dependemos más del agua ingerida.

El resultado es un déficit hídrico-electrolítico subclínico que se traduce en síntomas sutiles pero persistentes:

- Cansancio que no se resuelve con café ni con dormir más.
- Dolores de cabeza recurrentes.
- Niebla mental y lentitud de pensamiento.
- Piel seca y menos elástica.
- Calambres musculares o sensación de pesadez en las piernas.
- Estreñimiento o digestiones pesadas.
- Mayor sensibilidad al calor o al ejercicio.

Con el tiempo, esta deshidratación silenciosa puede amplificar problemas cardiovasculares, metabólicos y neurológicos, y acelerar el envejecimiento celular. Y lo más preocupante: nos acostumbramos a vivir así. La pérdida de elasticidad de la piel, el enlentecimiento mental o la fatiga constante se interpretan como «cosas de la edad», cuando en realidad son gritos ahogados de un cuerpo sediento.

Reconocer esta epidemia invisible es el primer paso. El segundo, y más importante, es actuar: aprender a hidratarse de verdad, con agua que nutre y minerales que fijan esa hidratación. Porque no se trata solo de llenar un vaso y beberlo, sino de asegurarse de que cada gota llegue donde debe y haga el trabajo para el que fue diseñada.

En el próximo apartado veremos cómo recuperar la relación natural con el agua: qué beber, cuándo y cómo hacerlo para que cada sorbo sea un mensaje de salud para todo el organismo.

# QUÉ AGUA BEBER: EMPEZAR POR ELIMINAR LO QUE SOBRA



Antes de pensar en añadir minerales o mejorar la estructura del agua, el primer paso es sencillo y contundente: **beber agua libre de tóxicos**. No es un detalle cosmético, es una condición de partida. Si el agua que ingieres cada día arrastra microcontaminantes, esa carga se acumula gota a gota en tu organismo.

Hoy sabemos que las aguas embotelladas en plástico contienen cantidades ingentes de microplásticos y nanoplásticos. Investigaciones recientes han encontrado partículas plásticas en el 93% de las muestras de agua embotellada analizadas. Y no hablamos solo de botellas viejas expuestas al sol: la abrasión durante el embotellado y el contacto prolongado con el plástico ya son suficientes para liberar estas partículas invisibles. Los nanoplásticos son especialmente preocupantes, porque pueden atravesar membranas celulares y llegar a órganos y tejidos sensibles, incluyendo el cerebro.

El agua de boca de las redes municipales no se queda atrás. Aunque se somete a tratamientos para eliminar patógenos, en el camino recoge o genera otras sustancias:

- **Nanoplásticos,** procedentes de tuberías y del ambiente.
- **Trihalometanos,** subproductos de la cloración, algunos con potencial cancerígeno.
- **Flúor,** añadido en algunos países con la intención de proteger la salud dental, pero que en exceso puede dañar los huesos y la tiroides.
- **Arsénico,** presente de forma natural en ciertos acuíferos y que a largo plazo es tóxico.
- **Bisfenoles y ftalatos,** disruptores hormonales que pueden filtrarse desde depósitos y conducciones.

Con este panorama, la **primera medida para hidratarse bien es beber agua filtrada**. Y para lograrlo hay varias estrategias posibles:

- **Hervir y decantar.** Hervir el agua puede reducir parte de la carga microbiana y volatilizar algunos compuestos, pero no elimina los metales pesados ni los microplásticos. Aun así, si es lo único posible, hacerlo y dejarla reposar antes de beber (evitando el «pozo» del fondo, donde se concentran sedimentos) es mejor que nada.

- **Usar buenos filtros de carbón activo.** No todos los filtros de carbón son iguales. Los más efectivos usan **carbón activado de alta calidad**, a menudo de cáscara de coco, con una gran capacidad de adsorción para atrapar el cloro, los trihalometanos, los pesticidas y los compuestos orgánicos volátiles. La clave está en que tengan suficiente superficie de contacto, un buen caudal y un recambio regular para evitar que se saturen y se conviertan en un criadero de bacterias.
- **Ósmosis inversa con nanofiltración y remineralización.** La ósmosis inversa es una de las tecnologías más eficaces para eliminar prácticamente todos los contaminantes disueltos, incluidos los metales pesados, el flúor, el arsénico, los nitratos, los pesticidas y los microplásticos. Idealmente, el equipo debería llegar a **niveles de filtrado de nanómetros** para garantizar la eliminación de partículas ultrafinas y contar con un **buen sistema de remineralización** posterior, que devuelva al agua una parte de los minerales que se han perdido en el proceso. Beber agua completamente desmineralizada de forma crónica no es recomendable, ya que puede favorecer la pérdida de electrolitos y alterar la hidratación celular.

El objetivo de esta primera fase no es sofisticar la hidratación, sino **protegerla**: evitar que cada vaso sea también una dosis de tóxicos acumulativos. Una vez que el agua es segura y limpia, ya podemos hablar de cómo enriquecerla para que hidrate de verdad y nutra cada célula. Luego puedes añadir minerales claves, que no deben faltar para que el agua tenga al menos 200 mg/l de residuo seco: un mínimo de 20 mg/l de magnesio, 40 mg/l de calcio, 1 mg/l de potasio, el máximo de sodio (50-100 mg/dl), 300-600 mg de bicarbonato y un TDS (total de minerales disueltos en agua) de 300-500 ppm. Si puedes, añade también las cantidades de silicio.

# REMINERALIZAR Y OPTIMIZAR EL AGUA: DEVOLVERLE SU MEMORIA MINERAL

El agua libre de tóxicos es el punto de partida, pero no el destino final. Para que hidrate de verdad, debe parecerse lo más posible al agua para la que se diseñó nuestra fisiología: **agua mineral natural**. No basta con que sea «pura» en términos de contaminantes, porque el agua pura pero sin minerales —lo que podríamos llamar «pseudodestilada»— puede incluso arrastrar electrolitos de tu organismo y favorecer una deshidratación intracelular.

La remineralización consiste en devolver al agua los minerales esenciales que la naturaleza le habría aportado al pasar por rocas y acuíferos. Estos minerales no solo cumplen funciones estructurales y metabólicas, también determinan cómo se distribuye y retiene el agua dentro de tu cuerpo.

## *Minerales clave que no deberían faltar*

Para lograr que el agua sea verdaderamente saludable, las recomendaciones de referencia son:

- **Residuo seco:** al menos 200 mg/l.
- **Magnesio:** mínimo 20 mg/l.
- **Calcio:** mínimo 40 mg/l.
- **Potasio:** mínimo 1 mg/l.
- **Sodio:** idealmente entre 10 y 50 mg/l, dependiendo de las necesidades individuales y las condiciones climáticas.
- **Bicarbonato:** entre 300 y 600 mg/l, clave para el equilibrio ácido-base.
- **Sílice:** entre 5 y 30 mg/l, para la salud del tejido conectivo, los huesos, la piel y el cabello.
- **TDS (total de sólidos disueltos):** entre 300 y 500 ppm, lo que refleja un perfil mineral equilibrado.

- **Minerales principales:**
  - **Calcio:** participa en la contracción muscular, la coagulación sanguínea y la señalización celular.

- **Magnesio:** regula más de 300 reacciones enzimáticas, incluida la producción de energía mitocondrial.
- **Potasio:** atrae el agua al interior de las células y equilibra la actividad eléctrica del corazón y del sistema nervioso.
- **Sodio:** es el principal regulador del volumen y la distribución de fluidos.
- **Sílice:** contribuye a la elasticidad del tejido conectivo, la salud ósea y la integridad de la piel y el cabello.
- **Oligoelementos,** como el zinc, el manganeso, el cobre y el litio: actúan como cofactores en múltiples procesos bioquímicos.

## Formas de remineralizar

- **Filtros con cartuchos remineralizadores.** Muchos equipos de ósmosis inversa o nanofiltración incluyen un cartucho final que libera minerales al agua. Los mejores imitan la composición del agua natural y liberan minerales en proporciones fisiológicas, aunque en general suelen quedarse cortos o no aportar todos los minerales y oligoelementos necesarios.
- **Sales minerales de calidad.** Añadir una pizca de sal marina integral o sal del Himalaya puede aumentar la carga de electrolitos, aunque siempre con la dificultad de saber exactamente qué minerales añadimos y asegurándonos de que esas sales estén libres de microplásticos y otros contaminantes.
- **Rocas o perlas minerales.** Usar perlas de cerámica o rocas ricas en minerales (como el coral marino o la shungita) que remineralizan y, a veces, modifican la estructura del agua. La dificultad aquí es que no siempre sabemos la cantidad exacta de minerales que suelen migrar al agua, por lo que el resultado puede ser variable y difícil de controlar.
- **Concentrados minerales líquidos.** Los recomendamos especialmente, ya que permiten asegurar que el agua recibe todos los electrolitos y oligoelementos necesarios, con una dosis controlada. Se obtienen por evaporación de agua de mar o extracción de lagos salinos.
- **Diluir con agua de mar.** Otra estrategia muy eficaz consiste en diluir el agua filtrada en agua de mar certificada sin tóxicos, recogida en zonas de alta actividad biológica. Una buena proporción es entre una

sexta y una décima parte. La dificultad aquí radica en que no siempre sabemos con exactitud la cantidad y el perfil de los minerales que migran, por lo que es importante elegir proveedores de confianza y, cuando sea posible, analizar el agua resultante.

### Un equilibrio natural

El objetivo no es convertir el agua en un suplemento concentrado, sino devolverle su perfil mineral suave pero constante, como el de un manantial. Beber agua correctamente remineralizada no solo apaga la sed, sino que ayuda a mantener la tensión arterial estable, mejora la función muscular y nerviosa, y favorece que el agua llegue al interior de las células, donde realmente importa.

## VOLUMEN DE AGUA: CUÁNTO BEBER Y CUÁNDO HACERLO

Hablar de «cuánta agua hay que beber» es como hablar de «cuánto hay que dormir»: no existe una cifra única que sirva para todas las personas. Depende de tu peso, tu actividad física, tu alimentación, el clima en el que vives, tu salud y hasta de lo que bebes además de agua. Aun así, podemos guiarnos por unos principios claros y fáciles de aplicar para cubrir la mayor parte de los casos.

Una buena referencia para la mayoría de los adultos sanos es **unos 2,4 litros de agua repartidos en las primeras diez horas desde que te levantas**, en tomas de al menos **250 ml** cada vez. ¿Por qué en las primeras diez horas? Porque nuestros riñones siguen un ritmo circadiano: durante la primera parte del día esperan un flujo más abundante de líquidos para filtrar y regular electrolitos. Pasado ese tiempo, el sistema empieza a «bajar la persiana» y no está tan preparado para manejar grandes volúmenes de agua, lo que puede interferir con el descanso nocturno y alterar la concentración de minerales.

### *Cuando haces deporte*

Si entrenas, el cálculo puede ser más preciso. Una fórmula práctica es la **ecuación de Galpin**: **2 mililitros de agua por cada kilogramo de peso corporal, cada 15-20 minutos** de actividad, sobre todo en sesiones que duren más de una hora; si no, no tiene tanto sentido. Por ejemplo, si pesas 70 kg, serían 140 ml cada 15-20 minutos (aproximadamente medio vaso), lo que evita que llegues al final de la sesión con un déficit importante de líquidos.

### Ajustes por calor, sudor y cafeína

- **Ambiente caluroso o sudor abundante:** aumenta la cantidad calculada con la ecuación de Galpin en un **50% o incluso hasta el doble**.
- **Si consumes cafeína durante la actividad:** añade un extra equivalente al **doble del volumen de café o té que hayas tomado** para compensar su efecto diurético.
- En resumen, la clave no es solo cuánto bebes, sino **cuándo** lo bebes y cómo lo distribuyes. Respetar los ritmos naturales de tu cuerpo y ajustar el aporte en función de tu actividad y entorno es lo que marcará la diferencia entre estar simplemente «sin sed» y estar realmente bien hidratado.

## CUÁNTA SAL NECESITAMOS: EL OTRO LADO DE LA HIDRATACIÓN

El agua no trabaja sola. Para que llegue donde tiene que llegar, necesita su pareja de baile: **el sodio**. Sin él, el agua se pierde como arena entre los dedos y la hidratación se queda a medio camino. En adultos sanos, la ingesta óptima de sodio se sitúa entre **3 y 6 g al día**, lo que equivale aproximadamente a entre **$1^1/_3$ y $2^2/_3$ cucharaditas de sal**. No es una cifra rígida: el cuerpo regula muy bien los excesos mediante la orina y el sudor, así que la clave es aprender a escuchar sus señales.

### Situaciones que aumentan tus necesidades de sodio

- **Dietas bajas en carbohidratos.** Al iniciar la dieta, se pierden entre **4 y 8 g de sodio en unos diez días**; algunas personas, hasta **20 g**. Esto ocurre porque la reducción de insulina favorece la excreción renal de sodio. Por eso se recomienda **aumentar la ingesta en al menos 1 g diario durante las dos primeras semanas**, o incluso **2 g extra al día en la primera semana**.
- **Consumo de cafeína.** Cada dos cafés se eliminan alrededor de **600 mg extra de sodio**. Si eres amante del café, compensa con una pizca extra de sal en el día.
- **Ejercicio físico.** En climas moderados se pierden unos **1.437 mg de sodio por hora** de actividad intensa; en climas cálidos, hasta **2.875 mg por hora**. Una estrategia sencilla es **consumir ½ cucharadita de sal antes de empezar la actividad y repetir cada hora** de ejercicio, especialmente si sudas mucho.

### *Escuchar el cuerpo*

Los antojos de sal, la fatiga inexplicable, los mareos al levantarte rápido o los calambres musculares son mensajes que tu cuerpo te envía cuando necesita más sodio. Aprender a interpretarlos y ajustar tu ingesta puede marcar una gran diferencia en tu energía, tu rendimiento y tu capacidad de mantenerte hidratado.

## EL DEUTERIO, EL HIDRÓGENO «CON SOBREPESO» QUE VIVE EN TU AGUA

Imagina que cada molécula de agua que bebes es como un viajero que llega a tu cuerpo con su equipaje. La mayoría son ligeros, ágiles, se mueven rápido y trabajan con eficiencia. Pero, de vez en cuando, entre ellos aparece un viajero más pesado. No es malo por naturaleza, pero su equipaje extra lo hace más lento. Ese viajero se llama **deuterio**.

El deuterio es un primo del hidrógeno. Por fuera parece igual —la misma carga, el mismo número de protones—, pero por dentro lleva un «bonus» de peso: un neutrón extra en su núcleo. Ese pequeño cambio lo hace el doble de pesado que el hidrógeno normal, y, aunque pueda parecer insignificante, en la escala de la bioquímica es como intentar correr una maratón cargando una mochila de piedras.

### *No todo es blanco o negro*

El deuterio no es «el villano» de esta historia. Está presente en el agua, los alimentos y tu propio cuerpo, y en dosis moderadas es parte del equilibrio natural. El problema llega cuando la proporción sube demasiado. Ahí es cuando empieza a estorbar en los lugares donde más precisión y ligereza necesitamos: nuestras **mitocondrias**, que ya conoces bien.

### *¿Qué hace el deuterio en tu fábrica de energía?*

Si el deuterio penetra en la mitocondria, se convierte en un verdadero lastre. Dentro de las mitocondrias hay diminutas turbinas moleculares (la ATP sintasa) que giran a velocidades de vértigo para producir ATP, la moneda de energía de la vida. El hidrógeno ligero pasa fluido y rápido..., pero el deuterio, con su peso extra, hace que esas turbinas giren más despacio y se desgasten antes. Por eso, el cuerpo ha desarrollado filtros para que entre el menor deuterio posible en la zona de producción de energía: **acuaporinas selectivas** (puertas moleculares que prefieren el hidrógeno ligero), producción de **agua metabólica** baja en deuterio al oxidar grasas y rutas bioquímicas que trabajan con «agua ligera». Incluso antes de que los carbohidratos entren en la mitocondria, se sustituyen la mayoría de los hidrógenos para evitar que se cuele deuterio.

### *Lo que la ciencia empieza a ver*

Las investigaciones, aunque jóvenes, apuntan a que un exceso de deuterio podría relacionarse con:

- Depresión: niveles elevados se asocian a un peor estado de ánimo y una menor claridad mental.
- Cáncer: favorece la proliferación celular rápida y altera la estabilidad del ADN.
- Trastornos metabólicos: agrava la resistencia a la insulina y contribuye a la fatiga crónica.

Estudios en animales y humanos han mostrado que reducir el deuterio en el agua o aumentar la producción de agua metabólica puede mejorar la energía, el metabolismo e incluso el control tumoral.

### *Cómo podemos jugar a favor*

Las recomendaciones de László Boros son claras:

- **Beber agua naturalmente baja en deuterio,** como la de los manantiales de alta montaña o los glaciares, o agua tratada mediante destilación y recondensación controlada.
- **Usar grasa como combustible** con más frecuencia, ya que contiene menos deuterio que los carbohidratos o las proteínas. Esto conecta con la importancia de la flexibilidad metabólica que hemos abordado.
- **Evitar fuentes ricas en deuterio,** como las aguas de baja altitud, las frutas tropicales fuera de temporada y las bebidas azucaradas.

El deuterio no es un intruso que haya que eliminar por completo, pero sí un «viajero pesado» al que conviene colocar en el asiento correcto para que no entorpezca a los demás. Comprenderlo amplía nuestra visión sobre el agua y nos recuerda que cada sorbo es información, energía y materia..., y que hasta los detalles más pequeños pueden inclinar la balanza hacia la salud o hacia el desgaste.

El problema actual no es su presencia, sino su **acumulación**. Durante millones de años, el ser humano bebió aguas ligeras, formadas por lluvias, glaciares y manantiales vivos. Eran aguas pobres en deuterio y ricas en estructura, moldeadas por el frío, la altitud y la radiación solar natural. Hoy, en cambio, la mayoría bebemos aguas **recicladas, tratadas y desnaturalizadas**, con un contenido de deuterio más alto que el que nuestra biología puede gestionar.

A ello se suman los **alimentos tropicales consumidos fuera de su contexto**, las **bebidas industriales**, la **falta de exposición solar**, el **sedentarismo** y el **exceso de carbohidratos refinados**, que también aportan hidrógenos «pesados» y reducen la capacidad mitocondrial para eliminarlos. Cada uno de esos factores, pequeño por separado, contribuye a un mismo resultado: un cuerpo sobrecargado de un agua más densa, más lenta, menos viva.

No se trata de obsesionarse con un número, sino de **volver a las condiciones que nos mantenían ligeros**: beber agua natural, movernos, exponernos al sol, comer alimentos coherentes con nuestra latitud y respetar los ritmos que afinan el metabolismo. Así, más que eliminar, se trata de **reordenar**. Porque cuando la información del agua vuelve a ser clara, también lo es la energía que nos mueve.

## HISTAMINA Y DESHIDRATACIÓN, UN VÍNCULO QUE TARDAMOS DEMASIADO EN VER

En los años ochenta, el médico iraní Fereydoon Batmanghelidj empezó a observar algo que, en su momento, sonaba excéntrico: muchas personas estaban interpretando mal las señales de su propio cuerpo. Según él, síntomas tan distintos como las alergias, el asma, las úlceras, las migrañas o los picores podían tener un denominador común: **tejidos deshidratados pidiendo auxilio**. Su hipótesis era tan simple como provocadora: cuando falta agua, el organismo activa mecanismos para priorizar su uso y envío. Y uno de los mensajeros clave de ese proceso es la **histamina**.

### *La histamina como «bombero»*

Cuando hay escasez de agua en el organismo, la histamina actúa como un coordinador de emergencia que dirige los recursos hídricos hacia donde más se necesitan. Dilata vasos sanguíneos, aumenta la permeabilidad y facilita que lleguen líquido y nutrientes a un tejido concreto. El problema es que esa «operación de emergencia» produce efectos colaterales:

- Si ocurre en la piel: enrojecimiento, picor, erupciones.
- Si ocurre en los pulmones: broncoconstricción, tos, ataques de asma.
- Si ocurre en el estómago: secreción ácida excesiva, gastritis, úlceras.
- Si es generalizado: síntomas alérgicos sistémicos, fatiga, dolor de cabeza.

### *No siempre es un «enemigo»*

Lo que Batmanghelidj planteaba es que, en muchos casos, estamos tratando de silenciar la histamina con fármacos (antihistamínicos) sin preguntarnos **por qué** está ahí. Si la señal original es la deshidratación, bloquearla sin reponer agua es como cortar la sirena de un coche de bomberos mientras el fuego sigue ardiendo.

Ahora por fin se ha retomado esta idea, añadiendo que la histamina no solo moviliza agua: también coordina respuestas inmunológicas y neurológicas para manejar el estrés que provoca la falta de líquido. Y cuando la deshidratación se cronifica, esa histamina elevada se convierte en un problema en sí misma, manteniendo el cuerpo en un estado de alerta inflamatoria constante.

Desde este prisma, algunas alergias estacionales, ataques de asma o brotes de urticaria podrían no ser solo reacciones al polen, al polvo o a los alimentos, sino también las **manifestaciones de un sistema que intenta redistribuir un recurso escaso**. No sucede en todos los casos, pero sí en un número lo bastante significativo como para que merezca la pena probar primero una solución tan simple como mejorar la hidratación y el aporte de minerales.

En otras palabras: a veces, detrás de un pico de histamina, no hay un enemigo que combatir, sino un cuerpo que intenta salvarse con lo poco que tiene. Y ahí, un vaso de agua (de verdad, no pseudodestilada) podría ser la primera línea de tratamiento más olvidada de la medicina moderna. O dicho de otra manera: no estás enfermo, tienes sed.

## RECAPITULANDO: LO QUE EL AGUA NOS HA CONTADO HASTA AQUÍ

En este capítulo hemos mirado el agua con otros ojos. No solo como un líquido que calma la sed, sino como un elemento vivo que combina **materia, energía e información**. Hemos visto que:

- **No toda el agua hidrata igual.** La composición mineral y la ausencia de tóxicos marcan la diferencia entre nutrir y arrastrar recursos del cuerpo.
- **Nuestro cuerpo también fabrica agua** (el agua metabólica), y lo hace de forma más eficiente cuando oxidamos grasas. Aquí las mitocondrias vuelven a ser protagonistas.
- **Los minerales importan.** Una buena agua debería aportar al menos diecisiete minerales esenciales, entre ellos el calcio, el magnesio, el potasio, el sodio, el sílice y los oligoelementos, en proporciones adaptadas a nuestra fisiología.
- **El sodio es un aliado, no un enemigo.** Regula el volumen y la distribución del agua corporal, y su déficit es más peligroso de lo que solemos pensar.
- **La sed silenciosa existe.** Muchas personas viven en un estado crónico de deshidratación leve que pasa inadvertida, pero que desgasta los órganos y las funciones con el tiempo.
- **No se trata solo de qué bebes, sino de cuándo y cómo lo haces.** Respetar los ritmos circadianos del riñón y ajustar la hidratación según la actividad y el entorno es clave.
- **Podemos y debemos remineralizar el agua filtrada** para devolverle su «memoria mineral», cuidando también la calidad y pureza de las sales o los concentrados que usamos.
- **El deuterio nos recuerda que hasta el hidrógeno tiene matices.** Controlar su exceso protege nuestras mitocondrias y mejora la eficiencia energética.
- **La histamina es a veces un síntoma de sed.** Antes de combatirla, merece la pena preguntarse si lo que el cuerpo está pidiendo es, sencillamente, agua.

**Todo esto nos lleva a una idea central: hidratarse no es llenar un vaso y beberlo, sino restablecer un equilibrio complejo que sostiene la vida. Un equilibrio que combina calidad, cantidad, minerales, tiempos y hasta la química más pequeña que podamos imaginar.**



## DEL AGUA QUE BEBEMOS AL AGUA QUE SOMOS

Hasta ahora hemos hablado del agua como algo que ingerimos, filtramos, remineralizamos o incluso fabricamos dentro de nuestras mitocondrias. Pero hay otra dimensión del agua que apenas hemos tocado: la forma en la que se organiza dentro de nosotros. Porque el agua no es solo una colección de moléculas flotando libremente; en nuestro cuerpo, una gran parte está estructurada de una manera especial, formando una matriz que interactúa con proteínas, membranas y orgánulos. Y aquí entra en escena el trabajo del bioingeniero Gerald Pollack, que ha dedicado décadas a estudiar esta forma particular que él llama agua de cuarta fase o agua EZ (del inglés *Exclusion Zone*).

### *El agua EZ: la cuarta fase que sostiene la vida*

Pollack descubrió que, cuando el agua está en contacto con superficies hidrofílicas —como las membranas celulares, el colágeno o muchas proteínas del cuerpo—, sus moléculas se alinean en capas ordenadas, distintas tanto del agua líquida como del hielo. Esta organización crea una «zona de exclusión» (EZ) donde prácticamente no entran solutos ni partículas.

Esta **agua estructurada** no solo está presente, **es esencial**. Entre sus funciones más relevantes:

- **Almacena y libera energía** como si fuera una batería biológica.
- **Facilita el transporte de nutrientes y desechos** a través de membranas.

- **Contribuye a la viscosidad y elasticidad de tejidos** como el cartílago y el citoplasma.
- **Participa en la señalización celular**, modulando la actividad de los receptores y las enzimas.

Un dato fascinante es que esta agua EZ se forma y se expande con la **luz infrarroja cercana (NIR)**, una parte del espectro que recibimos de la luz solar y que también emitimos nosotros mismos como calor corporal. En cambio, factores como la **exposición a la radiación electromagnética de alta frecuencia** —incluyendo el wifi— parecen disminuir su estabilidad y tamaño, según los estudios preliminares.

Esto abre un campo apasionante. No solo importa cuánta agua tienes, sino cómo está estructurada. Y esa estructura, lejos de ser fija, responde al entorno: luz, temperatura, campos electromagnéticos, contacto con superficies biológicas... Todo influye.

### Cómo se distribuye el agua EZ en el cuerpo

Dentro de ti, el agua no está simplemente «flotando» sin rumbo. Una gran parte adopta una forma especial, alineada y ordenada, que se pega a las superficies hidrofílicas como si quisiera abrazarlas: membranas celulares, fibras de colágeno, proteínas, canales iónicos... **Cada célula está envuelta y atravesada por capas de agua estructurada**, un entramado invisible que le da forma, firmeza y capacidad de comunicarse. En tejidos ricos en colágeno —tendones, ligamentos, fascia—, esta agua EZ actúa como un lubricante natural, absorbe impactos y transmite señales como si fuera un susurro líquido entre células.

### Cómo se forma y se mantiene

La magia ocurre cuando el agua se encuentra con superficies cargadas y ordenadas: sus moléculas se alinean en patrones geométricos perfectos, formando una especie de panal líquido. Esta organización crece y se fortalece cuando recibe **luz infrarroja cercana (NIR)**, que literalmente la «alimenta». No hablamos solo de calor, es energía que estructura. Tu propio cuerpo, al moverse, al tocar y ser tocado, irradia este tipo de luz y ayuda a mantener este orden interno.

## El agua EZ como base eléctrica y protectora

Pollack y otros investigadores, como Stephanie Seneff, han sugerido que esta disposición especial de las moléculas de agua no solo organiza, sino que **distribuye cargas eléctricas positivas y negativas** a lo largo de las superficies celulares. Esta separación de cargas crea un potencial eléctrico que podría ser fundamental para funciones tan delicadas como:

- El acoplamiento de proteínas y la transmisión de señales dentro de la célula.
- La compresión y deformación controlada de los glóbulos rojos, permitiéndoles atravesar capilares microscópicos sin romperse.
- La protección de las paredes de los vasos sanguíneos frente a las agresiones químicas o mecánicas, actuando como una capa aislante y amortiguadora. En este sentido, la calidad y la extensión del agua EZ podrían ser parte de la ecuación de la salud cardiovascular y microvascular.

## Acciones cotidianas que aumentan el agua EZ

- **Tomar el sol** en horas suaves, cuando la luz es rica en infrarrojo cercano.
- **Saunas y baños de calor suave,** que aportan la misma energía que la luz infrarroja.
- **Moverse:** cada contracción muscular ayuda a que el agua interactúe con las superficies que la estructuran.
- **Contacto con la naturaleza:** caminar descalzo sobre tierra o sumergirse en agua natural estimula las microcorrientes y la temperatura que favorecen esta fase.
- **Beber agua de calidad, rica en minerales,** que aporta el terreno perfecto para su organización.

## Factores que la debilitan

- **Exposición prolongada a la radiación de alta frecuencia,** como el wifi o ciertas redes móviles.
- **Agua pobre en minerales** o demasiado procesada.
- **Falta de luz natural** y pasar el día entero en interiores sin recibir infrarrojo.

### Conexiones con lo ya hablado

Esta «cuarta fase» del agua no es un capítulo aparte, está profundamente ligada a todo lo que hemos visto. El **agua metabólica** ya nace más estructurada. Los **minerales** son el ancla que sostiene su forma y la **luz infrarroja** es la chispa que la expande, igual que la flexibilidad metabólica es la chispa que produce agua dentro de ti. Comprenderla es entender que la hidratación no termina en un vaso, sino que se completa en la forma en que el agua vive y respira dentro de nosotros.

## EL AGUA COMO MEMORIA Y ANTENA VIVA

Cuando profundizamos en esto, nos encontramos con un mundo apasionante y con mucho aún por descubrir. El agua que nos compone no es solo un solvente donde flotan moléculas, sino un medio que **capta, almacena y transmite información** del entorno. Si ya hemos visto que la organización del agua EZ genera cargas eléctricas y potenciales energéticos, la siguiente pregunta es inevitable: ¿puede también registrar lo que sucede a su alrededor?

Diversos investigadores han sugerido que sí. Gerald Pollack, Jacques Benveniste y Luc Montagnier, cada uno desde ángulos distintos, observaron fenómenos que apuntan a que el agua no solo responde pasivamente a estímulos, sino que **mantiene patrones estructurales y vibracionales** asociados a ellos. Esto significa que, aunque las moléculas de agua se renueven constantemente, las **estructuras que forman** —esas redes ordenadas de puentes de hidrógeno y capas EZ— pueden persistir lo suficiente para «recordar» la interacción con una sustancia, una frecuencia o un campo electromagnético.

### *Cómo podría funcionar esta memoria líquida*

En el agua EZ, las moléculas no están colocadas al azar: siguen un patrón geométrico que se estabiliza por la distribución de cargas positivas y negativas. Esta matriz es sensible a los campos electromagnéticos y a las vibraciones mecánicas o luminosas. Ciertos estímulos podrían reorganizar la red y dejar una especie de **huella estructural** que influye en cómo el agua interactúa después con otras moléculas y con las superficies biológicas que toca.

Luc Montagnier, premio nobel por el descubrimiento del VIH, llevó esta idea más lejos. En experimentos controvertidos pero intrigantes, registró que soluciones de ADN diluidas podían emitir señales electromagnéticas detectables, y que el agua pura expuesta a esas señales reorganizaba su estructura de manera que luego permitía reconstruir la secuencia original. Más allá de la polémica, lo que importa aquí es la hipótesis: **el agua podría actuar como un medio de codificación y transmisión de información biológica**.

Si esto es cierto, el agua que nos rodea y la que bebemos no solo nos hidrata o nos nutre; también podría estar modulando la forma en que nuestras células se comunican y responden al entorno. En un agua «limpia» y bien estructurada, esta información podría favorecer procesos de reparación, coherencia y salud. En un agua saturada de contaminantes o expuesta a campos desordenados, la «memoria» que transmite podría ser más caótica, interfiriendo en la comunicación celular.

### *Qué implica para nuestra salud*

- La **calidad física y energética** del agua podría ser tan importante como su pureza química.
- El **entorno electromagnético** en el que almacenamos o consumimos agua podría afectar su estructura y, por tanto, su función en nuestro cuerpo.
- Acciones como **exponer el agua a la luz solar** o a campos naturales coherentes podrían ayudar a «resetear» y optimizar esa información antes de beberla.

En otras palabras, si somos un 99% moléculas de agua, no es descabellado pensar que **somos también un 99% información líquida**. Y cuidar de esa información es cuidar de la base misma de nuestra biología.

Algunos ejemplos visuales sobre todo esto los proporcionan los trabajos de Veda Austin y los hidroglifos.

# EL LENGUAJE OCULTO DEL AGUA: HIDROGLIFOS

Si todo esto de la «memoria del agua» parece todavía abstracto, los experimentos de la artista e investigadora Veda Austin ofrecen una forma sorprendente de «verlo». Austin fotografía cristales de agua congelada tras haber sido expuesta a palabras, imágenes, sonidos e incluso intenciones humanas. Lo que encuentra son patrones repetitivos, a los que ha llamado *hydroglyphs*: símbolos que parecen corresponderse de forma consistente con el estímulo recibido.

Por ejemplo, tras exponer el agua a la palabra *love*, aparecen formas que recuerdan a corazones; con la palabra *fish*, emergen figuras que evocan a peces. Austin ha documentado cientos de estos símbolos y afirma que aparecen de forma recurrente, incluso cuando el experimento se repite con distintas muestras y observadores.

Antes de ella, el japonés Masaru Emoto ya había popularizado la idea de que el agua podía responder a palabras y emociones, mostrando fotografías de cristales congelados que parecían cambiar según la vibración del estímulo. Aunque su trabajo fue criticado por la falta de rigor metodológico, abrió un camino simbólico y cultural: puso sobre la mesa que el agua podía ser algo más que $H_2O$.

Hoy, la comunidad científica sigue manteniendo el escepticismo y pide más replicación bajo condiciones estrictas. Pero más allá de la polémica, estos trabajos tienen un valor inspirador, ya que nos invitan a considerar que el agua podría **registrar y expresar la información que recibe** de formas que apenas empezamos a comprender.

En el contexto de lo que hemos visto con Pollack, Benveniste y Montagnier, las imágenes de Veda Austin añaden un elemento emocional y estético. Nos recuerdan que el agua no solo es un componente químico, sino también un medio vivo, sensible y posiblemente expresivo.

# DEL CONOCIMIENTO A LA ACCIÓN: FILTRAR, REMINERALIZAR... Y ESTRUCTURAR

Con todo lo que hemos visto en este capítulo, la imagen está clara: hidratarse no es solo beber agua, es **transformar su calidad para que se convierta en una aliada profunda de tu biología**.

El primer paso es **filtrarla**, liberándola de tóxicos invisibles que enturbian su función. El segundo, **remineralizarla**, devolviéndole la riqueza que la naturaleza habría aportado en un manantial vivo. Y el tercero, tantas veces olvidado, es **estructurarla**.

Hemos visto cómo la forma en la que el agua se organiza dentro de tu cuerpo influye en la electricidad celular, en la comunicación molecular y hasta en la protección de tus vasos sanguíneos. Esa organización también puedes favorecerla **antes de beberla**. ¿Cómo?

- **Solarizándola,** para que la luz, especialmente el infrarrojo cercano, alinee sus moléculas y expanda sus zonas de exclusión.
- **Usando minerales y botellas especiales,** como las tipo Flaska, que interactúan con el agua para ordenar sus patrones internos.
- **Aplicando dispositivos que generan vórtices,** como los de MEA Water, que imitan los movimientos en espiral que el agua hace en la naturaleza para cargarse y estructurarse.
- **Cuidando su entorno vibracional.** Gracias al trabajo de Veda Austin, sabemos que incluso colocar junto al agua una palabra escrita —amor, paz, salud— puede inducir patrones visuales coherentes en su estructura, como si respondiera a un lenguaje sutil.
- En definitiva, el agua que entra en ti puede ser mucho más que un líquido sin forma ni historia. Puede ser un agua **limpia, rica, ordenada y llena de buena información.** Una que no solo sacie tu sed, sino que te devuelva, sorbo a sorbo, a tu estado más coherente y vital.

# CONCLUSIÓN: VOLVER AL AGUA DE LA QUE VENIMOS

Este capítulo nos ha llevado de la mano desde lo más obvio —el agua como líquido que bebemos— hasta lo más invisible —su estructura íntima y su capacidad de almacenar información—. Hemos visto que el agua que nos compone no es un agua cualquiera: respira, se ordena, se carga de energía y se entrelaza con nuestras funciones más vitales.

Hemos entendido que:

- La cantidad importa, pero también **cuándo y cómo** la bebemos.
- No toda el agua hidrata igual. Los **minerales** son piezas maestras para que llegue a su destino y cumpla su papel.
- El **sodio** es un aliado imprescindible para distribuirla y mantener la función celular y cardiovascular.
- No solo la bebemos, también la **fabricamos** dentro de nuestras mitocondrias, y su calidad mejora si usamos grasa como combustible.
- Un exceso de **deuterio** entorpece nuestra producción de energía, pero podemos modularlo con nuestras elecciones de agua y alimentación.
- La **histamina** no siempre es el enemigo; a veces, es una señal de sed crónica que pide atención.
- Dentro de nosotros, una parte del agua adopta la forma especial del **agua EZ**, que aporta electricidad, protección y coherencia.
- Esa agua no solo sostiene funciones físicas, también **capta y transmite información** del medio, y su estructura puede reflejar lo que la rodea.
- Incluso hay evidencias visuales, como los hidroglifos de Veda Austin, que nos invitan a contemplar el agua como un medio sensible y expresivo.

Todo este conocimiento converge en una idea simple pero poderosa: **volver al agua de la que venimos**, esa agua de manantial, rica en minerales, viva, en movimiento, en contacto con la luz y cargada de la información coherente de la naturaleza. En el mundo actual, eso significa actuar: filtrarla para quitar lo que sobra, remineralizarla para devolver lo que falta, estructurarla para que su forma y su energía estén en sintonía con nuestra biología, y cuidarla, porque al cuidarla, nos cuidamos a nosotros mismos. Al final, cada sorbo puede ser un acto de supervivencia o de regeneración. La elección está en tus manos... y en tu vaso.

# 4

# NO ES CASUALIDAD QUE EL CORAZÓN ESTÉ EN EL CENTRO DEL CUERPO: AMOR Y AMISTAD

Hay algo profundamente simbólico en la forma en que el corazón ocupa su lugar en nuestro cuerpo. No está arriba, como una torre de mando que da órdenes desde la altura. Tampoco está abajo, como un motor oculto. Está en el centro. Justo en medio. Como si quisiera recordarnos, con cada latido, que la vida se sostiene desde ahí, desde un centro que no solo bombea sangre, sino que organiza ritmos, comunica información y, sobre todo, nos conecta con los demás.

Durante siglos, hemos pensado en el corazón como una bomba mecánica que envía sangre a todo el organismo. Y sí, lo es. Pero es también mucho más que eso. Es un órgano que genera campos electromagnéticos que alcanzan varios metros fuera de nuestro cuerpo, un tejido con neuronas propias capaz de «pensar» y enviar señales al cerebro, y una estructura helicoidal perfecta que transforma la energía de forma elegante y eficiente.

El cardiólogo español Francisco Torrent-Guasp, tras décadas de investigación, demostró que el corazón no es un amasijo de fibras sin orden, sino una banda muscular única que se pliega sobre sí misma formando una espiral. Esta disposición helicoidal permite que cada contracción sea a la vez potente y económica, que aproveche al máximo la energía para favorecer un flujo constante y armonioso. El corazón no empuja la sangre como un pistón que golpea; la hace fluir como un remolino que arrastra, suave y firme a la vez.

Quizá por eso, cuando nuestras emociones se alteran, no sentimos golpes secos en el pecho, sino espirales: un remolino de ansiedad, una ola de alegría, una presión que crece o se disipa. Nuestro lenguaje lo sabe: «Se me encogió el corazón», «se me abrió el corazón», «lo llevo en el corazón». El corazón es, a la vez, órgano y metáfora.

Y es también un emisor constante de información. Su campo electromagnético —cien veces más potente que el del cerebro en amplitud eléctrica y hasta cinco mil veces más en campo magnético— influye en nuestras células, en nuestro sistema nervioso e incluso en las personas que nos rodean. No es poesía romántica, es física y biología. Cuando estamos en coherencia cardiaca —un estado en el que la variabilidad del ritmo cardiaco sigue un patrón armónico—, nuestro cuerpo entero se reorganiza: respiración, presión arterial, hormonas del estrés, tono vagal. Y quienes están cerca lo perciben.

Podríamos decir que el corazón es un puente entre lo que somos por dentro y lo que compartimos hacia fuera. Si el cerebro procesa y el intestino siente, el corazón integra. Por eso, en nuestro modelo de *salud = materia + energía + información*, el corazón y lo que representa tienen un papel crucial.

**Información:** cada vez que sentimos amor, gratitud o alegría, el corazón envía señales ordenadas al cerebro, modulando la actividad de áreas que regulan las emociones, la atención y la toma de decisiones. La emoción positiva no es solo un estado mental; es un patrón de información que reorganiza nuestro sistema.

**Materia:** el tacto, los abrazos, la proximidad física no son meros gestos sociales. Son estímulos que liberan oxitocina, reducen el cortisol y activan los circuitos de seguridad en el sistema nervioso. Compartir una comida, tomar una mano, mirar a los ojos, cada uno de estos actos es materia cargada de sentido biológico.

**Energía:** la coherencia cardiaca es literalmente energía ordenada. No es casualidad que, cuando estamos con personas que nos quieren y nos hacen sentir seguros, nos sintamos «recargados». El campo electromagnético del corazón actúa como un metrónomo que sincroniza funciones internas, sintoniza con el entorno y estructura nuestra agua.

Pero el amor —y aquí hablamos de amor en su sentido más amplio, hacia una pareja, un hijo, un amigo, un animal, una causa— no es un accesorio bonito para la salud: es un nutriente esencial. Su carencia deja huellas fisiológicas tan visibles como la falta de vitamina D o la deshidratación.

Lo saben bien los investigadores que han estudiado durante más de ochenta años a un grupo de personas en el famoso **Harvard Study of Adult Development**. El factor que más predijo una vida larga y saludable no fue el colesterol, ni el ejercicio ni los ingresos, sino la calidad de las relaciones. Las personas con vínculos estrechos y de confianza vivieron más, enfermaron menos y mantuvieron mejor sus funciones cognitivas.

Lo confirman también las «zonas azules», los lugares del planeta donde se concentran más centenarios sanos. En todas ellas, la conexión social, la pertenencia a un grupo y el apoyo mutuo son mucho más constantes que la dieta o el movimiento.

Y aquí conviene ampliar el foco. No es solo que el amor sea bueno para la salud; es que estamos diseñados para vivir así. Somos un animal ultrasocial. Durante más del 99% de nuestra historia, la tribu fue nuestro hábitat; nacíamos, crecíamos, trabajábamos y moríamos acompañados. Sin ser los más fuertes ni los más veloces, sin garras ni colmillos formidables, sobrevivimos gracias a una ventaja singular: la cooperación. Muy pronto adoptamos lo que hoy llamamos *cooperative breeding* (crianza cooperativa): las crías se cuidaban entre varios y el alimento y el conocimiento se compartían. En una economía cazadora-recolectora, quien hallaba el escondite de las mejores setas o los bancos de crustáceos lo comunicaba al grupo; ese gesto nutría a la tribu y, al mismo tiempo, generaba prestigio —una moneda social que garantizaba reciprocidad cuando llegara el momento de necesidad—. Ese circuito se imprimió en nuestra biología: el cerebro reacciona con la activación de vías de dolor ante la conducta egoísta, liberamos opioides endógenos en la conexión afectiva y el aislamiento prolongado duele como un síndrome de abstinencia. Por eso el altruismo no era un sacrificio romántico, sino la estrategia más eficiente de supervivencia, mientras que la exclusión de la tribu equivalía, a menudo, a una pena de muerte.

Hoy no nos exilian físicamente, pero podemos vivir una forma de exilio invisible: la soledad. Y esa soledad, lo sabemos ahora, no es solo un sentimiento triste; es un factor de riesgo tan grave como fumar quince cigarrillos al día. Aumenta la probabilidad de enfermedad cardiovascular, debilita el sistema inmune, acelera el deterioro cognitivo y multiplica el riesgo de depresión.

La ciencia empieza a poner datos a lo que nuestro corazón y nuestra historia ya sabían: sin vínculos, nos marchitamos.

# IMPACTO ACTUAL DE LA SOLEDAD

La soledad es una herida silenciosa que, sin embargo, deja huellas profundas en nuestro cuerpo. No hablamos solo de una sensación incómoda, sino de un estado biológico capaz de afectar a todos nuestros sistemas. Diversos estudios la comparan con fumar quince cigarrillos al día, no porque busquemos una metáfora impactante, sino porque la evidencia lo respalda: el aislamiento sostenido incrementa el riesgo de enfermedad cardiovascular, acelera el deterioro cognitivo y eleva la probabilidad de depresión.

En el cerebro, la exclusión social activa las mismas áreas que procesan el dolor físico, como la corteza cingulada anterior y la ínsula. Esto explica por qué la soledad duele de verdad y por qué puede convertirse en un bucle: cuanto más duele, más tendemos a aislarnos, y cuanto más nos aislamos, más intenso es ese dolor. Nuestro organismo interpreta la desconexión como una amenaza a la supervivencia, igual que lo habría hecho en nuestros ancestros: estar fuera de la tribu era estar en peligro.

El sistema inmune no permanece indiferente. Cuando nos sentimos solos, se activa un patrón conocido como respuesta transcripcional conservada a la adversidad: aumentan las señales proinflamatorias y disminuye la capacidad de defensa antiviral. Este estado inflamatorio crónico está ligado a marcadores como la proteína C reactiva, la interleucina-6 y el fibrinógeno, todos asociados a un mayor riesgo de enfermedades crónicas. La soledad, así, no solo hiere el ánimo: altera la bioquímica, debilita las defensas y nos predispone a enfermar.

Y lo más curioso es que este impacto no se debe únicamente a grandes periodos de aislamiento. Incluso la percepción subjetiva de no pertenecer, de no ser vistos o escuchados, es suficiente para poner en marcha esta cascada biológica. Por eso, cuando hablamos de salud desde el origen, el antídoto frente a la soledad no es solo «tener más gente alrededor», sino recuperar la calidad y la intimidad de los vínculos: esos en los que podemos bajar la guardia, compartir lo bueno y lo malo, y sentir, en lo más hondo, que no estamos solos en el camino.

# LA TRIBU COMO MARCADOR DE SALUD Y LONGEVIDAD

En los últimos años, distintos equipos de investigación han intentado cuantificar algo que nuestros abuelos sabían sin necesidad de estudios: la calidad de nuestras relaciones predice, con bastante exactitud, la calidad de nuestra salud. Y no hablamos solo de «tener amigos» o «llevarse bien con la familia». Hablamos de sentirse parte de algo, de saber que, si mañana te rompes una pierna o te quedas sin trabajo, hay alguien que aparecerá en tu puerta con comida, una manta y un chiste para que no decaigas.

En 2010, un metaanálisis publicado en *PLOS Medicine*, que reunió datos de más de 300.000 personas, concluyó que quienes disfrutaban de relaciones sociales sólidas tenían un **50% menos de riesgo de morir en el periodo de estudio** que quienes vivían más aislados. Un impacto equivalente —o incluso mayor— que dejar de fumar.

Cuando vivimos en tribu —ya sea la de sangre o la elegida—, nuestro sistema nervioso se comporta de otra manera. Los niveles de cortisol descienden, el tono vagal aumenta, el sueño se profundiza y los procesos de reparación celular se optimizan. Nos sentimos seguros, y un cuerpo que se siente seguro es un cuerpo que puede dedicarse a vivir, no solo a sobrevivir.

El problema es que hoy experimentamos la paradoja de estar más conectados que nunca... y más solos que nunca. Podemos tener cientos de «amigos» en redes sociales, pero pocos con quienes sentarnos en silencio sin mirar el reloj. Podemos chatear a cualquier hora, pero no recibir un abrazo en semanas. Podemos compartir fotos de nuestra comida, pero tomarla siempre solos. Las relaciones digitales pueden ser un complemento, pero no un sustituto. Nuestro sistema nervioso necesita **cuerpos presentes**: percibir el calor de una mano, la cadencia de una respiración cercana, el matiz de una mirada. Estos estímulos activan rutas neuronales y hormonales que las pantallas no alcanzan.

### *El vínculo como regulador del estrés*

Cuando compartimos tiempo con personas que nos quieren y nos aceptan, nuestro organismo entra en un estado fisiológico opuesto al estrés crónico. Es lo que Stephen Porges llama «estado de seguridad social», un modo en el que el sistema nervioso parasimpático (responsable del descanso y la reparación) toma protagonismo, el corazón late de forma más coherente y el cuerpo se dedica a regenerar, no a defenderse.

Este estado no requiere grandes gestos. A veces basta con un paseo en buena compañía, una conversación sin interrupciones o incluso trabajar en silencio al lado de alguien con quien te sientes a gusto. La clave es la **presencia**: estar, no solo coincidir. Por eso, cuando pensamos en recuperación de la salud, no podemos dejar fuera el componente social. La soledad, la desconfianza y el conflicto constante son, literalmente, tóxicos, y el amor, la amistad y la pertenencia son tan medicinales como la mejor alimentación o el descanso más reparador.

### *Coherencia cardiaca: el lenguaje invisible del corazón*

La coherencia cardiaca es uno de los marcadores más potentes y subestimados de nuestra salud. Cuando hablamos de coherencia, no nos referimos a la regularidad de los latidos, sino a la armonía entre el corazón, el cerebro y el resto del cuerpo. En este estado, el ritmo cardiaco forma un patrón suave y ordenado que sincroniza nuestras funciones fisiológicas y favorece la calma, la claridad mental y la resiliencia emocional.

El corazón no es solo un ejecutor de órdenes que proceden del cerebro. De hecho, la comunicación fluye mayoritariamente en la dirección contraria: existen nueve veces más vías aferentes —señales que van del corazón al cerebro— que eferentes, es decir, del cerebro al corazón. Esto significa que el corazón tiene una influencia directa sobre cómo interpretamos el mundo, cómo sentimos y hasta cómo pensamos. El latido es, en cierto modo, una conversación continua con nuestro sistema nervioso central, que moldea la actividad de regiones cerebrales relacionadas con la percepción, la toma de decisiones y la regulación emocional.

Cuando entramos en coherencia cardiaca —por ejemplo, respirando de forma lenta y profunda mientras enfocamos nuestra atención en el corazón y evocamos una emoción positiva como la gratitud o el aprecio—, el patrón de variabilidad de la frecuencia cardiaca (VFC) adquiere una forma de onda regular, como una marea que sube y baja con suavidad. Según McCraty y sus colegas del HeartMath Institute, este patrón no solo optimiza la función cardiovascular y hormonal, sino que también reduce la inflamación, mejora la inmunidad y facilita el acceso a estados mentales más creativos y centrados.

Lo fascinante es que esta coherencia no se queda en nosotros. El corazón genera el campo electromagnético más fuerte del cuerpo —hasta cinco mil veces más intenso que el del cerebro—, que se puede medir a varios metros de distancia. Estudios de laboratorio han mostrado que este campo puede influir en las ondas cerebrales y en el estado emocional de las personas cercanas, especialmente cuando existe una conexión afectiva. Es decir, nuestra coherencia interna puede literalmente contagiar calma y equilibrio a quienes nos rodean.

Cultivar la coherencia cardiaca no requiere horas de meditación ni herramientas complejas; basta con momentos de respiración consciente, enfocar la atención en el corazón y generar de forma intencional emociones positivas. Unas pocas prácticas al día pueden cambiar la manera en la que interpretamos lo que nos ocurre, reducir la reactividad ante el estrés y aumentar la capacidad de recuperación después de las dificultades. Es, en definitiva, una forma de tomar el timón de nuestra fisiología y, al mismo tiempo, de cuidar el clima emocional de nuestro entorno.

Cuando entendemos que el corazón no solo regula nuestro cuerpo, sino que también influye en los demás, la idea de tribu adquiere una nueva dimensión. La coherencia cardiaca es, en cierto modo, un lenguaje invisible que compartimos sin palabras. En un grupo, la suma de corazones en coherencia crea un clima de calma, confianza y apertura que todos perciben, incluso sin saber explicarlo.

Esto significa que nuestra presencia, si es serena y centrada, puede convertirse en un refugio para los demás. Y lo contrario también es cierto: la incoherencia, el estrés y la agitación se transmiten y contagian. Por eso, cuidar nuestro estado interno no es solo un acto de autocuidado, sino también un acto de cuidado colectivo. Estar en coherencia es como afinar un instrumento: nuestra melodía resuena en quienes están cerca y les invita, sin forzar, a afinarse también.

En las comunidades ancestrales, esta sincronía no era algo excepcional; ocurría de forma natural en los rituales, las danzas, el canto grupal, las comidas compartidas. Hoy, podemos recrear esos espacios conscientemente: una reunión donde se escucha sin interrumpir, un paseo en grupo, un abrazo prolongado o incluso practicar juntos respiraciones que inviten a la coherencia. La ciencia nos muestra lo que nuestros ancestros ya sabían sin medirlo, que la salud de uno influye en la salud de todos y que un corazón en calma es un regalo para toda la tribu.

## ALGUNAS MICROPRÁCTICAS SENCILLAS PARA EMPEZAR HOY MISMO

Saber que nuestro estado interno influye en los demás nos da una responsabilidad y, a la vez, una oportunidad preciosa: podemos elegir cultivar la conexión, tanto desde el corazón como desde la acción. No se trata de grandes gestos ni de agendas llenas de compromisos sociales, sino de pequeños actos diarios que sostienen y nutren los vínculos.

- Un abrazo consciente al día. No uno rápido y distraído, sino de al menos veinte segundos, respirando juntos y sintiendo el contacto. El cuerpo necesita ese tiempo para liberar oxitocina y bajar el cortisol.
- Conversaciones sin pantallas. Dedicar al menos un momento del día a escuchar y hablar sin dispositivos cerca. La mirada directa y la atención plena son vitaminas para la relación.
- Compartir actividad en tribu. Un grupo con el que se comparta algo semanalmente —hacer deporte, cocinar, leer—. La regularidad crea un tejido invisible de confianza.
- Expresar gratitud. Decirle a alguien, cada día, algo que aprecias de él o ella. La gratitud verbalizada fortalece la relación y también mejora tu propio estado emocional.
- Respirar juntos en coherencia. Durante tres minutos, tres veces al día, respirar a un ritmo de cinco segundos inhalando y cinco exhalando, mientras imaginamos que el aire entra y sale por el corazón. Hacerlo acompañado multiplica el efecto.

No es necesario realizar todas estas prácticas a la vez. Basta con elegir una o dos y sostenerlas en el tiempo. Poco a poco, notarás cómo cambian tus interacciones, tu energía y, de forma sutil pero real, tu salud. Porque cada mirada, cada abrazo y cada palabra que nace de la coherencia es una semilla que siembra bienestar en ti y en quienes te rodean.

## NEUROFISIOLOGÍA DEL AMOR Y LA AMISTAD

A veces, cuando hablamos de amor o amistad, pueden sonar a conceptos ingenuos o propios de un idealismo «hippy», pero la realidad es que son experiencias con un profundo sustento biológico: se traducen en procesos medibles que se escriben en nuestra química y en nuestra fisiología. Cada vez que nos sentimos en conexión, el cuerpo activa una orquesta de sustancias que, en armonía, trabajan para ayudarnos a vivir más y mejor.

La oxitocina, conocida como la «hormona del vínculo», aumenta cuando compartimos contacto físico, miradas de complicidad o gestos de cuidado. Esta molécula no solo promueve la confianza y reduce la ansiedad, sino que también participa en la reparación de los tejidos, mejora la función digestiva y modula la inflamación.

La dopamina, asociada al sistema de recompensa, refuerza la motivación para buscar y mantener esos momentos de conexión. Cuando reímos con alguien o compartimos un logro, el cerebro libera dopamina, que nos da placer y nos impulsa a repetir la experiencia, cerrando así un ciclo virtuoso de relación.

Las endorfinas, nuestros analgésicos naturales, se disparan con el ejercicio, la risa, el canto grupal e incluso un abrazo prolongado. No solo generan bienestar y alivian el dolor, sino que también amortiguan la respuesta al estrés, ayudando a que el cuerpo vuelva a su equilibrio.

La serotonina, por su parte, estabiliza el estado de ánimo y está íntimamente ligada a la salud intestinal. La conexión social —sobre todo cuando incluye contacto físico y emociones positivas— favorece su liberación, lo que ayuda a mantener un ánimo estable y una mejor función digestiva.

Las emociones positivas que acompañan a estas sustancias no son un adorno, sino que reducen la inflamación sistémica, fortalecen el sistema inmune y estimulan la neuroplasticidad, es decir, la capacidad del cerebro para adaptarse y aprender. Un simple abrazo de veinte segundos puede reducir la presión arterial y mejorar la variabilidad cardiaca. Reír con amigos tiene un efecto medible sobre las defensas, a menudo más potente que un suplemento caro. Incluso el hecho de cocinar en grupo y compartir la comida regula hormonas como la grelina y la leptina, responsables de la sensación de hambre y saciedad, ayudando a que el cuerpo coma lo que necesita y no lo que dicta la ansiedad.

En definitiva, amar y ser amado no es solo bueno para el alma, es una intervención fisiológica de primer orden. Y lo mejor es que no requiere receta médica, sino presencia, intención y la voluntad de abrirse al otro.

## IMPACTO DE PEQUEÑAS PRÁCTICAS DE CONEXIÓN

A lo largo de estos años hemos visto algo que se repite una y otra vez: muchos problemas de salud tienen raíces más profundas de lo que muestran las analíticas. Detrás de ciertos casos de sobrepeso persistente, hemos encontrado heridas de pertenencia, historias de sentirse excluidos o no vistos. Hemos visto cómo, para algunas personas, sentirse verdaderamente escuchadas ha sido más terapéutico que cualquier suplemento. Hemos presenciado cambios sorprendentes en marcadores de inflamación no tras un nuevo tratamiento, sino después de que alguien encontrara un propósito, como hacerse voluntario en un huerto comunitario y sentir que su presencia marcaba una diferencia. Estos no son milagros, son recordatorios de que nuestro cuerpo florece cuando se siente seguro, valioso y conectado.

## LUZ, AGUA Y AMOR: LA TRÍADA INICIAL DE RECUPERACIÓN

En este viaje hacia recuperar la salud, ha llegado el momento de detenerse y tomar perspectiva. Antes de avanzar hacia la alimentación o la actividad física, queremos invitarte a mirar tres fundamentos sencillos que, juntos, tienen la capacidad de reordenarlo todo. Son la base sobre la que descansa todo lo demás, y para nosotros son el mejor lugar para empezar: **luz, agua y amor**.

No se trata de una fórmula mágica ni de un reto de siete días. Es una propuesta para que, a tu ritmo y desde la calma, empieces a crear un entorno interno y externo en el que tu cuerpo pueda hacer lo que mejor sabe:

cuidarte, repararte y devolverte la energía. Estos tres elementos son tan básicos que a menudo los damos por sentados... hasta que nos faltan.

### *Luz*

La luz natural es mucho más que claridad para ver. Es el despertador de nuestras hormonas, el metrónomo que marca el ritmo de nuestras células y la señal que ajusta nuestros relojes internos. Recibir luz solar por la mañana —aunque solo sean unos minutos— ayuda a regular el cortisol, mejora el estado de ánimo y prepara el cuerpo para dormir mejor por la noche. La oscuridad, por su parte, es igual de importante: sin ella, la melatonina no se libera correctamente y todo nuestro sistema pierde sincronía.

### *Agua*

El agua es el medio donde todo sucede: transporta nutrientes, elimina desechos, lubrica tejidos, facilita la comunicación celular. Como demostró Gerald Pollack, el agua estructurada incluso puede almacenar energía, funcionando como una batería biológica. La calidad y la cantidad importan, pero también el momento y la forma en que la bebemos: hacerlo de manera consciente, a sorbos y repartida durante el día favorece que las células reciban lo que necesitan.

### *Amor*

El amor, en su sentido más amplio —afecto, amistad, pertenencia—, es el pegamento invisible que da sentido y seguridad a la vida. Es energía organizada, información coherente y materia viva. Reduce el estrés crónico, mejora la inmunidad, aumenta la resiliencia y, según décadas de estudios, influye más en la longevidad que muchos factores biomédicos tradicionales. Amar y sentirse amado es la señal más poderosa que nuestro cuerpo puede recibir para saber que vale la pena invertir energía en reparar y mantener la vida.

Empezar por luz, agua y amor no es un gesto menor, es preparar el terreno para que cualquier otra intervención —nutrición, movimiento, descanso— florezca. Sin ellos, todo cojea; con ellos, la salud tiene un lugar donde echar raíces.

# UN PEQUEÑO COROLARIO

El corazón ocupa un lugar simbólico y funcional que va más allá de lo fisiológico. Nos recuerda que la vida no se sostiene solo con oxígeno y nutrientes, sino con vínculos y sentido. Y que cuidar la salud no empieza por complicar las cosas, sino por volver a lo esencial: recibir la luz que ordena nuestros ritmos, beber el agua que nutre cada célula y cultivar el amor que da sentido a todo lo demás.

En un mundo que nos distrae con soluciones rápidas y promesas espectaculares, elegir este camino es un acto de calma y de confianza. No hay que hacerlo todo de golpe ni perseguir la perfección. Basta con empezar: salir a la luz del amanecer, beber un vaso de agua limpia, dar un abrazo que dure un poco más de lo habitual. Son gestos pequeños que, repetidos, construyen un paisaje interno en el que el cuerpo puede respirar y, por fin, empezar a repararse.

Este no es un destino al que se llega, sino un viaje que se recorre cada día. Y cada paso que das hacia la luz, el agua y el amor es un paso hacia tu origen, hacia ese lugar donde tu cuerpo sabe qué hacer y tu corazón recuerda por qué. Volver al centro es volver a ti.

# 5

# ALIMENTACIÓN, MOVIMIENTO Y AYUNO: LA TRÍADA INSEPARABLE

## POR QUÉ MIRAR ATRÁS PARA ENTENDERNOS HOY

Si hoy pudieras observar tu cuerpo tal y como lo haría un arqueólogo, verías que está hecho de piedra antigua, no de plástico moderno. Tus huesos, tu sistema inmune, tu metabolismo, tu manera de almacenar grasa y hasta tus antojos más profundos llevan la huella de un pasado que se extiende durante millones de años. Un pasado en el que no existían supermercados, relojes, gimnasios ni microondas, pero sí un orden invisible que nos mantenía vivos: la luz marcaba el comienzo del día, el movimiento abría el apetito y la comida llegaba después, como recompensa y combustible.

La medicina evolutiva nos enseña que comprender ese pasado no es un ejercicio de nostalgia, sino un acto de sentido común. Como explicaron Loren Cordain y S. Boyd Eaton en su teoría de la discordancia evolutiva, nuestro genoma —el plano maestro de nuestro cuerpo— está moldeado por el ambiente en el que hemos pasado la mayor parte de nuestra historia. Y aunque hemos cambiado de forma vertiginosa nuestras costumbres en apenas unas pocas generaciones, nuestra biología sigue esperando el mismo entorno que la esculpió: un mundo natural de alimentos reales, actividad física diaria, contacto con la luz solar y descansos sincronizados con el ritmo del planeta.

La evidencia es contundente. Las llamadas «enfermedades de la civilización» —obesidad, diabetes tipo 2, aterosclerosis, hipertensión, ciertos cánceres, enfermedades autoinmunes— son prácticamente inexistentes en poblaciones cazadoras-recolectoras que aún viven según el patrón ancestral. No porque sean «genéticamente superiores», sino porque su estilo de vida sigue encajando con el molde para el que estamos diseñados. En cambio, en las ciudades modernas, hemos colocado nuestro cuerpo paleolítico en un entorno neolitizado e industrializado, con comida disponible las veinticuatro horas, luz artificial que borra la noche y sillas que nos esperan más que el aire libre. El resultado es un choque silencioso: la biología y el ambiente ya no hablan el mismo idioma.

Entender este desfase es la base sobre la que se construirá todo lo que se desarrolla en este capítulo. Porque no se trata solo de comer «mejor» o «moverse más», sino de alinear nuestras decisiones con aquello que nuestra fisiología reconoce como hogar. La pregunta que guía esta exploración es simple y poderosa: **¿qué espera tu cuerpo de ti?**

## BREVE VIAJE EN EL TIEMPO

Para entender qué espera tu cuerpo de ti, tenemos que viajar mucho más atrás..., tanto que debemos remontarnos a una época en la que ni siquiera existía el concepto de ciudad, granja o propiedad. Hace unos cuatro millones de años, nuestros ancestros del género *Australopithecus* ya caminaban erguidos, lo que marcó una primera gran división con el resto de los primates. Esa postura bípeda les liberó las manos para transportar alimentos y fabricar herramientas rudimentarias, pero su dieta, dentición y aparato digestivo seguían siendo más parecidos a los de otros primates, adaptados a grandes cantidades de fibra y vegetales silvestres. Este cambio postural fue la primera pieza de un engranaje evolutivo que nos separaría poco a poco del resto de nuestros parientes y abriría la puerta a nuevas estrategias de supervivencia.

Con la aparición del género *Homo* hace unos dos millones de años, se produjo un cambio radical, ya que empezamos a incorporar más alimentos de alta densidad energética, como la carne y la médula, gracias a la caza y al aprovechamiento de carroña.

Hace unos 160.000 años surgió el *Homo sapiens*, y durante el 99 % de nuestra historia vivimos como cazadores-recolectores. Esto implicaba beber agua de ríos y manantiales, comer lo que ofrecía la estación, movernos largas distancias a diario, dormir y despertar según la luz solar y las condiciones ambientales. Era un estilo de vida en el que la alimentación, el movimiento y la sincronización con el entorno eran inseparables.

Este patrón ancestral se mantuvo durante decenas de miles de generaciones, creando un molde biológico profundamente coherente con ese ambiente. Y fue solo mucho después cuando llegaron las dos grandes transiciones humanas —la agricultura, hace apenas 10.000 años, y la Revolución industrial, hace solo unos doscientos años—, que interrumpieron de forma brusca esa armonía. Estos cambios no se produjeron con la lentitud necesaria para que nuestra biología pudiera adaptarse por completo; la selección natural necesita miles de generaciones o una presión selectiva suficiente, y aquí todo ocurrió en un abrir y cerrar de ojos evolutivo. En otras palabras, llevamos un cuerpo diseñado para caminar kilómetros antes de desayunar, comer pescado rico en DHA o carne de caza, pasar noches oscuras y días al sol..., pero lo hemos colocado en oficinas con luz artificial, lo hemos alimentado con comida procesada y lo hemos acomodado en sillas que nos retienen.

Este es el primer gran mensaje de la medicina evolutiva: no vivimos en el entorno al que nuestra biología se adaptó. Y cuanto más entendamos ese entorno original, más claro será por qué la tríada alimentación-movimiento-ventanas de ingesta no es un invento moderno, sino el latido más antiguo que llevamos dentro.

## *De* Australopithecus *a* Homo sapiens*: la adaptación al alimento*

La historia de cómo comemos hoy empezó mucho antes de que existiera la palabra «comida». Si pudiéramos retroceder unos dos millones y medio de años y observar a nuestros ancestros más lejanos, veríamos a un australopiteco que caminaba erguido por la sabana africana, moviéndose entre árboles dispersos y zonas abiertas. Su postura bípeda era un cambio radical. Le permitía ver más lejos para detectar depredadores o localizar frutos y raíces, y le liberaba las manos para transportar lo que encontraba. Sin embargo, su dieta seguía siendo, en esencia, la de un primate: rica en vegetales fibrosos, hojas, frutas y semillas, con algún insecto ocasional. El cuerpo de aquel homínido estaba optimizado para fermentar grandes cantidades de fibra en un colon desarrollado, como hacen los chimpancés hoy en día.

El punto de inflexión llegó con el género *Homo*. Hace unos dos millones de años, una nueva estrategia de supervivencia empezó a transformar nuestra biología: el consumo habitual de carne y médula ósea. Esto no ocurrió de la noche a la mañana. Primero, fuimos carroñeros oportunistas, capaces de romper huesos con herramientas de piedra para extraer el tuétano, una grasa densa y rica en energía. Más tarde, desarrollamos habilidades de caza cooperativa que nos convirtieron en depredadores eficaces. Con estos alimentos llegaron cambios profundos. Ya no dependíamos exclusivamente de vegetales fibrosos y el aparato digestivo comenzó a reducir la necesidad de un colon voluminoso para fermentar celulosa.

Al acceder de forma regular a alimentos más fáciles de digerir y densos en nutrientes —proteínas de alta calidad y grasas ricas en energía—, el aparato digestivo empezó a optimizarse. Nuestro intestino delgado se alargó para mejorar la absorción, mientras que el colon se acortó al reducirse la necesidad de fermentar grandes volúmenes de fibra. Al mismo tiempo, el estómago adquirió un pH más ácido, similar al de los carnívoros, capaz de neutralizar patógenos y descomponer proteínas animales con gran eficiencia. A este intercambio energético —reducir el gasto de un órgano costoso como el intestino para invertirlo en otro igualmente exigente, el cerebro— es a lo que hoy llamamos hipótesis del tejido caro.

Otro cambio decisivo fue el control del fuego. Cocinar no solo hacía más seguros la carne y los tubérculos, sino que aumentaba su biodisponibilidad: menos tiempo y energía invertidos en masticar y digerir, más calorías aprovechadas y más nutrientes absorbidos. Incluso nuestra boca cambió: mandíbulas más ligeras, dientes más pequeños y una musculatura facial menos robusta, liberando espacio y estructura para un cráneo más grande y un cerebro en expansión.

Con esta nueva dieta, llegaron también nutrientes que serían fundamentales para el desarrollo de nuestra especie. Investigadores como Michael A. Crawford han subrayado el papel del **DHA** —un ácido graso omega-3 esencial para el crecimiento cerebral— y del **yodo** —presente en mariscos y pescados— en la expansión de nuestras capacidades cognitivas. Estos y otros micronutrientes, como el hierro y el zinc, no eran simples «extras» en el menú, sino que se convirtieron en parte del tejido mismo de nuestra biología, y aún hoy nuestro cuerpo los espera como lo hacía hace cientos de miles de años.

Todo este proceso no fue lineal ni uniforme, pero su dirección era clara: un aparato digestivo optimizado para alimentos densos y variados, una boca adaptada a menor masticación intensiva y un cerebro cada vez más hambriento de energía y nutrientes específicos. Así, cuando hace unos 160.000 años apareció el *Homo sapiens*, ya éramos una especie moldeada por una dieta que combinaba la proteína animal, las grasas de alta calidad, los vegetales silvestres, las frutas, las raíces y las nueces con una flexibilidad metabólica tal que nos permitía sobrevivir a entornos muy distintos y a los cambios en la disponibilidad de los alimentos propios de las estaciones.

Y, lo más importante, todo esto ocurría en un modo de vida en el que la obtención de comida implicaba movimiento constante, exposición a la luz natural, sincronía con los ritmos del entorno y periodos inevitables de ayuno entre una captura o recolección y la siguiente. La forma en que comíamos estaba inseparablemente ligada a la forma en que vivíamos.



### *Qué comíamos y cómo nos adaptamos*

Si algo dejan claro el registro antropológico y las observaciones etnográficas modernas es que no existe una única «dieta ancestral» en términos de proporción de macronutrientes. Las sociedades cazadoras-recolectoras actuales, como los **inuits** del Ártico, los **hadzas** de Tanzania o los habitantes de **Kitava** en Papúa Nueva Guinea, muestran patrones alimentarios muy distintos entre sí. Los inuits dependen casi por completo de la carne y la grasa animales; los kitavanos consumen abundantes tubérculos, frutas y pescado, y los hadzas combinan la caza menor con la miel, los frutos silvestres y las raíces.

Sin embargo, bajo esa diversidad superficial, comparten rasgos esenciales que explican por qué carecen —o carecían, hasta la llegada de la alimentación industrial— de las enfermedades crónicas que asolan al mundo moderno:

- **Alimentos reales:** sin procesar, sin azúcares añadidos, sin grasas hidrogenadas.
- **Alta densidad nutricional:** cada bocado aporta vitaminas, minerales, grasas y proteínas que el cuerpo reconoce y utiliza.

- **Equilibrio en ácidos grasos:** una proporción natural entre omega-3 y omega-6, muy distinta al exceso inflamatorio que caracteriza a la dieta industrial.
- **Carga glucémica moderada:** incluso las dietas altas en carbohidratos provenían de alimentos fibrosos y de absorción lenta.
- **Variedad estacional:** lo que se comía dependía del momento del año y del lugar, lo que favorecía la flexibilidad metabólica.

Este patrón no era fruto de un diseño consciente, sino de la adaptación a un entorno cambiante. Nuestros antepasados no contaban calorías ni calculaban macros; comían lo que podían recolectar, pescar o cazar, y ese alimento era la suma de la biodiversidad de su ecosistema. Esta exposición continua a una amplia gama de nutrientes y a ciclos de escasez y abundancia afinó nuestros mecanismos de hambre, saciedad y metabolismo. Durante ese tiempo, el hambre y la saciedad eran señales fiables, que indicaban con precisión cuándo y cuánto comer. Podíamos confiar en nuestro cuerpo, porque estas sensaciones se activaban solo cuando realmente necesitábamos energía o nutrientes.

Hoy, en cambio, la industria alimentaria ha aprendido a fabricar productos de alta palatabilidad que crean confusión en esos sistemas. Hemos perdido la señal más precisa para entender si necesitamos comer: el hambre real. En su lugar, aparece el hambre hedónica, provocada por sabores, texturas y combinaciones diseñados para estimular de forma artificial nuestros centros de recompensa. Así, nos encontramos diciendo frases como «Vamos a distribuir la carga calórica a lo largo del día para comer sin hambre» o «¿Qué puedo hacer para no tener hambre?», cuando en realidad esa sensación —en su forma natural— es el lenguaje más honesto de nuestro cuerpo para pedir alimento.

**Recuperar un entorno de comida real no solo nutre, sino que devuelve la capacidad de sentir hambre genuina y saciedad auténtica, las dos brújulas internas que nos guiaron durante millones de años.**

Lo crucial aquí es comprender que nuestro organismo se formó en un marco de **variabilidad** y **coherencia ecológicas**: la variabilidad de los recursos disponibles y la coherencia entre lo que estaba en el plato y lo que el entorno podía ofrecer. Y aunque hoy podamos comer mango en diciembre y salmón en el desierto, nuestro cuerpo sigue esperando, en lo profundo, el lenguaje de esa biodiversidad.

### *Cómo nos movíamos y cuándo comíamos*

Durante millones de años, moverse para conseguir alimento no fue una elección: era la única opción. La supervivencia dependía de que el hambre impulsara la acción. La evolución transformó lo inevitable en una necesidad, enlazando para siempre las funciones biológicas de desplazarnos, cazar o recolectar, comer y almacenar energía para el siguiente reto. Este patrón, repetido sin interrupción durante generaciones, moldeó un ciclo vital que podemos describir como **hambre, actividad, fiesta y descanso**.

Las pruebas de esta vinculación son numerosas y fascinantes. Cuando el estómago avisaba, el cuerpo entero respondía. Hormonas como la **orexina** —conocida por generar hambre— no solo despertaban el apetito, sino que encendían la motivación, agudizaban los sentidos y preparaban los músculos. Literalmente, el hambre agudizaba el ingenio. A nivel cerebral ocurría algo similar: si la mente interpretaba que valía la pena moverse para conseguir sustento, activaba circuitos que facilitaban el movimiento. Es un patrón que aún conservan muchos mamíferos; cualquier persona con mascota lo ha visto. Poco antes de su hora de comer, se mueven, juegan o se muestran inquietos. Es lo que se conoce como **actividad anticipatoria a la comida**.

En ese contexto, la actividad física no solo gastaba energía, afinaba el metabolismo para recibirla. El investigador Bente Klarlund Pedersen lo explica con el concepto de **yin-yang metabólico**. Durante el ejercicio, el músculo libera mioquinas antiinflamatorias que contrarrestan las señales proinflamatorias del tejido adiposo. Este diálogo constante mantiene un equilibrio hormonal y reduce la inflamación.

Así, cada jornada seguía un compás natural: el hambre impulsaba la búsqueda; la búsqueda implicaba movimiento; el movimiento culminaba en la obtención de alimento; el alimento reponía lo perdido, y la saciedad daba paso al descanso. Comer y moverse no eran actividades separadas, sino capítulos de una misma historia, inscrita en lo más profundo de nuestra biología, que todavía hoy late bajo la superficie de nuestra vida moderna.

## EL EFECTO CIRCADIANO TOTAL

Como ya has aprendido, durante millones de años, el amanecer fue nuestra primera señal del día. La luz natural que entra por los ojos al despertar no solo activa la vigilia, sino que pone en hora todos los relojes internos, sincronizando los órganos y los tejidos para que funcionen como un sistema único. Esa misma luz indica al metabolismo que es momento de estar activo, de moverse, de prepararse para recibir alimento más adelante. En ese guion, la primera comida no llegaba antes de que la luz hubiera hecho su trabajo.

Podríamos incluso decir que la luz matinal es literalmente la primera comida del día: una nutrición fotónica que regula hormonas clave como el cortisol, la leptina y la insulina. Al recibirla, nuestro cuerpo ajusta su sensibilidad a la glucosa, calibra el apetito y decide cómo gestionar la energía en las horas siguientes. Sin esa señal, la maquinaria hormonal trabaja a ciegas, como si intentara orientarse sin brújula en un bosque.

En la vida ancestral, la luz no venía sola. Estaba acompañada de movimiento temprano y de un ayuno natural que se rompía más tarde, tras el éxito de la primera caza o recolección. Tres señales se entrelazaban así cada mañana: luz, movimiento y ayuno. Y estas no solo hablaban entre sí, sino que transmitían al metabolismo un mensaje claro y coherente: «Es de día, activa tu cuerpo, gasta energía, luego come y más tarde descansa».

Cuando comemos, nos movemos y descansamos en sincronía con la luz solar, seguimos un patrón que nuestra biología reconoce. Las comidas se concentran en un intervalo de ocho a doce horas dentro del ciclo diurno. Hoy lo llamamos ayuno intermitente o *time-restricted feeding*, pero no es una moda; es el patrón que nuestros ancestros siguieron sin proponérselo, porque la noche ofrecía solo oscuridad y descanso. Así, cada noche, el cuerpo disfrutaba de un periodo prolongado de ayuno que reparaba los tejidos, limpiaba los desechos celulares y reseteaba el metabolismo.

Este espacio de tiempo sin ingestas, que incorporarás de forma natural cuando recuperes este patrón, es quizá una de las intervenciones vinculadas a la alimentación con mayor consenso científico sobre sus beneficios. No se trata de pasar hambre, sino de darle a tu cuerpo tiempo para hacer algo que solo puede hacer cuando no está digiriendo: reparar, regenerar, limpiar. Entre los beneficios estudiados hasta el momento, encontramos:

- **Aumento de la hormona de crecimiento,** clave para la regeneración de tejidos, la función inmunitaria, la salud muscular y articular.
- **Mejora de la sensibilidad a la insulina,** que permite gestionar la glucosa con menos insulina y evitando picos y bajadas bruscas de azúcar en sangre.
- **Estimulación de la autofagia,** que contribuye a la eliminación de células dañadas o precancerosas y a la regeneración de células sanas, con potencial preventivo frente a enfermedades neurodegenerativas y metabólicas.
- **Cambio en la fuente de energía** hacia el uso de grasa como combustible, que reduce la dependencia de la glucosa y ayuda a disminuir células precancerosas que dependen de ella.
- **Optimización de la composición corporal,** que ayuda a reducir grasa y a preservar masa muscular.
- **Mayor eficiencia en el uso de grasas** para obtener energía, que evita la degradación de músculo en momentos de alta demanda.
- **Reducción de inflamaciones digestivas y del estrés oxidativo,** al dar más tiempo de descanso y regeneración al aparato digestivo.
- **Posible protección frente al alzhéimer,** como indican estudios en modelos animales y ensayos en curso en humanos.
- **Estimulación de SIRT3,** proteína vinculada a la longevidad, junto con la disminución del estrés oxidativo para prevenir el envejecimiento prematuro.

Romper esta coreografía tiene un coste alto. Comer de noche, movernos poco o recibir luz artificial en horarios incoherentes desincroniza nuestros ritmos internos. Los estudios más recientes muestran que esta ruptura aumenta el riesgo de síndrome metabólico, obesidad, inflamación crónica y alteraciones del sueño. Es como si la coreografía siguiera en marcha, pero cada bailarín la ejecutara a su propio compás: el sistema digestivo procesa comida cuando el hígado ya se «ha ido a dormir», el páncreas libera insulina en una noche que debería ser de descanso, el cerebro confunde el día y la noche. En cambio, cuando volvemos a la coherencia circadiana, todo encaja. La luz de la mañana es como el telón que se abre; el movimiento, la afinación de los cuerpos; la primera comida, el clímax de la escena. Y el cierre del día, con la llegada de la oscuridad, es el aplauso final antes del silencio.

Pero la coreografía del día no acaba con la puesta de sol. Así como cada jornada tiene su amanecer y su noche, **cada año tiene sus estaciones**, y nuestro metabolismo también aprendió a danzar con ellas. Los ciclos de luz y oscuridad diurna son solo una parte del gran reloj biológico que nos sostiene, **el reloj estacional**, que marca qué comemos, cómo usamos la energía y qué tejidos reparamos. Comprender esta dimensión es volver a mirar la nutrición no solo como un acto de alimentarse, sino como una forma de **sincronizarnos con la Tierra**.

## LA ESTACIONALIDAD COMO MAESTRO METABÓLICO

Durante millones de años, nuestros antepasados no tuvieron tres comidas al día ni la posibilidad de repetir menú. Su metabolismo aprendió a ser un equilibrista: capaz de obtener energía tanto de los carbohidratos que ofrecía la estación como de las grasas acumuladas en tiempos de escasez. A eso lo llamamos flexibilidad metabólica, la capacidad de cambiar de combustible sin colapsar. Además de los propios imprevistos de una vida sin el sustento asegurado ni una nevera en la que conservar los excedentes, la propia estacionalidad nos entrenaba para ser flexibles. En verano, la naturaleza ofrecía abundancia: frutas, miel, raíces tiernas. La luz ultravioleta del sol y los días largos hacían que el cuerpo estuviera más preparado para usar los azúcares como fuente de energía limpia. Las células se volvían más sensibles a la insulina y los carbohidratos se transformaban con eficacia en movimiento, calor y vida. En invierno, en cambio, el paisaje y la fisiología se volvían más austeros. Las horas de luz disminuían, la temperatura bajaba y la naturaleza ofrecía grasas, tubérculos y semillas: alimentos densos, ricos en minerales y en energía lenta. El metabolismo se adaptaba de forma natural a oxidar grasa como combustible principal. Era un ciclo sabio, un vaivén que mantenía activas las mitocondrias y evitaba el estancamiento.

Hoy, al comer todo el año lo mismo —frutas tropicales en enero, pan cada tres horas, *snacks* a medianoche—, rompemos esa danza. Nuestra biología, que espera mensajes cambiantes del entorno, recibe una señal plana, monótona y contradictoria. La consecuencia es la pérdida de flexibilidad metabólica: el cuerpo se vuelve dependiente de un solo combustible, la glucosa, y olvida cómo acceder a las reservas de grasa. Esa rigidez metabólica se traduce en cansancio, niebla mental, dificultad para ayunar o para sostener el ejercicio sin ingerir comida. Al depender casi exclusivamente de la glucosa como fuente energética, las células y el cerebro experimentan picos rápidos de energía seguidos de caídas bruscas. Este vaivén provoca sensación de fatiga, confusión mental y una constante necesidad de comer. Además, el exceso de glucosa mantenido genera inflamación sistémica y estrés oxidativo mitocondrial, reduciendo la eficiencia de producción de energía y contribuyendo a esa sensación de agotamiento físico y mental. Recuperar la flexibilidad metabólica no es un reto de fuerza de voluntad, es una reconciliación con los ciclos naturales. Y la naturaleza nos lo pone fácil.

### *Comer con las estaciones*

Los alimentos que la tierra produce en cada estación son literalmente una conversación entre la Tierra y el Sol. La luz, la temperatura y el magnetismo que tú recibes son los mismos que perciben las plantas, los animales y los microorganismos que los nutren. Por eso, cuando comes de temporada y de proximidad, introduces en tu cuerpo una información coherente con el entorno. No solo nutrientes, sino señales: fotones, electrones y patrones que tu biología reconoce como familiares. Y esto ¿en qué se traduce? Pues en que, como te comentamos en el párrafo anterior, en verano, los días largos y la radiación UV te permiten manejar mejor los azúcares, porque la exposición solar aumenta la síntesis de vitamina D, mejora la sensibilidad a la insulina y regula la leptina y la melatonina, facilitando un metabolismo más eficiente de los carbohidratos. La fruta dulce, el color y la hidratación son perfectos compañeros del movimiento y del calor. En invierno, en cambio, la menor exposición solar favorece una fisiología más «cetogénica»: los tubérculos, las grasas y las raíces profundas alimentan una combustión lenta, estable, que preserva el calor interno.

La ciencia empieza a confirmar lo que el sentido común ancestral ya sabía. Estudios de la Universitat Rovira i Virgili han demostrado que comer frutas fuera de su temporada altera los relojes moleculares del tejido adiposo, favoreciendo el almacenamiento de grasa. Otros trabajos muestran cómo los polifenoles de las frutas regulan las hormonas del hambre y la saciedad, según la estación. Cada estación, en realidad, entrena un tipo distinto de metabolismo:

- Primavera: limpieza, brotes, verdor. Activa el hígado y prepara para la luz creciente.
- Verano: abundancia, carbohidratos y sol. Energía rápida, expansión y movimiento.
- Otoño: raíces, calabazas, frutos secos. Transición hacia el reposo.
- Invierno: grasas, proteínas, tubérculos. Energía densa, regeneración y descanso.

**Volver a comer de temporada es reconectar con el mismo compás que guía tus mitocondrias y tus hormonas. No es una moda ecológica, es fisiología pura.**

Sin embargo, este lenguaje ancestral entre la Tierra y nuestras células se ha ido silenciando. La luz artificial, la comida disponible todo el año y los horarios sin ritmo han sustituido las estaciones por una eterna «primavera» artificial. Y, aunque eso parezca comodidad, para nuestra biología es ruido.

Así es como entramos en el gran problema del mundo moderno: la **pérdida de coherencia ambiental**. No solo hemos roto la armonía diaria entre luz, movimiento y descanso; también hemos desconectado de la marea estacional que educó a nuestro metabolismo. De eso trata el siguiente apartado.

# OBSTÁCULOS MODERNOS



Si en el pasado la luz del sol, el hambre y el movimiento se entrelazaban como hilos de un mismo tejido, hoy vivimos en un mundo que ha cambiado el telar. Y no solo hemos alterado los ritmos del día, también **hemos borrado los ritmos del año.** Las estaciones ya no marcan nuestra forma de comer ni de vivir. La abundancia permanente de alimentos, la climatización constante y la luz artificial han convertido la biología flexible de nuestros ancestros en una fisiología sobrecargada y monótona.

Todo está disponible, salvo lo que más necesita nuestra biología: variación y descanso. Y el cambio ha sido tan rápido que nuestro cuerpo apenas ha tenido tiempo de entender las nuevas reglas. La luz artificial extiende el día hasta la madrugada, los supermercados nos ofrecen cualquier alimento en cualquier momento y las sillas se han convertido en nuestro hábitat principal. Todo está disponible, salvo lo que más necesita nuestra biología: un entorno coherente.

La **luz artificial** es quizá el primer gran ladrón de sincronía. Pantallas, lámparas y farolas engañan a nuestros ojos y a nuestro cerebro, ya que borran la línea que durante millones de años separó el día de la noche. Como resultado, el reloj central que coordina nuestras funciones —el mismo que el amanecer ponía en hora— recibe señales confusas: es de noche, pero la luz le dice que es de día. Este desfase, repetido noche tras noche, altera la liberación de melatonina, interfiere en el sueño y rompe la secuencia de procesos reparadores que deberían ocurrir mientras dormimos.

La **disponibilidad constante de comida** es otro golpe a nuestro patrón ancestral. Durante millones de años, comer requería esfuerzo, y ocurría dentro de un marco temporal dictado por la luz. Hoy, las veinticuatro horas son horas de comer. Esto no solo desactiva los periodos de ayuno natural que reparaban el cuerpo, sino que mantiene encendido el aparato digestivo y altera su diálogo con el resto de los sistemas. No es casualidad que el síndrome metabólico y la resistencia a la insulina se disparen en entornos con acceso permanente a comida.

A ello se suma el **sedentarismo**. Antes, moverse no era una actividad extra, era el medio para conseguir alimento. Ahora, la inercia es pasar la mayor parte del día sentados, reservando —quien lo hace— el movimiento para franjas cortas de tiempo en el gimnasio. El resultado es un desequilibrio en ese «yin-yang metabólico» del que hablábamos: menos mioquinas beneficiosas, más señales inflamatorias del tejido adiposo.

Y detrás de todo esto opera una fuerza silenciosa pero determinante: la **industria alimentaria**. Sus productos están diseñados para hackear nuestros sistemas de recompensa y generar hambre hedónica, que no responde a las necesidades energéticas reales. Así, hemos llegado a desconfiar de nuestras señales internas: tememos el hambre, buscamos evitarla y confundimos saciedad con llenado rápido del estómago.

El coste de esta desincronización no se ve en un día, pero se acumula: inflamación crónica, alteraciones hormonales, fatiga persistente, insomnio, pérdida de masa muscular y aumento de grasa visceral. Es el peaje invisible de vivir en un entorno que no habla el mismo idioma que nuestro cuerpo. Sin embargo, reconocer estos obstáculos es el primer paso para recuperar el guion original. Porque la buena noticia es que, aunque el escenario moderno no cambie, siempre podemos elegir qué papel jugar en él.

## PROPUESTA PRÁCTICA

Por fin llegamos al momento en que ya no se trata solo de comprender el guion original, sino de volver a interpretarlo en el escenario que nos ha tocado vivir. No vamos a retroceder miles de años, pero sí podemos recuperar las claves que durante millones de amaneceres guiaron nuestra biología. Y hacerlo no requiere de un manual complejo, sino de tres principios sencillos que, bien combinados, devuelven a nuestro cuerpo el idioma que siempre ha hablado: **alimentación real, movimiento diario y ventanas de ingesta coherentes con la luz**.

### *Luz primero, comida después*

Empieza el día exponiéndote a la luz natural en la primera hora tras despertar. Por ejemplo, puedes salir a caminar, abrir las ventanas o desayunar al aire libre (aunque el desayuno llegue más tarde). La señal de luz recalibra tu reloj interno y prepara tu metabolismo para usar la energía de forma eficiente. Evita comer en la primera hora, si puedes; deja que la luz haga su trabajo antes de que los nutrientes entren en escena.

### *Mueve el cuerpo antes de comer*

Recupera el patrón ancestral: hambre → movimiento → comida. Por ejemplo, puedes caminar, hacer ejercicios de fuerza o simplemente estirarte y moverte por la casa antes de tu primera ingesta. Esto no solo optimiza la sensibilidad a la insulina, sino que reactiva el «yin-yang metabólico» que equilibra la inflamación y la reparación.

### *Come dentro de un intervalo de ocho a doce horas*

Escoge un periodo diurno para concentrar todas tus comidas, idealmente empezando a media mañana y terminando antes de anochecer. Esto es lo que Satchidananda Panda llama *time-restricted feeding*. No es un reto de autocontrol, sino una forma de devolver a tu sistema digestivo y a tus hormonas el descanso nocturno que necesitan.

### *Prioriza la densidad nutricional*

Llena tu plato con alimentos reales: verduras, frutas de temporada, tubérculos, frutos secos, pescado, huevos, carne de pasto, legumbres bien preparadas. Busca calidad antes que cantidad. No cuentes calorías, cuenta nutrientes.

### *Respeta el hambre y la saciedad*

Confía en tu cuerpo: el hambre real es una señal de apoyo, no una amenaza. Si comes alimentos reales, tus mecanismos de saciedad funcionarán mejor y el hambre hedónica se irá apagando. Evita comer «por si acaso» o «porque toca» cuando no hay hambre genuina.

### *Oscuridad para cerrar el día*

Una o dos horas antes de dormir, reduce la luz artificial, sobre todo la de las pantallas. La oscuridad es el telón que marca el descanso y permite a tu cuerpo entrar en sus procesos de reparación.

No se trata de hacerlo perfecto cada día, sino de acercarte todo lo que puedas a este patrón el mayor número de días posible. Cada amanecer es una nueva oportunidad para hablarle a tu cuerpo en el idioma que reconoce: luz, movimiento, comida real, descanso. Lo demás es ruido.

### *Un acompañamiento extra*

Sabemos que, llegados a este punto, puede parecer que hay demasiadas piezas que encajar: ventanas de ingesta, luz matinal, movimiento antes de comer, densidad nutricional, ayuno intermitente... Y sí, son muchas piezas, pero no están ahí para complicarte la vida, sino para devolvértela.

La clave no es aplicarlo todo de golpe ni vivir pendiente de un reloj o de un plan milimétrico. La clave es **empezar por lo que más te resuene y te resulte fácil**, y dejar que lo demás se vaya sumando de forma natural. Piensa en estas recomendaciones como en un menú: puedes elegir por dónde empezar, probar combinaciones y ajustar las porciones a tu vida real. Además, no se trata de vivir con la sensación de «prohibido» u «obligatorio», sino de reencontrar la coherencia con la que tu cuerpo funcionó siempre: **el hambre como aliada, el movimiento como parte del día, la comida como placer y combustible, el descanso como cierre perfecto**.

Por eso, vamos a entrar en dos áreas que generan muchas preguntas: el ayuno intermitente y el tipo de actividad física más coherente con nuestra biología. Y vamos a hacerlo desde la perspectiva del disfrute, la flexibilidad y la adaptación personal.

## GUÍA PRÁCTICA SOBRE EL AYUNO INTERMITENTE

El ayuno intermitente no es una dieta, sino una forma de estructurar el tiempo en que comes. Simplemente recupera lo que tu biología ha hecho durante millones de años, sabe hacer y espera de ti. Recuerda:

- **Empieza por lo fácil:** si ahora comes durante 14-16 horas al día, reduce a doce horas. Por ejemplo, si desayunas a las 8 h, cena antes de las 20 h.
- **Haz una progresión natural:** una vez te sientas cómodo, acorta la ventana a diez u ocho horas, siempre dentro del día.

- **No fuerces:** si un día tienes hambre antes, come. El objetivo es escuchar el cuerpo, no ignorarlo.
- **Recuerda hidratarte:** agua, café solo o infusiones sin azúcar están permitidos durante el ayuno.
- **Prioriza la calidad en las comidas:** si acortas el tiempo de ingesta, pero comes ultraprocesados, pierdes una gran parte del beneficio.
- **Ajústalo a tu vida:** algunos prefieren retrasar el desayuno, otros adelantar la cena. Lo importante es que el intervalo esté alineado con la luz del día.

No todos los días tienen que ser iguales. La flexibilidad forma parte de la salud metabólica que queremos recuperar.



## TIPO DE ACTIVIDAD FÍSICA RECOMENDADA

Nuestros ancestros no separaban «entrenamiento» de «vida». Se movían para conseguir comida, refugio o seguridad. Hoy podemos recuperar esa lógica adaptándola a nuestro entorno moderno. La clave está en la variedad y en encontrar actividades que disfrutes, porque la constancia nace del placer, no de la obligación.

Moverse no siempre resulta fácil, sobre todo al principio. Y no es porque tengas «poca fuerza de voluntad», sino porque tu cerebro está diseñado para protegerte de gastar energía sin un propósito claro. Durante millones de años, cada paso, salto o carrera implicaba una razón vital: conseguir alimento, escapar de un depredador, encontrar refugio. Cuando había una buena razón, el cerebro no solo permitía el movimiento, lo impulsaba, liberando hormonas que aumentaban la motivación y la energía.

Hoy, ese mecanismo sigue ahí. Si el movimiento no tiene sentido para ti o se asocia a sensaciones desagradables, tu cerebro buscará ahorrarte el esfuerzo. Por eso, la clave para recuperar el hábito de moverte es recrear, en la medida de lo posible, las condiciones que lo hacían natural: agradabilidad y utilidad percibida.

### *Agradabilidad: que el cuerpo y la mente quieran repetir*

- Empieza con intensidades que te dejen con ganas de más. Mejor quedarse corto que terminar agotado y sin ganas de repetir.
- Escoge entornos que te resulten agradables: un parque, la playa, una calle con árboles, un espacio luminoso.
- Acompáñate de música que te motive o que te relaje, según la actividad.
- Hazlo en compañía: un amigo, un grupo, un animal de compañía. La dimensión social multiplica el disfrute.

### *Utilidad percibida: que tu mente entienda para qué te mueves*

- Conecta el movimiento a un objetivo claro: ir andando al trabajo, aprender a nadar, mejorar tu postura, cargar bolsas del mercado.
- Integra gestos ancestrales que tu cuerpo reconoce como «útiles»: trepar, agacharte, cargar, empujar, lanzar.
- Une el ejercicio a actividades cotidianas inevitables: subir escaleras, ir a pie a hacer recados, trabajar en el jardín.

No se trata de cumplir un plan rígido, sino de recuperar el movimiento como una parte natural y placentera del día. Al principio, el reto es convencer a tu cerebro de que vale la pena; después será tu propio cuerpo el que pida más.

**Muévete porque lo disfrutas y porque tiene sentido para ti.** Esa es la fórmula que te permitirá mantenerte activo toda la vida.

Y ahora, desde estas premisas, podemos hablar de actividades recomendadas y tiempos, pero recuerda que debes seguir tu propio camino de adaptación y agradabilidad. La clave está en la variedad y en encontrar actividades que disfrutes, porque la constancia nace del placer, no de la obligación.

- **Movimiento cotidiano:** caminar, subir escaleras, cargar peso de forma natural. Objetivo: al menos 7.000-10.000 pasos al día.
- **Entrenamiento de fuerza:** 2-3 veces por semana. Ejercicios con el propio peso, bandas elásticas o mancuernas mantienen la masa muscular, la densidad ósea y la sensibilidad a la insulina.

- **Trabajo cardiovascular moderado:** caminar a buen ritmo, nadar, montar en bicicleta o remar... entre 150 y 180 minutos semanales.
- **Picos de intensidad:** esprints cortos, intervalos o juegos que eleven la frecuencia cardiaca, 1-2 veces por semana.
- **Movilidad y control postural:** estiramientos, yoga o movimientos de suelo para mantener las articulaciones y las fascias saludables.
- **Sincronización con el ayuno:** realizar actividad física ligera o moderada antes de la primera comida del día potencia la flexibilidad metabólica y estimula la oxidación de grasas.

Si has llegado hasta aquí, ya sabes que tu cuerpo no es un misterio que debas aprender a dominar a base de fuerza de voluntad. Es una historia viva, escrita a lo largo de millones de años, que sigue latiendo bajo tu piel. Cada amanecer, cada paso, cada comida, cada descanso..., todo forma parte de un guion que tu biología conoce de memoria. No se trata de volver al Paleolítico ni de vivir como un cazador-recolector en medio de una ciudad. Se trata de reconocer que la luz, el movimiento, la comida real y el descanso no son «hábitos saludables» al azar, sino el lenguaje original en el que tu cuerpo espera que le hables.

Volver a ese lenguaje no significa renunciar a la vida moderna, sino aprender a usarla a tu favor: abrir la ventana y dejar que la luz de la mañana te encuentre; moverte antes de comer, como hacían tus ancestros sin siquiera pensarlo; dar a tus comidas un horario coherente con el sol y dejar que la noche vuelva a ser noche.

En un mundo que a menudo nos empuja a vivir fuera de ritmo, cada decisión que tomas para alinear tu vida con este guion original es un acto de reconexión. No con una moda ni con una lista de normas, sino contigo mismo. Recuerda: tu cuerpo no está roto, solo está esperando las señales que entiende. Dáselas. Y verás cómo, poco a poco, vuelves a sentir la claridad, la energía y la calma que siempre estuvieron ahí, esperando a que volvieras a bailar con ellas.

# 6

# COMER DESDE EL ORIGEN: MENÚS Y RECETAS PARA RECONECTAR CON LA TIERRA

Queremos ofrecerte una propuesta sencilla y realista para organizar tus comidas de una forma coherente con tu biología, pero también con tu vida cotidiana. El objetivo no es que sigas un plan estricto, sino que encuentres la tranquilidad, la estructura y el disfrute en tu manera de comer.

Sabemos que la alimentación es una de las áreas donde más fácilmente aparecen la exigencia, la confusión y la culpa. Por eso, queremos devolverte claridad y flexibilidad y que tengas un marco claro de referencia, pero lo suficientemente abierto como para adaptarlo a tus horarios, tu familia y tus gustos.

En las próximas páginas encontrarás:

- Unos principios generales que te ayudarán a comprender los horarios, el número de comidas y la lógica de combinar los distintos tipos de alimentos.
- Dos escenarios de menú semanal ancestral y antiinflamatorio, que sirven como ejemplo para inspirarte y construir tu propio ritmo.
- Consejos prácticos sobre la organización, la despensa, la estacionalidad y la suplementación.
- Y, finalmente, un recetario ancestral, lleno de ideas fáciles y sabrosas para ponerlo todo en práctica sin complicarte la vida.

Queremos que este capítulo sea un recurso al que puedas volver una y otra vez cuando necesites retomar el rumbo o simplemente inspirarte para cocinar de manera coherente, nutritiva y deliciosa.

## Principios del menú

- **Entre 1 y 3 comidas diarias sincronizadas con el sol.**

- **Des-ayuno:** ideal tras moverse y mínimo una hora después de despertar, entre las 8 y las 13 h, al aire libre.
- **Segunda comida antes de anochecer**, idealmente antes de las 18.30-20 h (siempre y cuando no se haya hecho ya de noche).

De manera muy general, te proponemos dos escenarios:

- **Un des-ayuno** «más ligero o menos cocinado», del tipo huevos revueltos con jamón, setas, etc., con aguacate o pepino, **entre las 8 y las 10 h, y una segunda comida** más caliente y contundente del tipo estofado, pescado azul, etc., con tubérculos/verduras, según la temporada, **sobre las 15-17.30 h**.
- **Un des-ayuno** más contundente **sobre las 12.30-13 h** y una **cena ligera** y fácil de digerir a base de pescado blanco, huevos, etc., **sobre las 18.30-20 h**.

Los horarios, las comidas más contundentes/ligeras, etc., pueden variar mucho entre personas y biorritmos con el hambre, la actividad laboral, el momento del año o la gestión familiar. Escucha tu cuerpo y las señales de hambre y saciedad; son la mejor guía. Tampoco cada día debe ser igual al anterior. Quizá por el momento del ciclo hormonal necesitas tres comidas o tal vez no hay cena tras un festín con amigos. Además, ten en cuenta:

- Nada de alimentos procesados, **harinas ni aceites vegetales**.
- Grasa buena (manteca, *ghee*, aceite de coco, AOVE o tuétano) y **sal marina**.

- **Proteína animal:** huevos, marisco y pescado salvaje, carne de pasto (ternera, cordero, potro, etc.), de ave (pollo, pavo) y de cerdo en libertad, alimentados de manera natural (gusanos, hierbas, bellotas), y cereales libres de transgénicos. Cuanta más variabilidad, mejor, combinando todas las partes del animal (piel, vísceras, cartílagos, etc.). Prioriza proyectos que garanticen el bienestar animal y comprometidos en regenerar el suelo.
- Vegetales de estación (crudos, horno/vapor o salteados en grasa). **Respeto por la estación y el territorio:** prioriza los productos locales, de temporada y ecológicos.
- Un toque de **fermentados** (chucrut, kéfir o yogur de coco, cabra, oveja o A2 y vinagre de manzana).
- **Hidratación libre de tóxicos y solarizada:** agua filtrada y estructurada al sol, remineralizada con agua de mar.
- **Otras bebidas:** agua con gas, agua con limón, infusiones de todo tipo libres de bolsas de plástico, kombucha y café solo en su medida justa. El caldo de huesos también será un aliado en añadir aminoácidos, minerales y colágeno a nuestro día a día.
- **Ritual solar diario:** exposición matinal y contacto con la tierra antes de comer. Ideal un paseo posprandrial.

## IDEAS PARA UN MENÚ ANCESTRAL ANTIINFLAMATORIO DE SIETE DÍAS, EN AMBOS ESCENARIOS

Estas estructuras te pueden ayudar a encontrar la manera que mejor te funcione.

*Idea 1*

| LUNES | MARTES | MIÉRCOLES | JUEVES | VIERNES | SÁBADO | DOMINGO |
|---|---|---|---|---|---|---|
| Huevos revueltos con jamón ibérico. Aguacate y pepino aliñados. | Tortilla francesa. Yogur de cabra con fruta de temporada. | Tostada de boniato con aguacate y salmón ahumado. | Bacon natural o panceta. Queso de oveja. Tomate aliñado y chucrut. | Huevos a la plancha con hígado o morcilla naturales. Hojas verdes. | Tortilla de calabacín. Kimchi. | Aguacate con melva y manzana. Yogur de cabra con fruta de temporada. |
| Escalivada y butifarra. | Bandeja de vegetales de temporada al horno. Berberechos salteados en cebolla. Langostino cocido con mayonesa casera. | Tubérculos prebióticos.* Pimientos asados. Entrecot. | Puré de calabaza y caldo con mantequilla y cúrcuma. Caballa o sardinas a la plancha. | Taza de caldo de huesos. Muslos y contramuslos de pollo al horno con cebolla y patata. | Ensalada verde. Navajas a la plancha. Tartar de salmón. | Patatas prebióticas y callos estofados. |

*Idea 2*

| LUNES | MARTES | MIÉRCOLES | JUEVES | VIERNES | SÁBADO | DOMINGO |
|---|---|---|---|---|---|---|
| Huevos con hígado de ternera, cebolla morada, cúrcuma y hojas verdes con vinagreta. | Caballa a la plancha con aguacate y kimchi. | Estofado de cordero con calabaza y romero. Hojas verdes con vinagreta. | Mejillones al vapor y tortilla francesa con pimientos asados. | Verduras de temporada horneadas y entrecot de ternera. | Escalivada y butifarra | Pulpo sobre puré de patata prebiótica con aliño (AOVE y pimentón) y ensalada verde. |
| Caldo de huesos con col en juliana y pechuga de pollo desmenuzada. | Puré de calabaza y caldo con mantequilla y cúrcuma con huevos duros y virutas de jamón. | Pescado blanco (merluza, gallo, etc.) al vapor con boniato cocido (al horno, al vapor, etc.). | Caldo de huesos con setas, fideos de calabacín y huevo. | Patatas prebióticas y tiras de pollo salteadas en cebolla pochada. | Lubina al horno con patata y cebolla. | Verduras al vapor (brócoli, coliflor, zanahoria, etc.) y tortilla de queso de cabra. |

### *Si hace falta en días de más hambre, entre comidas o para cerrar comidas*

- Yogur de coco, cabra, oveja o A2 con frutos de temporada o frutos secos (macadamias, nueces, almendras, etc.).
- *Bulletproof*, una bebida energética que puede ser un placer en sí misma y también una ayuda para espaciar comidas.

### *Ayudas extra*

- (*) Tubérculos prebióticos: enfriar los tubérculos veinticuatro horas en la nevera tras cocerlos crea almidón resistente (alimento para nuestro ecosistema intestinal) y baja la carga glucémica.
- Para aumentar la densidad nutricional, utiliza concentrados de caldo de huesos que enriquezcan las cremas de verduras, las boloñesas, etc.
- Añade colágeno y glicina en infusiones o en el yogur.
- Si no te gustan mucho las vísceras, un buen truco para que no falten en tu dieta es mezclar la carne molida de ternera con hígado a la hora de preparar hamburguesas, boloñesas o pasteles de carne.
- *Batch cooking*: horneada de muchas verduras, tubérculos cocidos siempre listos en nevera, olla enorme de caldo de huesos para congelar en raciones, crudités y vegetales listos harán que el día a día sea más ágil. Así, con el acompañamiento listo, cuando llega el momento de comer proteína, solo tienes que ponerla en la plancha y la tienes lista enseguida. También puede ser útil tener algunos estofados, boloñesas, pollo asado, etc., para calentar en un momento.

Para la organización general, también puede ayudar tener unas directrices flexibles en proteínas:

- Huevos: 5 días.
- Crustáceos: 1 día.
- Moluscos: 1 día.
- Pescado azul: 2 días.
- Pescado blanco: 1 día.
- Ternera de pasto: 2 días.
- Aves: 1 día.

- Cerdo, cordero: 1 día.
- Extra: embutidos o procesados sin aditivos.

La despensa es tu aliada. Siempre contamos que tener una buena despensa es la mejor manera de seguir el guion. Hay que eliminar los procesados (la vida social ya los facilita con más frecuencia de lo que quisiéramos) y tener alimentos densos para los días con prisas: jamón ibérico, conservas de pescado, conservas de pavo, chucrut, encurtidos y aceitunas, frutos secos.

*Cuadro de frutas, verduras y tubérculos paleo por temporada*

| ESTACIÓN | FRUTAS | VERDURAS Y HOJAS COMESTIBLES | TUBÉRCULOS/ RAÍCES |
|---|---|---|---|
| **Invierno** | Granada<br>Caqui<br>Manzana<br>Cítricos (pomelo, mandarina)<br>Bayas congeladas (moras, arándanos) | Col rizada (kale), col lombarda, brócoli silvestre<br>Acelga, espinaca, borraja, escarola<br>Diente de león, ortiga<br>Cardo, apio silvestre, hinojo | Chirivía<br>Nabo<br>Zanahoria morada<br>Boniato<br>Tupinambo<br>Rábanos invernales<br>Patata |
| **Primavera** | Fresas silvestres<br>Moras tempranas<br>Ciruelas<br>Níspero<br>Albaricoque | Espárragos trigueros<br>Acelga joven, diente de león, rúcula, berros<br>Ortiga, acedera, hojas de remolacha<br>Cebolla tierna, ajo tierno, hinojo | Zanahoria<br>Rábanos<br>Nabo primaveral<br>Raíz de perejil<br>Raíz de chirivía joven<br>Patata |

| ESTACIÓN | FRUTAS | VERDURAS Y HOJAS COMESTIBLES | TUBÉRCULOS/ RAÍCES |
|---|---|---|---|
| **Verano** | Melón<br>Sandía<br>Moras, frambuesas, arándanos, grosellas<br>Higos, brevas<br>Melocotón o albaricoque<br>Uvas pequeñas<br>Peras | Calabacín, pepino, berenjena<br>Lechugas y hojas amargas<br>Pimientos<br>Tomate<br>Judía verde tierna (ocasional, no deja de ser una legumbre) | Yuca (zonas cálidas)<br>Batata<br>Ñame<br>Tupinambo<br>Zanahoria tardía |
| **Otoño** | Manzanas y peras<br>Higos<br>Uvas<br>Granada<br>Castañas (en pequeña cantidad) | Calabaza<br>Acelga, espinaca, rúcula, berros<br>Coles (brócoli, coliflor, kale)<br>Setas, hongos, boletus<br>Ajo, cebolla, puerro | Boniato<br>Remolacha<br>Nabo<br>Chirivía<br>Tupinambo<br>Zanahoria morada<br>Patata |

Si sigues lo que la tierra da de manera natural, habrá periodos en que la disponibilidad de carbohidratos será menor y el aumento de grasas y proteínas ayudará a sentirte más saciado y a espaciar las comidas (otoño-invierno). Es habitual, en estos periodos, que el combustible principal sea la grasa y entres en un estado de cetosis nutricional. En cambio, en primavera-verano aparecerá una mayor diversidad en frutas y se usará más la glucosa como sustrato energético, pivotando entre estados de cetosis y no cetogénicos según las horas de ayuno que realices.

Por si te sirve de referencia, nosotros solemos hacer:

- Ocho semanas seguidas de cetosis en otoño y en invierno.
- Ayunos profundos (72 h, aproximadamente) cada 3-4 meses.
- Periodos con más carbohidratos en verano.
- Periodos de entrada y salida de cetosis en primavera y otoño.

### Suplementos opcionales para la vida moderna a un ritmo que no nos pertenece y por suelos y aguas cada vez más pobres en micronutrientes

- **Omega-3** salvaje (DHA): 2 g al día.
- **Aceite de hígado de bacalao** (si nunca comes vísceras): unas 10 UI de vitamina A.
- **Magnesio** (baños con sales de Epsom o suplemento nocturno): unos 400 mg al día.
- **Agua de mar:** entre una sexta y una décima parte del agua que bebes.
- **Colágeno:** 10 g al día.
- **Glicina:** 5 g al día.
- **Creatina:** entre 5 y 10 g, según las necesidades.
- **Luz** solar diaria como el mejor antioxidante mitocondrial.

## RECETARIO ANCESTRAL

Antes de empezar a disfrutar de estas recetas, queremos aprovechar para agradecer el trabajo de Lenka, gran cocinera y excelente fotógrafa, con la que hemos plasmado muchas de estas recetas.

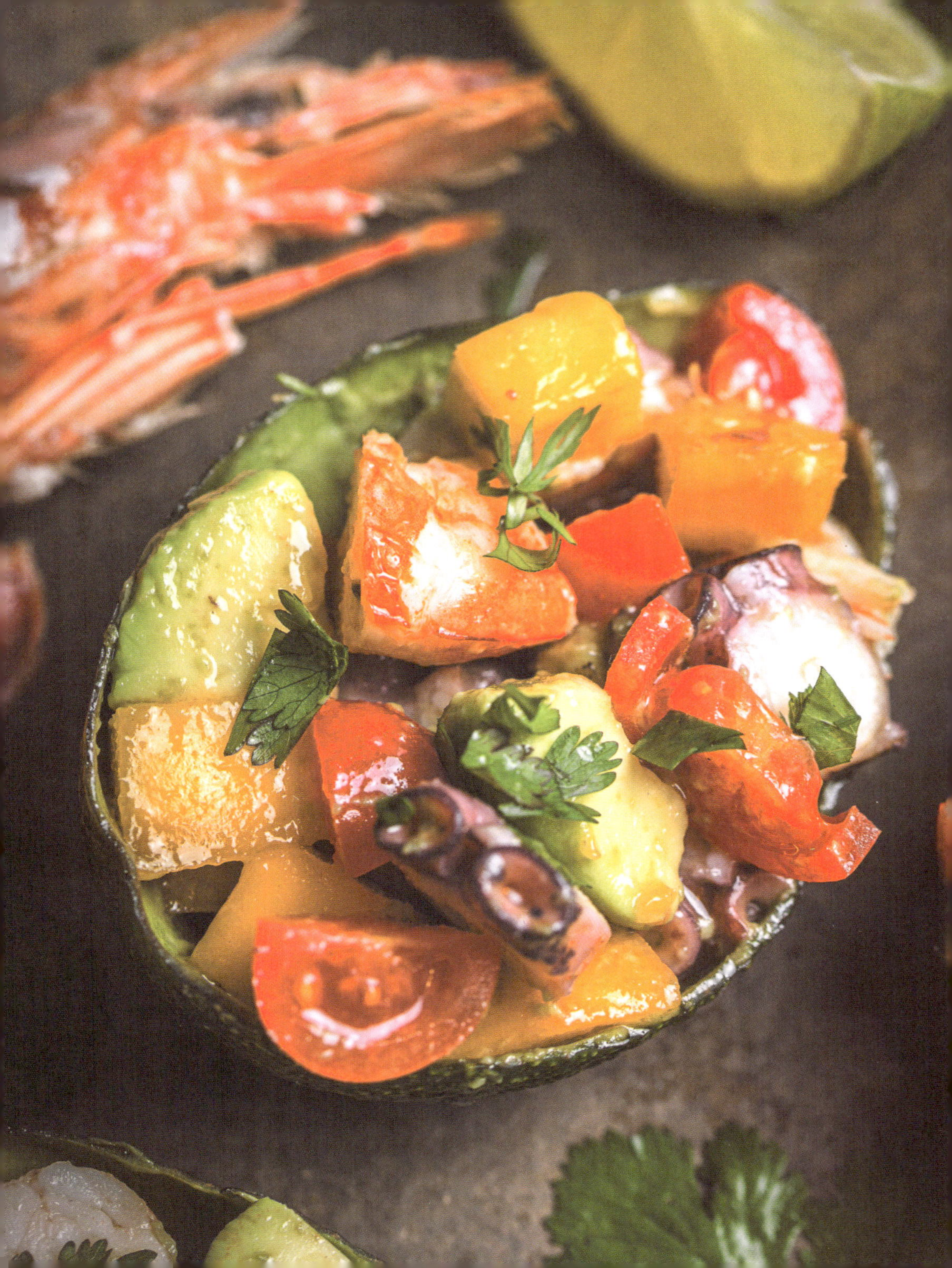

## INGREDIENTES

- aguacates
- tomates cherry
- mango
- pulpo cocido
- langostino cocido

### PARA EL ALIÑO

- cilantro
- AOVE
- lima o vinagre
- escamas de sal

# AGUACATES RELLENOS

*Entrante «bien quedá» o mi mítico salpicón de marisco*

### Elaboración

Trocearlo todo en cubos.
Aliñar y ¡a gozar!

# ARROZ DE BRÓCOLI CON SECRETO IBÉRICO

## INGREDIENTES

- brócoli y/o coliflor
- cebolla tierna
- secreto ibérico
- especias (opcional): bicho, comino, pimienta negra
- un chorrito de limón

### Elaboración

Rallar o picar la cebolla.

Picar el brócoli y la coliflor, sin pasarse. Se deben ver los trocitos.

Sellar la carne por ambos lados y reservar.

En la grasita que ha soltado, pochar la cebolla. Un toque de picante le queda increíble.

Cuando esté bien tierna y dorada, añadir el brócoli y la coliflor junto con las especias, según el gusto. Recomendamos un toque de comino, pimienta negra recién molida y un chorrito de limón.

Remover de vez en cuando y en 5-7 minutos estará listo.

Añadir el secreto por encima.

¡Combinación sabrosa, completa y saciante!

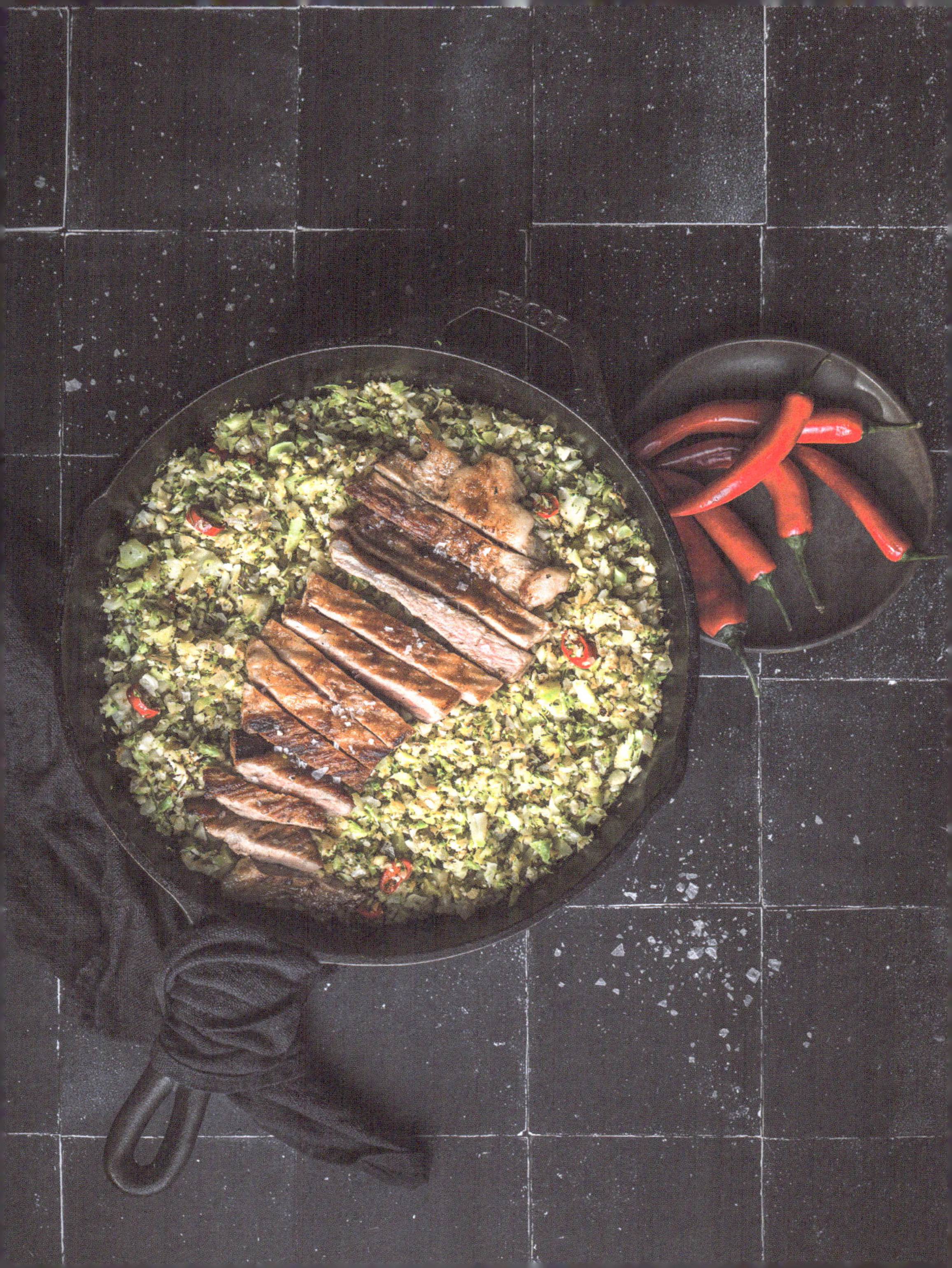

# ARROZ DE COLIFLOR CON POLLO EN SALSA DE MANGO

## INGREDIENTES

- pechuga de pollo o pavo cortada a tacos
- cebolla tierna
- 1 cucharada de concentrado de caldo de huesos o un chorrito de caldo
- mangos
- coliflor
- ajo
- AOVE

### Elaboración

Sellar el pavo o el pollo en una sartén con AOVE y reservar.

En sus jugos, pochar la cebolla tierna y añadir una cucharada de concentrado de caldo de huesos o un chorrito de caldo.

Introducir la cebolla pochada y un mango cortado en el vaso de la batidora y accionar a la máxima potencia hasta lograr una salsa.

Integrar en la sartén el pollo y la salsa. Remover a fuego bajito hasta que la carne esté bien cocida.

Picar la coliflor en una batidora o rallarla para conseguir la consistencia del arroz. Saltearla en aceite y ajo durante unos minutos.

Para montar el plato, verter el arroz de coliflor en un bol, rodearlo con el pollo en salsa de mango y añadir unos cubitos de mango fresco.

¡Qué rico el dulce y salado!

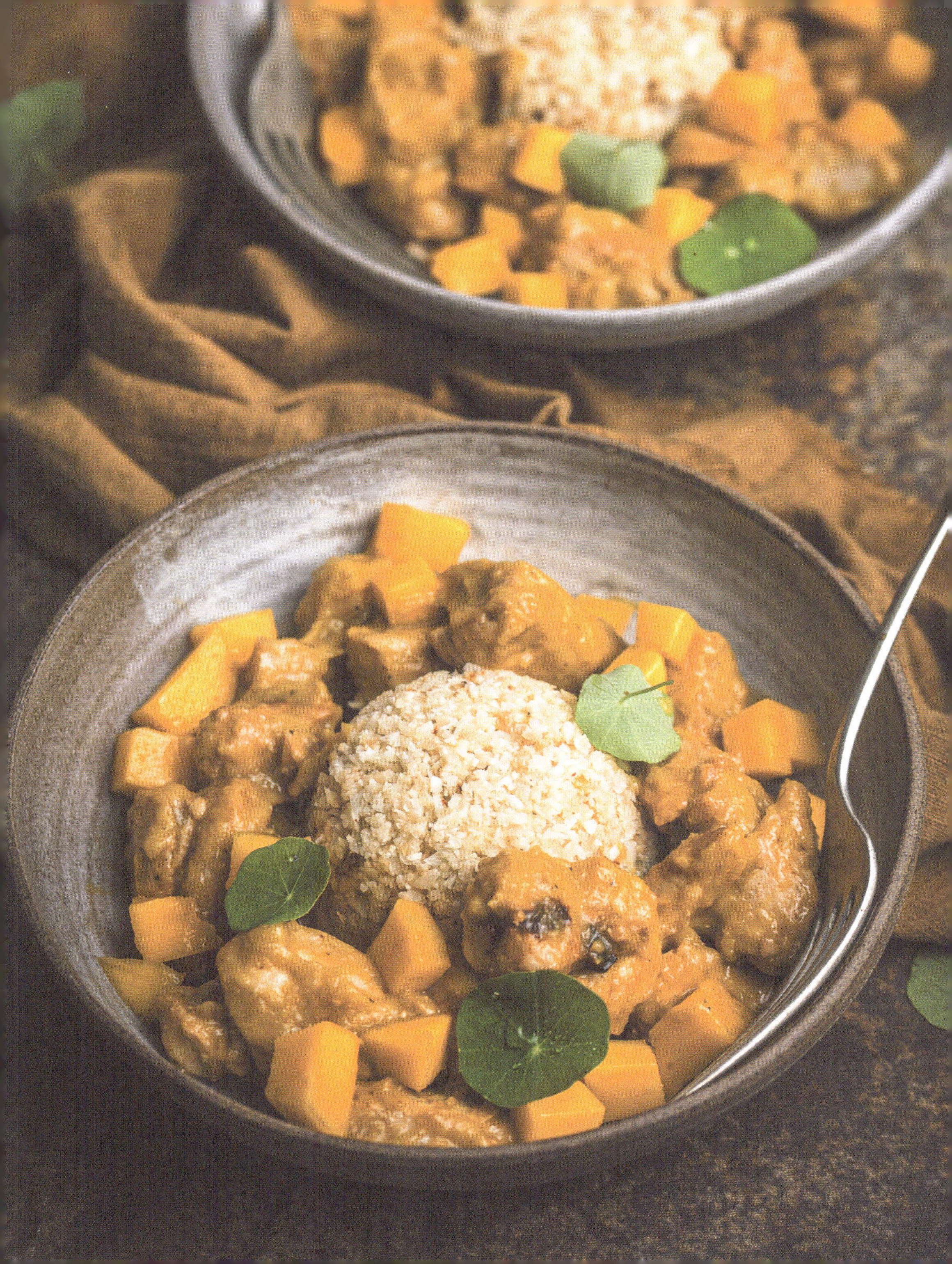

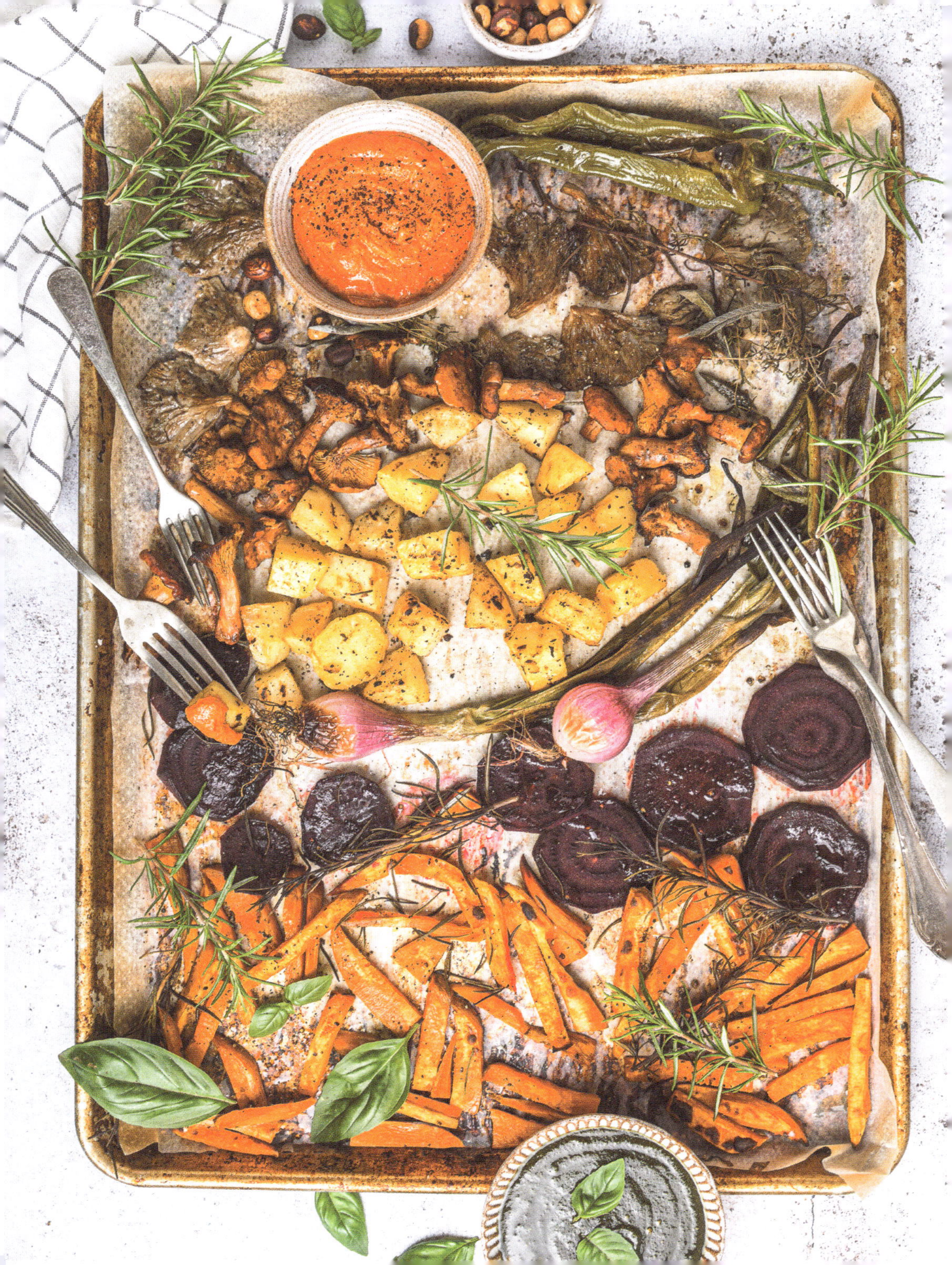

# BANDEJAS DE VERDURAS Y TUBÉRCULOS CON SALSAS DE ACOMPAÑAMIENTO

## INGREDIENTES

- verduras y tubérculos de temporada

**PARA EL FALSO PESTO**

- macadamias
- albahaca
- levadura nutricional
- AOVE
- sal

**PARA EL FALSO ROMESCO**

- avellanas tostadas
- pimiento rojo asado (casero o en conserva)
- aceite
- sal

### Elaboración

Pelar, cortar y laminar los vegetales para que los tiempos de cocción sean parecidos.

Embadurnar con aceite de oliva virgen extra y añadir sal.

Hornear a 180 °C con calor arriba y abajo. Pinchar los vegetales para comprobar que están bien cocidos.

Preparar las salsas para que comer verduras sea un festín de sabor al añadir grasas y saciedad. Llevar los ingredientes a la picadora o procesadora y ajustar las cantidades y el AOVE hasta lograr una textura suave y perfecta.

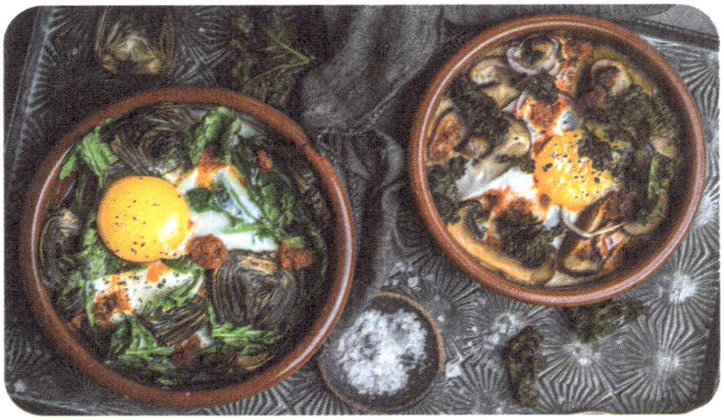

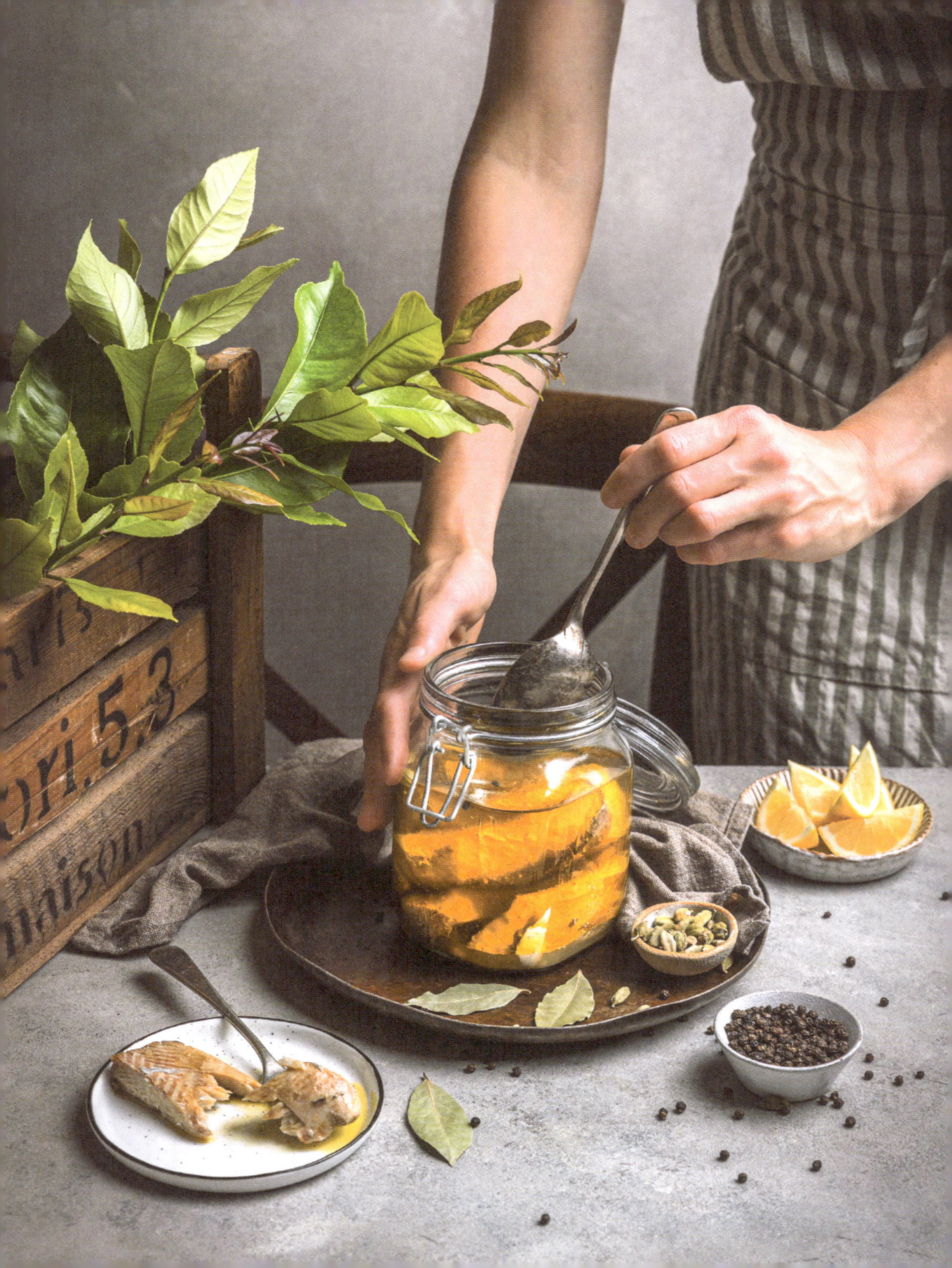

## INGREDIENTES

- bonito limpio en lomos (es ideal que sea de pequeño tamaño)
- sal
- pimienta en grano
- laurel
- AOVE

# BONITO EN CONSERVA

### Elaboración

Cortar los lomos de bonito en trozos medianos, que quepan bien en los tarros de cristal.

Lavar y esterilizar los frascos y las tapas: 5 minutos en agua hirviendo o 10 minutos al horno a 120 °C.

Para la cocción en salmuera, poner 1 litro de agua y 100 g de sal marina en una olla grande. Cuando hierva, añadir los trozos de bonito. Cocinar 15 minutos a fuego suave, hasta que la carne esté firme pero jugosa.

Sacar los lomos con cuidado y dejar que se enfríen completamente sobre un paño limpio o un papel absorbente.

Para el envasado, colocar los trozos de bonito en los tarros, apretándolos ligeramente pero sin romperlos. Añadir, según el gusto, una hoja de laurel o unos granos de pimienta. Rellenar los frascos con aceite de oliva virgen extra hasta cubrir totalmente el pescado. Golpear suavemente el tarro para eliminar las burbujas de aire y añadir más aceite si baja el nivel.

### *Para el sellado o la conservación*

Opción 1: refrigerado (consumo rápido). Dejar los frascos tapados y guardar en la nevera. Consumir en 2-3 semanas.

Opción 2: Esterilización (conserva larga). Colocar los tarros bien cerrados en una olla grande con agua que los cubra. Hervir durante 40-45 minutos (esterilización). Dejar enfriar dentro del agua. Comprobar que las tapas han hecho el vacío (centro hundido). Conservar hasta 12 meses en lugar fresco y oscuro.

# BOQUERONES EN VINAGRE

## INGREDIENTES

- boquerones frescos limpios
- vinagre de manzana sin pasteurizar
- sal gruesa

### PARA EL ALIÑO

- AOVE
- cilantro
- ralladura de limón

*Pequeños, bajos en metales pesados y ricos en omega-3 (que se conserva perfecto al no cocinarlo a altas temperaturas).*

### Elaboración

Aquí te dejamos estos 8 pasos para que te salgan perfectos:

Calidad y frescura: piel brillante, tersa y ojos transparentes.

Bien limpios y abiertos. Si ha quedado algún resto de sangre, dejar los boquerones unos 10-15 minutos en agua con sal y hielo y luego aclararlos bien.

Secarlos sobre papel de cocina.

En un recipiente de cristal, hacer capas de boquerones (la piel hacia arriba) y cubrir de vinagre de manzana sin filtrar mezclado con un poquito de sal gruesa.

Asegurarse de que entre capas haya penetrado bien la mezcla de vinagre y sal gorda. Dejar macerando unas 18 horas aproximadamente. Guíate por el color blanquecino y que tenga la textura deseada para saber si acortamos o alargamos un poco el tiempo de maduración.

Congelarlos en el propio vinagre al menos 72 horas. También es posible hacerlo antes del cocinado, al llegar de la pescadería.

Descongelar en la nevera. Escurrir y retirar todo el vinagre. De nuevo, secar en papel de cocina.

Llevar a un recipiente y, por capas, cubrir con AOVE.

Para servir, lo habitual es añadir ajo y perejil, aunque nuestra manera favorita es verter un toque de cilantro fresco y un poco de piel de limón rallada por encima.

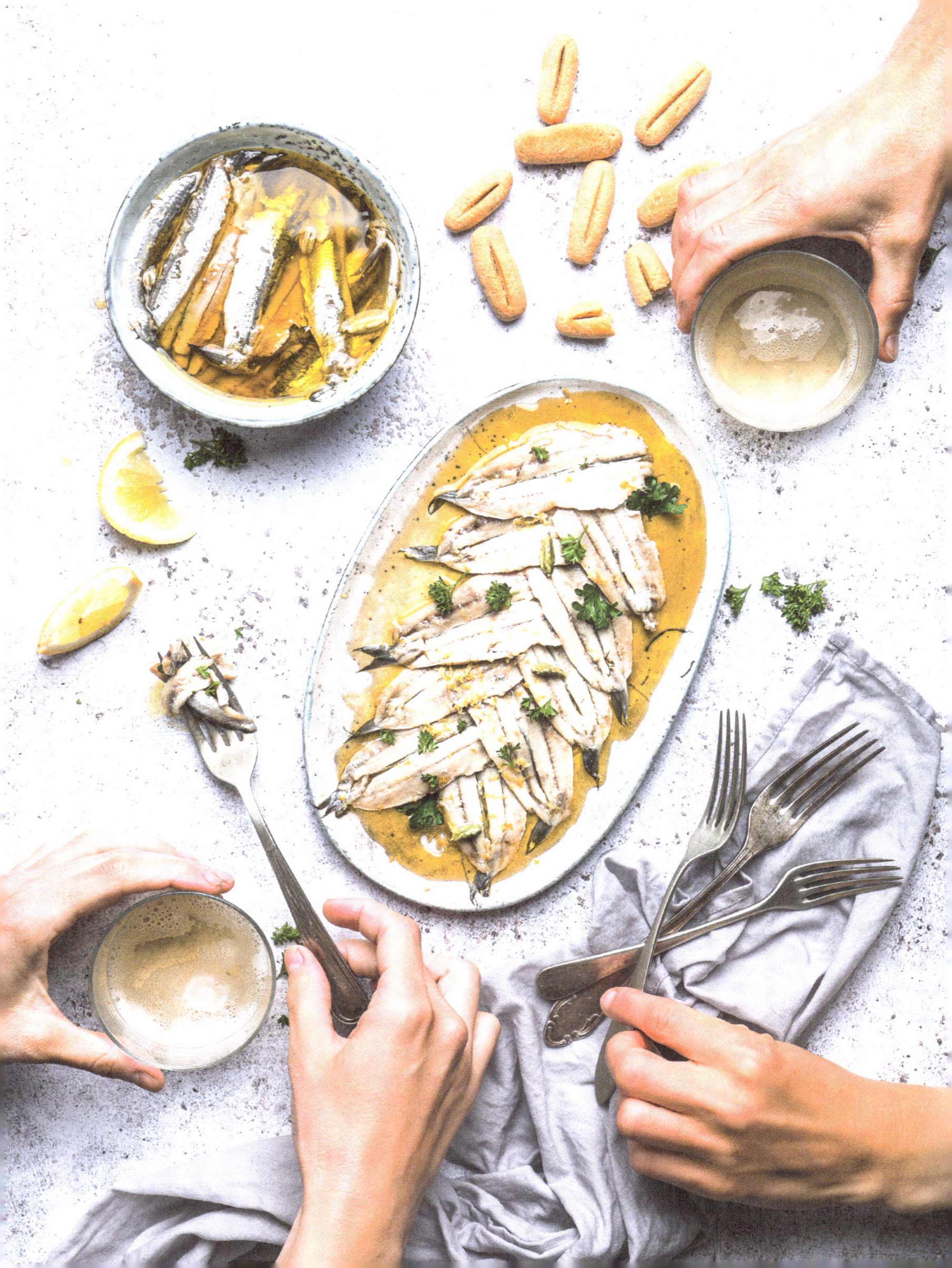

# CABALLA AL VAPOR DE VINAGRETA

## INGREDIENTES

- 4-5 lomos de caballa
- 125 ml de vinagre de manzana
- unos granos de pimienta negra
- 2-3 clavos
- 2-3 granos de cardamomo

### PARA EL ALIÑO

- tomate
- pimiento y cebolla tierna picados
- AOVE
- sal
- salsa de coco aminos o tamari

### Elaboración

En una olla, verter el vinagre con 4 dedos de agua filtrada, los granos de pimienta, el clavo y el cardamomo.

Cuando empiece a hervir la mezcla, colocar la olla de vapor o la rejilla encima.

Con cuidado y bien separadas, disponer las caballas con la piel hacia abajo. En 4-5 minutos estarán cocidas. Se puede hacer varias tandas.

Dejar enfriar.

Aliñar con un picadito de verduras, AOVE, vinagre y sal. Añadir salsa de coco aminos o tamari si se desea un toque asiático.

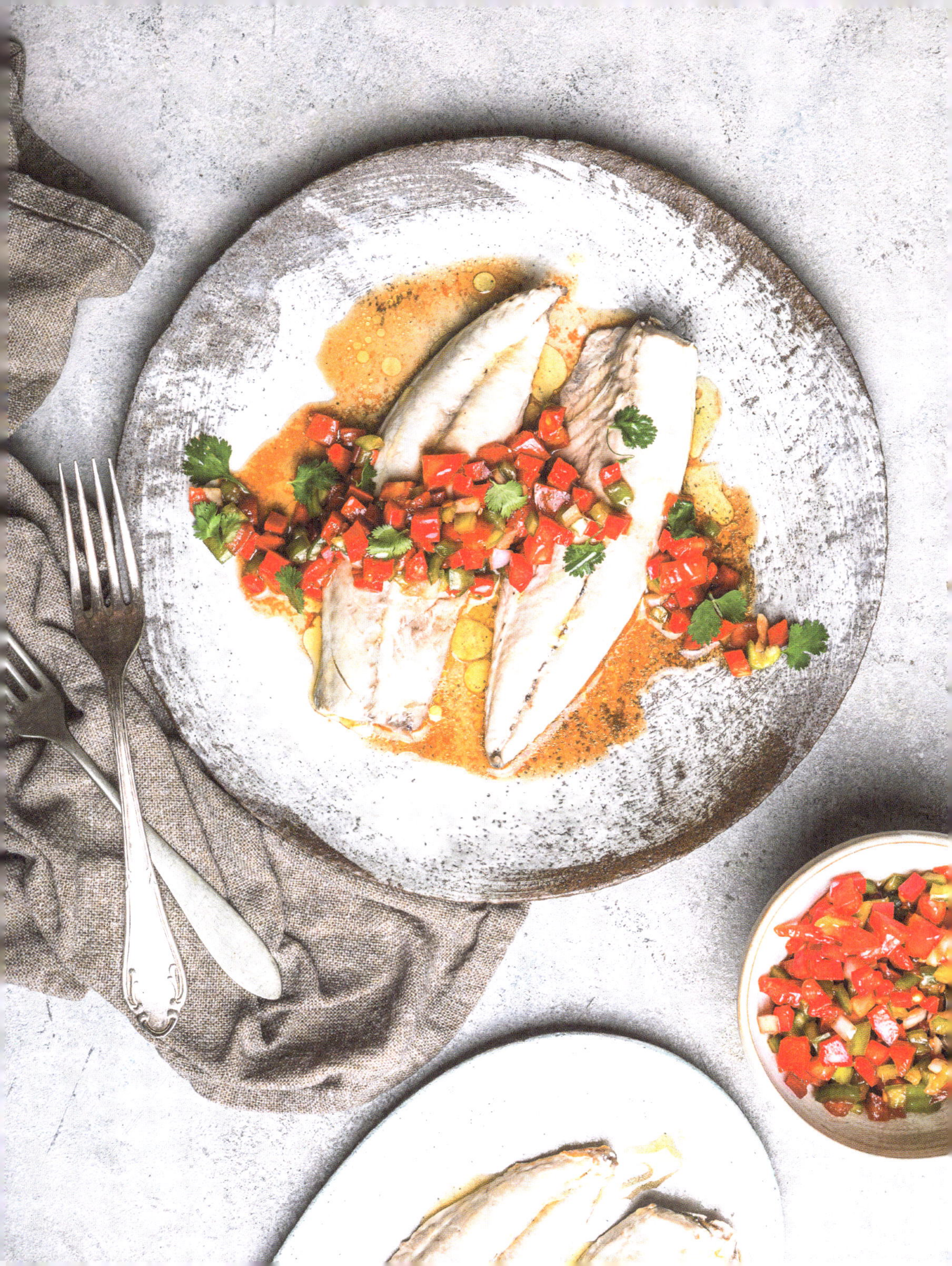

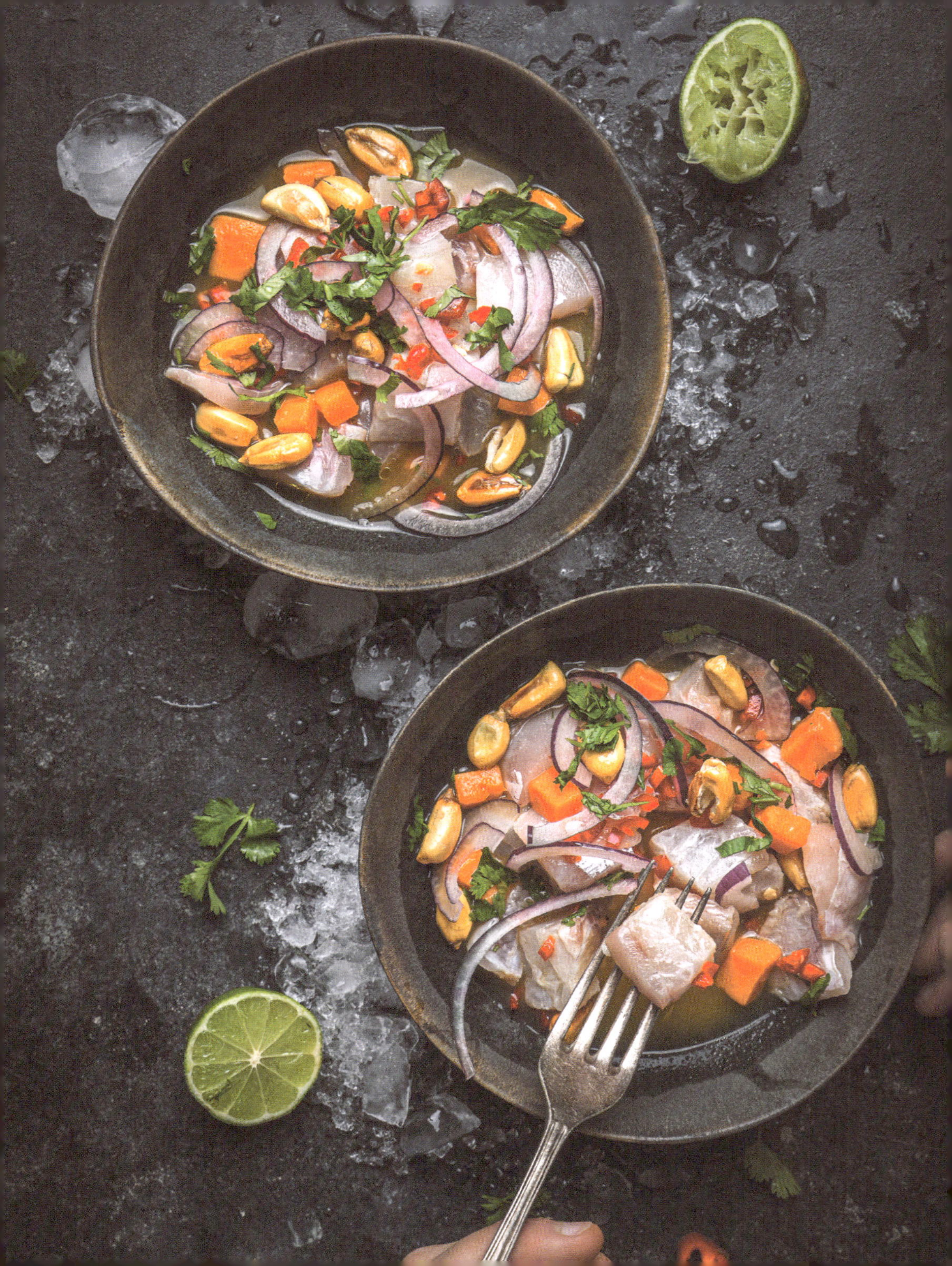

# CEVICHE, ¡UF! A NUESTRO ESTILO

## INGREDIENTES

### PARA EL CEVICHE

- 500 g de filete de corvina cortada en cubos de 2-3 cm
- ½ cebolla morada, cortada en juliana (tiras finas)
- pimiento rojo picado
- ½ ají limo o ají amarillo, sin venas ni semillas y finamente picado (según el gusto por el picante)
- unas ramas de cilantro fresco, picadas
- sal

### PARA LA LECHE DE TIGRE

- zumo de un limón
- 2-3 limas
- un trozo de jengibre (unos 2 cm)
- 1 rama de apio
- un trozo del ají limo o ají amarillo
- 50 ml de caldo de pescado o agua
- 1 diente de ajo

### PARA EL ACOMPAÑAMIENTO

- 1 boniato cocido y enfriado
- un poco de cancha o de maíz tostado

## Elaboración

### *Para la leche de tigre*

Llevar a la batidora el jengibre, el ajo, el apio, el ají, el caldo de pescado y el jugo de lima y limón. Accionar a velocidad máxima hasta obtener una mezcla homogénea.

Pasar la mezcla por un colador de malla fina, presionando los sólidos para extraer todo el líquido, que es la leche de tigre.

Refrigerar inmediatamente.

### *Para el ceviche*

Cortar el pescado. Colocar los cubos de pescado en un bol de vidrio.

Sazonar según el gusto y mezclar suavemente con una cuchara para que el pescado absorba la sal.

Combinar los ingredientes. Verter la leche de tigre bien fría sobre el pescado, asegurándose de que quede bien cubierto. Añadir la cebolla cortada muy muy fina, el ají picado, el pimiento rojo y el cilantro.

### *Para el acabado*

Servir de inmediato: remover el ceviche suavemente y verterlo en un plato hondo o copa.

Decorar con los cubos de boniato y la cancha.

# COMPOTA DE MANZANA, RICA EN COLÁGENO

## INGREDIENTES

- manzanas y peras
- piel de limón (evitar que queden restos de la parte blanca de la piel)
- 1 vaina de vainilla
- canela en rama
- gelatina en polvo (1 cazo por cada ½ litro, aproximadamente) o agar-agar
- glicina (opcional)

### Elaboración

Pelar las manzanas y las peras, retirar el corazón y trocear en pedazos del mismo tamaño.

En un cazo, echar los pedazos de fruta, la piel de limón, la rama de canela y el interior de la vaina de vainilla.

Cubrir con agua filtrada (la justa; si no, la compota quedará aguada).

Llevar a ebullición y tapar. Dejar unos 30 minutos a fuego muy bajito.

Triturar. Aún templada, añadir la gelatina o agar-agar y, si se quiere, la glicina (quedará más dulzona y con más aminoácidos). Triturar de nuevo. Añadir más gelatina si se desea una consistencia compacta o más suave.

Colocar en tarros. Atemperar y conservar en la nevera.

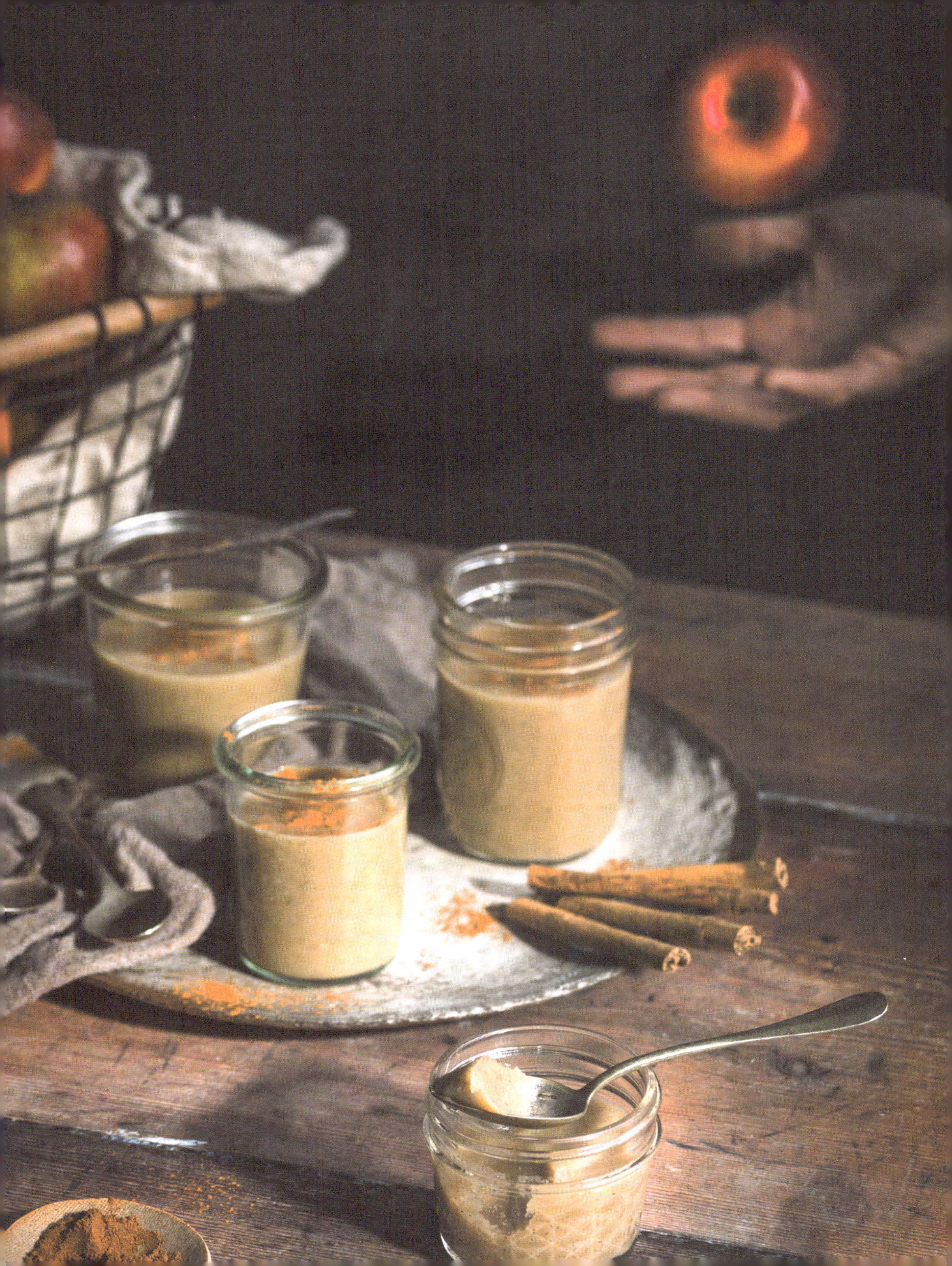

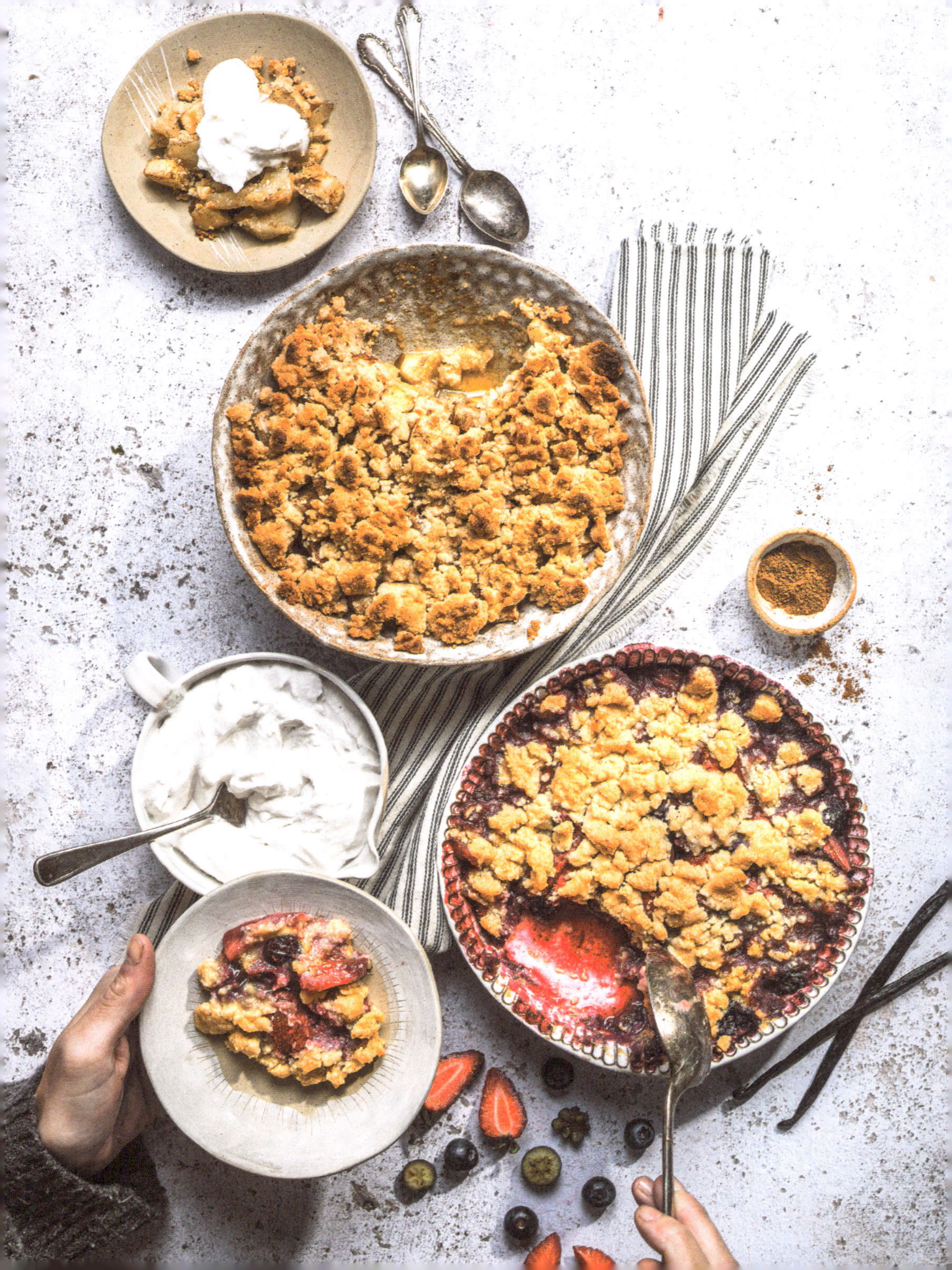

# CRUMBLE

## INGREDIENTES

- 85 g de *ghee*
- 150 g de harina de almendra
- 350 g de frutos rojos frescos y eco: fresas, arándanos, frambuesas, etc.
- canela
- 1 vaina de vainilla o vainilla en polvo
- nata de coco

### Elaboración

#### *Para la base*

Cortar las fresas y mezclarlas con el resto de los frutos rojos, unos 25 g de *ghee* troceado, canela y vainilla.

#### *Para la cobertura*

Mezclar la harina de almendra con 60 g de *ghee* y un poco de canela.

Pasarla por la picadora para formar una pasta que sea fácil de extender sobre la base.

Hornear a 180 °C unos 35 minutos, hasta que la cobertura se seque y se dore. Debe quedar ligeramente crujiente.

Emplatar templado y con un poco de nata de coco.

Puedes hacerlo con las frutas de temporada que quieras. Con manzana queda espectacular. Haz cubitos pequeños para que dé tiempo a que se cueza.

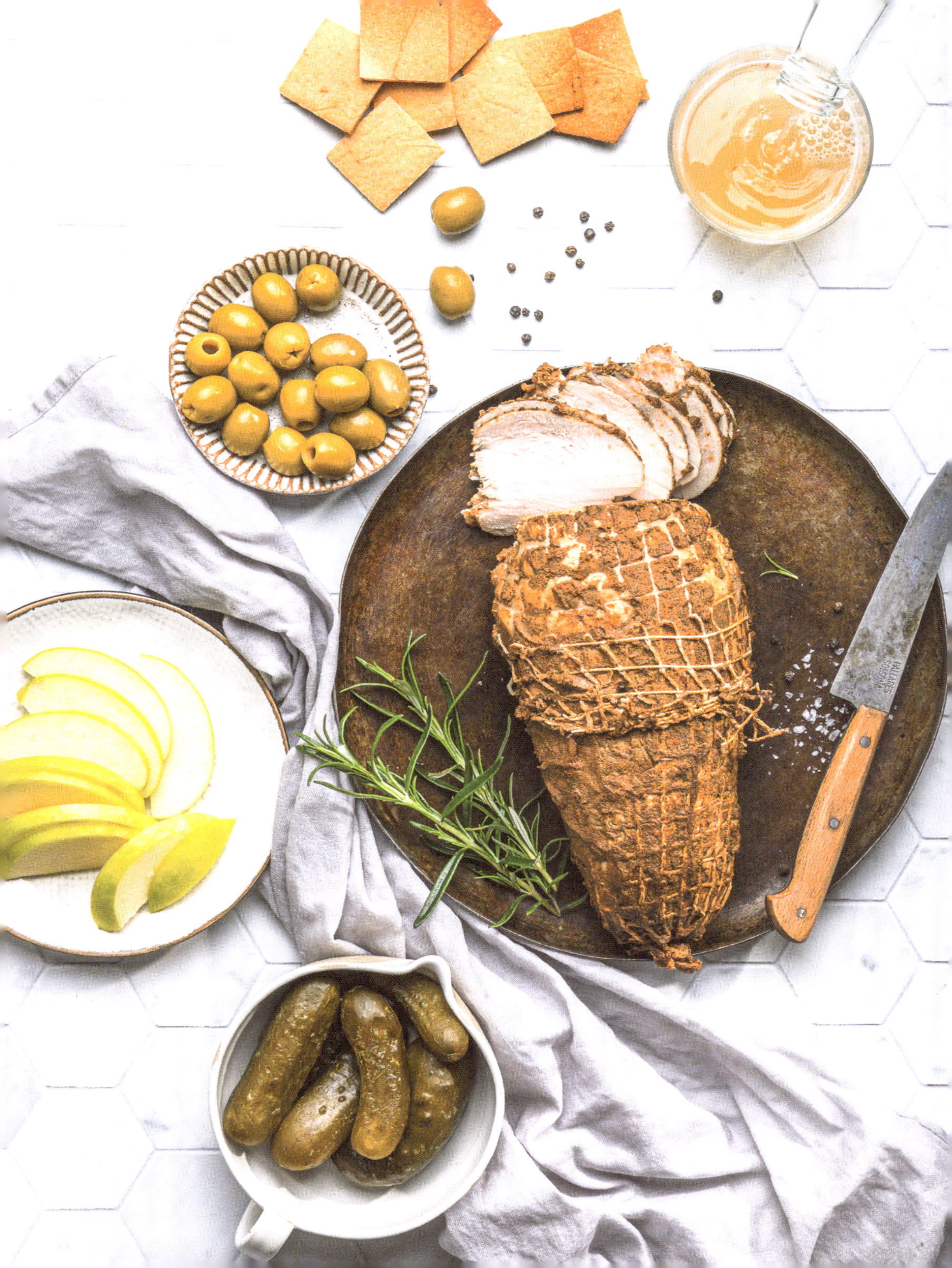
PALLARES
SOLSONA

### INGREDIENTES

- 1 redondo o pechuga de pavo o pollo
- condimentos y hierbas aromáticas, según el gusto: pimienta, romero, pimentón ahumado o picante, etc.
- salmuera: 1,5 l de agua por 150 g de sal marina

# EMBUTIDO DE PAVO CASERO

*El resultado es perfecto en olla lenta y es ideal si tienes termómetro. Si no, deberás hacerlo a ojo y/o en horno. Pero no te preocupes, ¡siempre sale increíble!*

### Elaboración

Atar el redondo o la pechuga con un cordón de algodón o una malla.

Preparar la salmuera en un recipiente grande: debe disolverse bien la sal en el agua. Añadir el pavo de manera que quede totalmente cubierto. Dejar en salmuera como mínimo 20-30 minutos.

Sacar el pavo y secar bien con papel de cocina.

Espolvorear la pieza con pimienta negra y las hierbas aromáticas, según el gusto. Un toque picante o ahumado le sienta de maravilla.

Colocar la pieza sobre una rejilla, de modo que quede separada de la base de la olla lenta o del horno.

Pinchar el pavo con el termómetro de manera que la sonda quede totalmente en el centro. Programar a 65 °C.

Programar la olla de cocción lenta en ALTA o BAJA, ya que el termómetro pondrá fin a la cocción cuando llegue a los 65 °C en el centro.

Retirar el pavo de la olla o el horno y dejar atemperar. Retira la cuerda o la malla y envolver con papel de cera de abeja. Dejar reposar 24 horas en la nevera.

Cortar en lonchas lo más finitas posible.

Ideal para un sándwich con pan de calabacín, para añadir proteína en el desayuno en una ensalada o con una mayonesa de mostaza. ¡Es muy versátil!

# EMPANADA DE ATÚN O DE CARNE

## INGREDIENTES

**PARA LA MASA**

- yuca fresca
- yema de huevo para pintar

**PARA EL RELLENO DE CARNE CON TRUCO**

- carne picada de ternera de pasto (pide que te añadan un trozo de hígado para un extra de nutrientes). Se puede sustituir la carne picada por atún
- tomate triturado
- vegetales de temporada: calabacín, cebolla, pimiento, etc.
- pimienta negra
- nuez moscada
- comino

### Elaboración

Pelar la yuca y retirar el hilo central.

Cocer en abundante agua con sal unos 20 minutos (debe estar tierna).

Escurrir.

Incorporar poco a poco la yuca en el vaso batidor o la picadora y accionar a la máxima potencia (necesita mucha potencia porque la masa es muy pegajosa).

Dejar reposar la masa 1 hora en la nevera, el manejo será más fácil.

Mientras la masa reposa, preparar el relleno. Pochar la cebolla, añadir el pimiento y luego el calabacín.

Seguidamente añadir el tomate y las especias. Remover y dejar unos 10-15 minutos a fuego bajo. Por último, añadir la carne y dejar unos 5-8 minutos más.

Para montar la empanada, primero extender la masa de yuca entre dos papeles de hornear (se puede añadir aceite para que resulte más fácil). Luego cortar la base, la tapa y los churritos de adorno.

Cubrir un molde bajo con la base, añadir el relleno y tapar con la masa y los adornos.

Pintar con huevo.

Llevar al horno a 200 °C durante unos 30 minutos.

Verás qué rica... Y es de esas recetas que al día siguiente ¡gana!

Con el mismo relleno, ¡puedes sacarte una musaca de berenjena de locos!

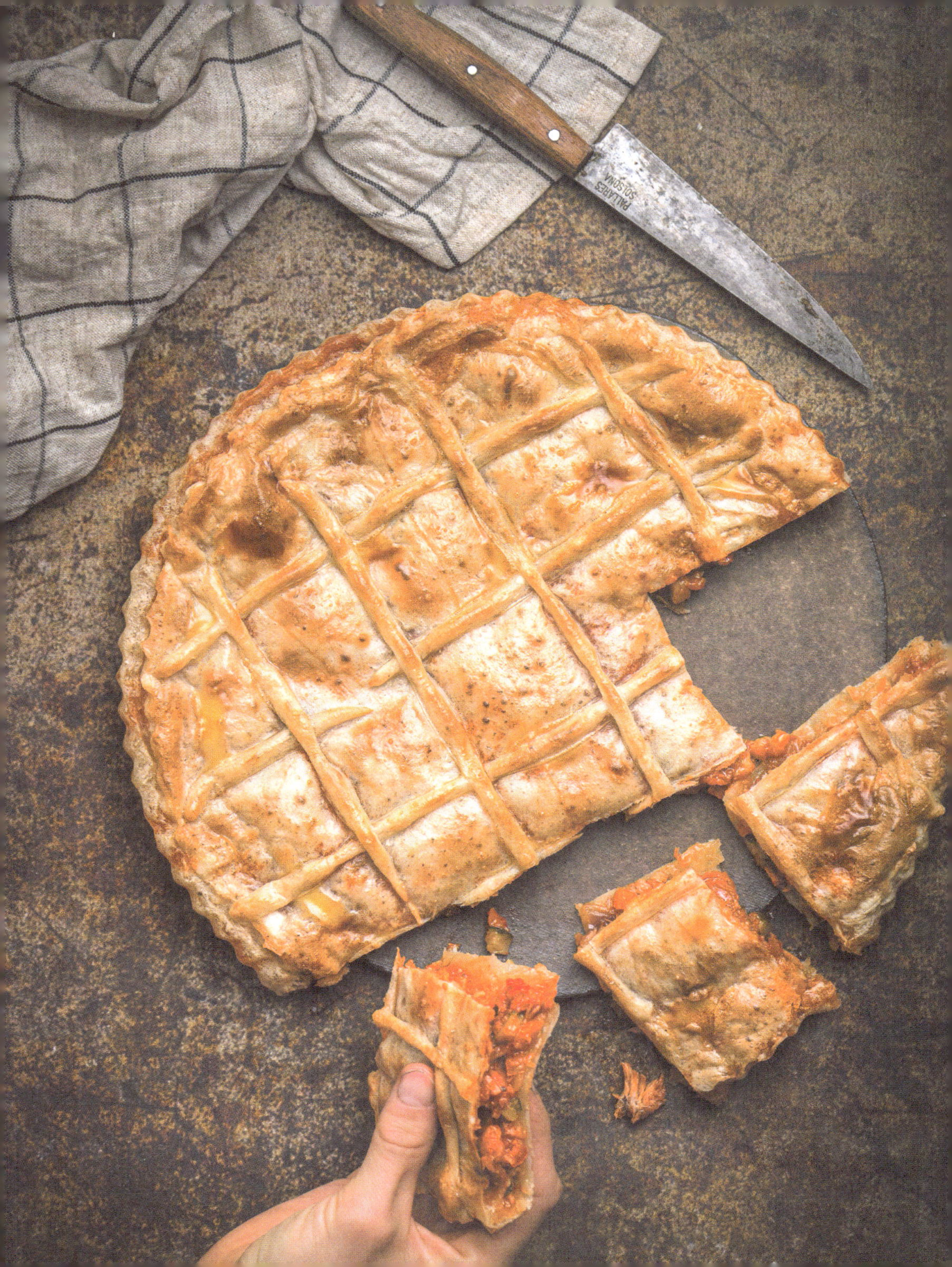

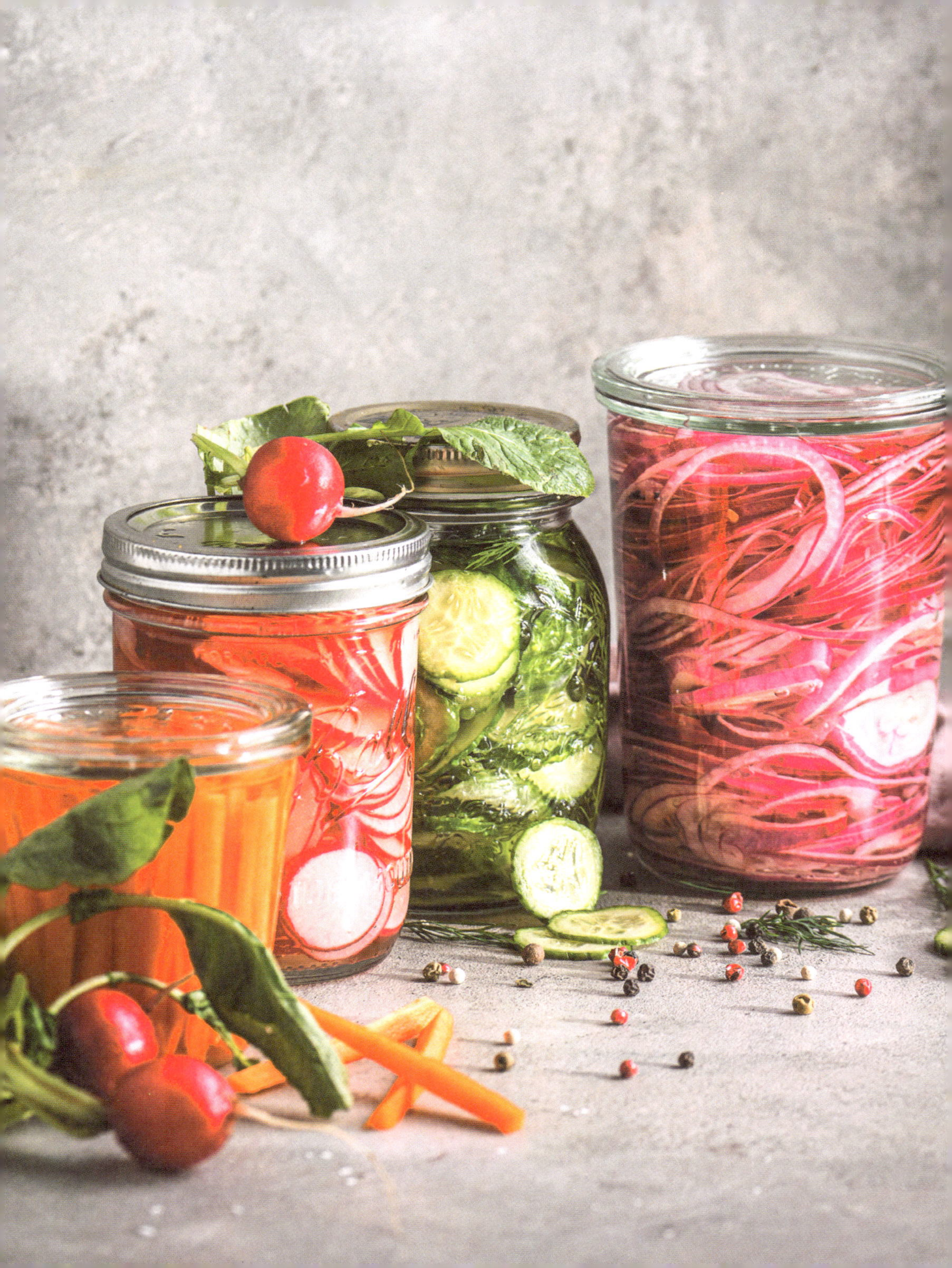

# ENCURTIDOS

## INGREDIENTES

- Vegetales frescos de temporada: zanahoria, coliflor, pepino, remolacha, col, cebolla, rábano, apio, etc.
- agua filtrada (si es agua del grifo, hervir 10 minutos y dejar enfriar para eliminar el cloro y el flúor, que destruyen los microorganismos)
- sal marina sin refinar (sin yodo ni aditivos)
- Hierbas y especias: laurel, pimienta en grano, eneldo, semillas de mostaza, hinojo, jengibre, cúrcuma, chile seco, romero o tomillo
- vinagre de manzana
- vino blanco

### Elaboración

Lavar y cortar los vegetales en bastones, rodajas o floretes, según el tipo. No pelarlos demasiado: la piel alberga microbiota natural que ayuda a la fermentación.

Preparar la salmuera con vinagre: una taza de agua por una taza de vinagre y una cucharadita de sal marina. Remover hasta disolver completamente.

Colocar los vegetales bien apretados en un frasco de vidrio, añadir hierbas o especias entre capas y cubrir con la salmuera, dejando 2-3 cm de espacio libre arriba. Colocar un peso o una piedra limpia para mantener los vegetales sumergidos.

Tapar sin cerrar herméticamente (con tapa de tela o una válvula de fermentación).

Dejar el frasco en un lugar cálido, a temperatura ambiente (18-25 °C).

Dejar fermentar entre 3 y 10 días, dependiendo de la temperatura y del sabor deseado. En 3-5 días, el encurtido estará suave y crujiente. Probar cada 2 días. Cuando el sabor sea el adecuado, guardar en la nevera o en un lugar fresco.

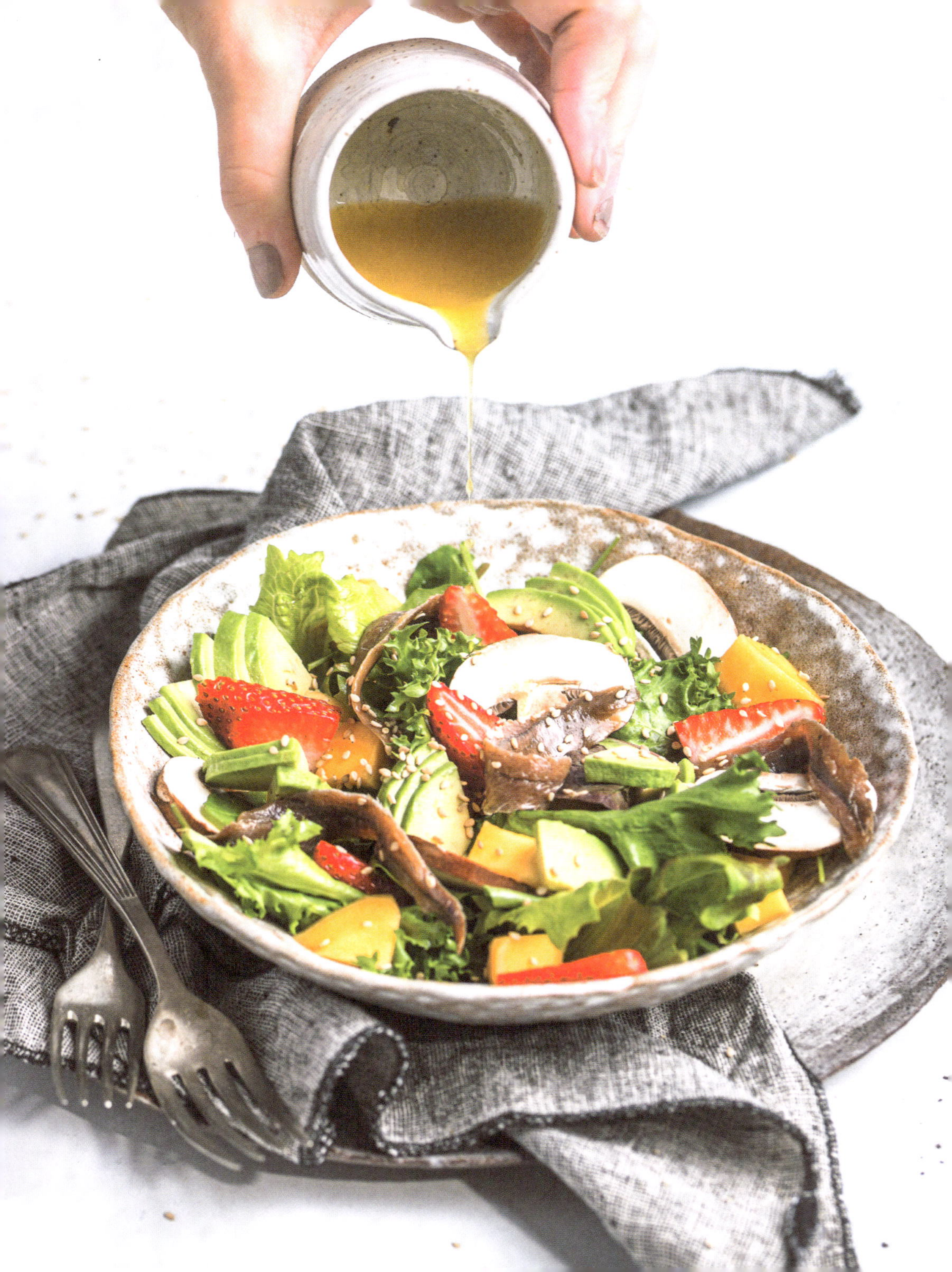

# ENSALADAS DE VERANO, DE INVIERNO, CON Y SIN ALIÑO

*Siempre rápidas y listas para acompañar un pescado o carne a la plancha añadiendo un toque divertido.*

**Os dejo algunas ideas:**

Ensalada más veraniega con fresas, aguacate y anchoas.

Ensalada más de invierno con remolacha, cebolla morada, aceitunas negras o incluso naranja sanguina y coliflor.

Los aliños y salsas con frutos secos siempre les dan un toque increíble: cilantro y avellanas, mostaza.

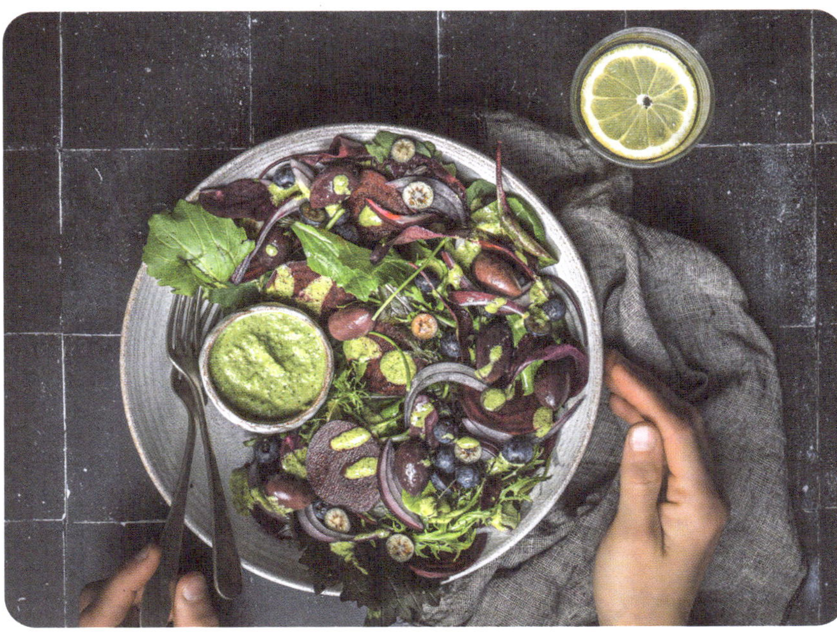

# ENSALADILLAS DE ESTACIÓN

*Son un planazo siempre. Con esta foto solo queremos animarte a que hagas mil versiones según tu despensa, tus gustos y la temporada.*

**Ideas:**

1. Coliflor, judías verdes, aceitunas negras, mayonesa, caballa y cebolla morada cruda.
2. Pollo, patata, manzana ácida, salsa de yogur, limón, cebollino y AOVE.
3. Boniato, pimiento rojo, aceitunas negras y melva.
4. Yuca, alcaparras, mayonesa y pulpo.
5. Judías verdes, tomate seco en AOVE y queso feta de cabra.

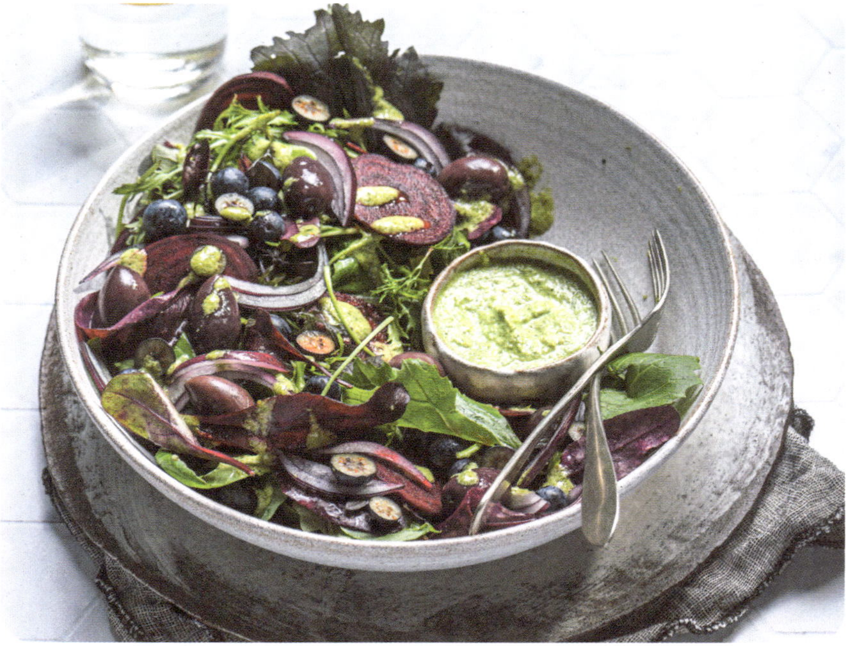

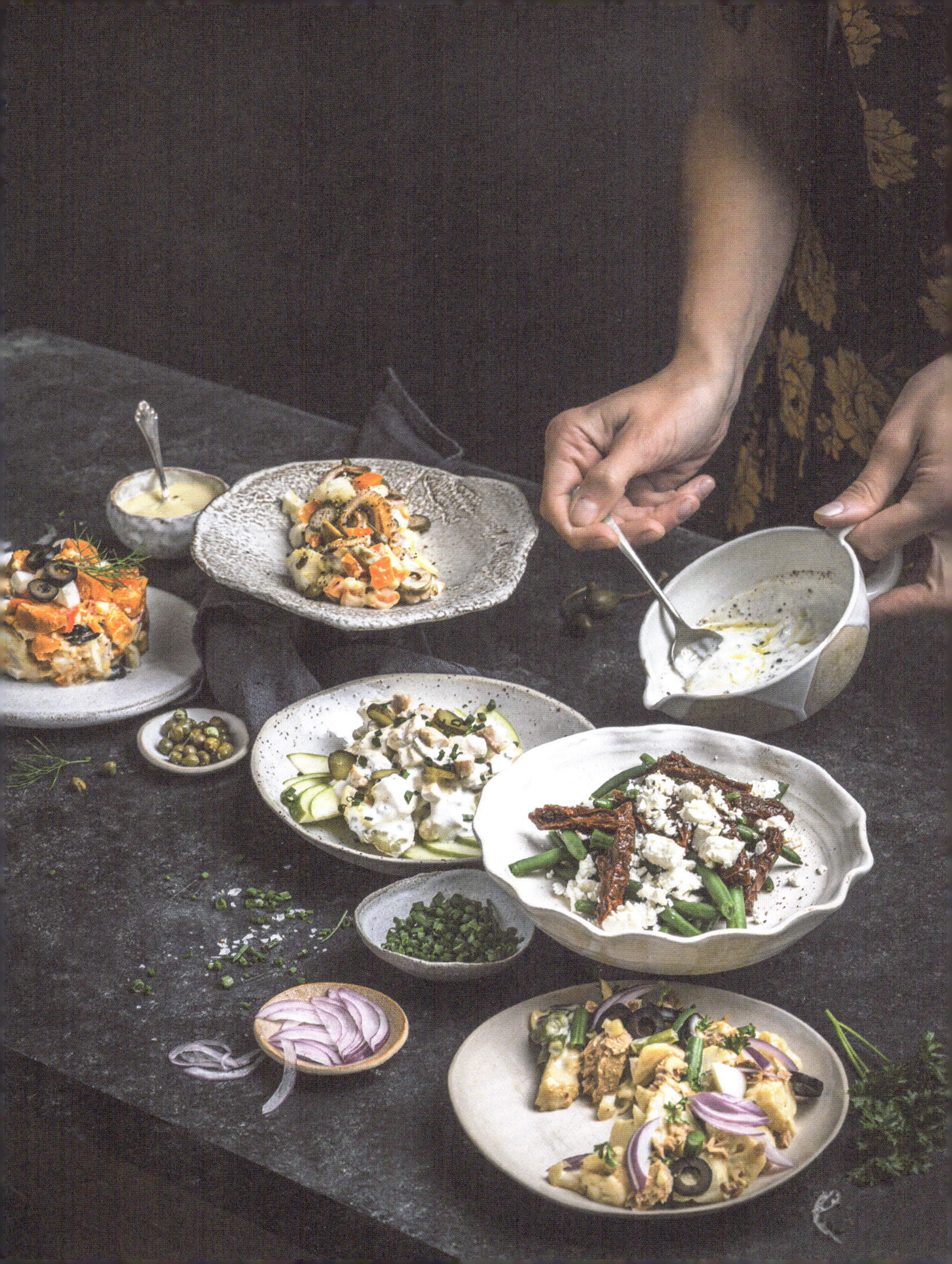

## INGREDIENTES

- calabacín
- tomates cherry

**PARA LAS ALBÓNDIGAS**

- ½ kg de carne picada de ternera
- ½ kg de carne picada de cerdo
- 1 huevo
- un toque de harina de almendra para ligar
- sal
- pimienta

# ESPAGUETIS DE CALABACÍN CON ALBÓNDIGAS Y TOMATES CHERRY ASADOS

### Elaboración

Batir el huevo y añadir la mezcla de carne picada, tanta como comensales seáis en la proporción 1 a 1 de ternera y cerdo (no te preocupes, siempre queda bien). Ajustar la mezcla con la harina de almendra (aproximadamente 3-4 cucharadas) hasta lograr una consistencia húmeda, pero que se moldee bien. Añadir un toque de sal.

Formar las albóndigas. Es mejor que sean más bien pequeñitas y siempre del mismo tamaño, para que el tiempo de cocción sea el mismo para todas. Hornear unos 20-30 minutos (según el tamaño) a 190 °C o hasta que se empiezan a dorar.

Con un *spirelli* o rallador, cortar los espaguetis de calabacín.

Dorar unos ajitos laminados en un poco de AOVE. Sellar los espaguetis en la sartén (de hierro vitrificado, si es posible) bien caliente. Retirar en unos minutos o quedarán aguados.

En otra sartén o en el horno, asar los tomates cherry hasta que estén bien apetitosos.

Montar el plato: espaguetis, tomates y albóndigas.

Si quieres un toque estrella, fríe unas hojas de salvia.

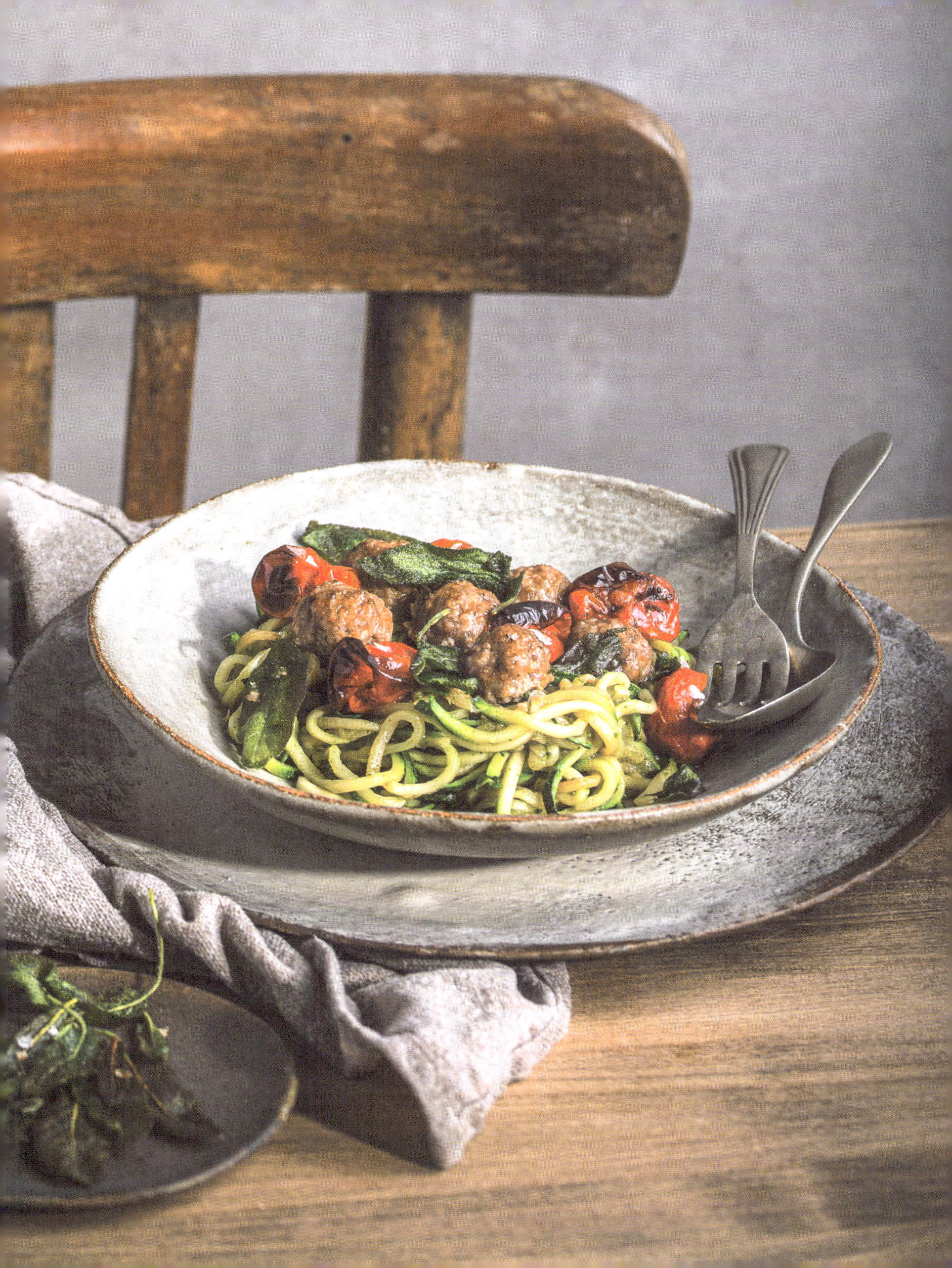

# FAJITAS DE YUCA CON CARNE MECHADA

## INGREDIENTES

**PARA LAS FAJITAS**

- 4 huevos tirando a pequeños
- 4 cucharadas colmadas de almidón de tapioca/yuca
- 4 cucharadas de agua, bebida vegetal o caldo
- sal marina

**PARA LA CARNE MECHADA**

- falda, morcillo o jarrete de ternera o cabecero de cerdo ibérico
- 1 cebolla grande
- 2 zanahorias
- 1 pimiento rojo y 1 verde
- 3 dientes de ajo
- 2 hojas de laurel
- 1 vaso (200 ml) de caldo de huesos
- AOVE
- sal marina
- pimienta negra
- 1 cucharadita de pimentón dulce o ahumado
- un toque de tomillo o romero fresco (opcional)

## Elaboración

### *Para las fajitas*

Batir todos los ingredientes.

Calentar bien una sartén crepera, engrasar y verter la suficiente cantidad de la mezcla para ir haciendo las fajitas.

### *Sellado de la carne*

Calentar una cazuela de hierro o barro.

Añadir el aceite y dorar la carne por todos los lados para sellar sus jugos.

Retirar y reservar.

### *Base vegetal*

En el mismo aceite, añadir la cebolla, el ajo, la zanahoria y los pimientos troceados.

Sofreír a fuego medio unos 10 minutos hasta que se ablanden.

Agregar el pimentón y remover 30 segundos para que no se queme.

### *Cocción lenta (también se puede hacer en la olla lenta)*

Incorporar la carne, las hojas de laurel, el caldo y un poco de agua hasta cubrir parcialmente.

Añadir sal, pimienta y las hierbas.

Tapar y dejar cocer a fuego muy bajo (o en olla lenta) 2,5-3 horas, hasta que la carne esté tan tierna que se deshilache sola. Si se usa una olla a presión, bastarán unos 45 minutos.

### *Mechar y unir*

Sacar la carne de la olla y desmenuzarla con la ayuda de dos tenedores o con las manos.

Triturar la salsa de verduras (se puede dejar con trocitos, si te gusta más rústica).

Devolver la carne mechada a la salsa, mezclar y cocinar 10 minutos más para integrar los sabores.

¡Fajitas listas y rellenas de sabor! Unos encurtidos frescos serán el complemento ideal.



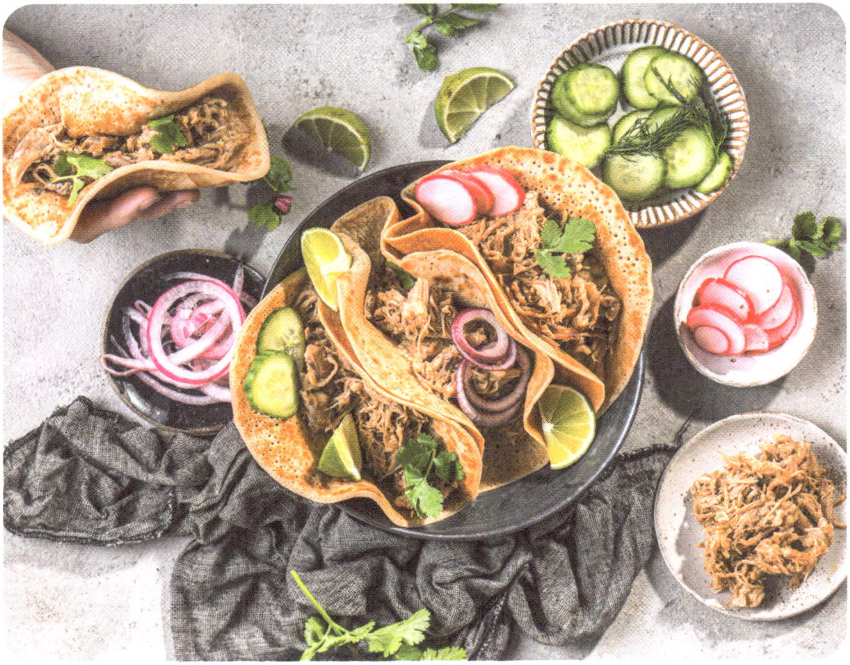

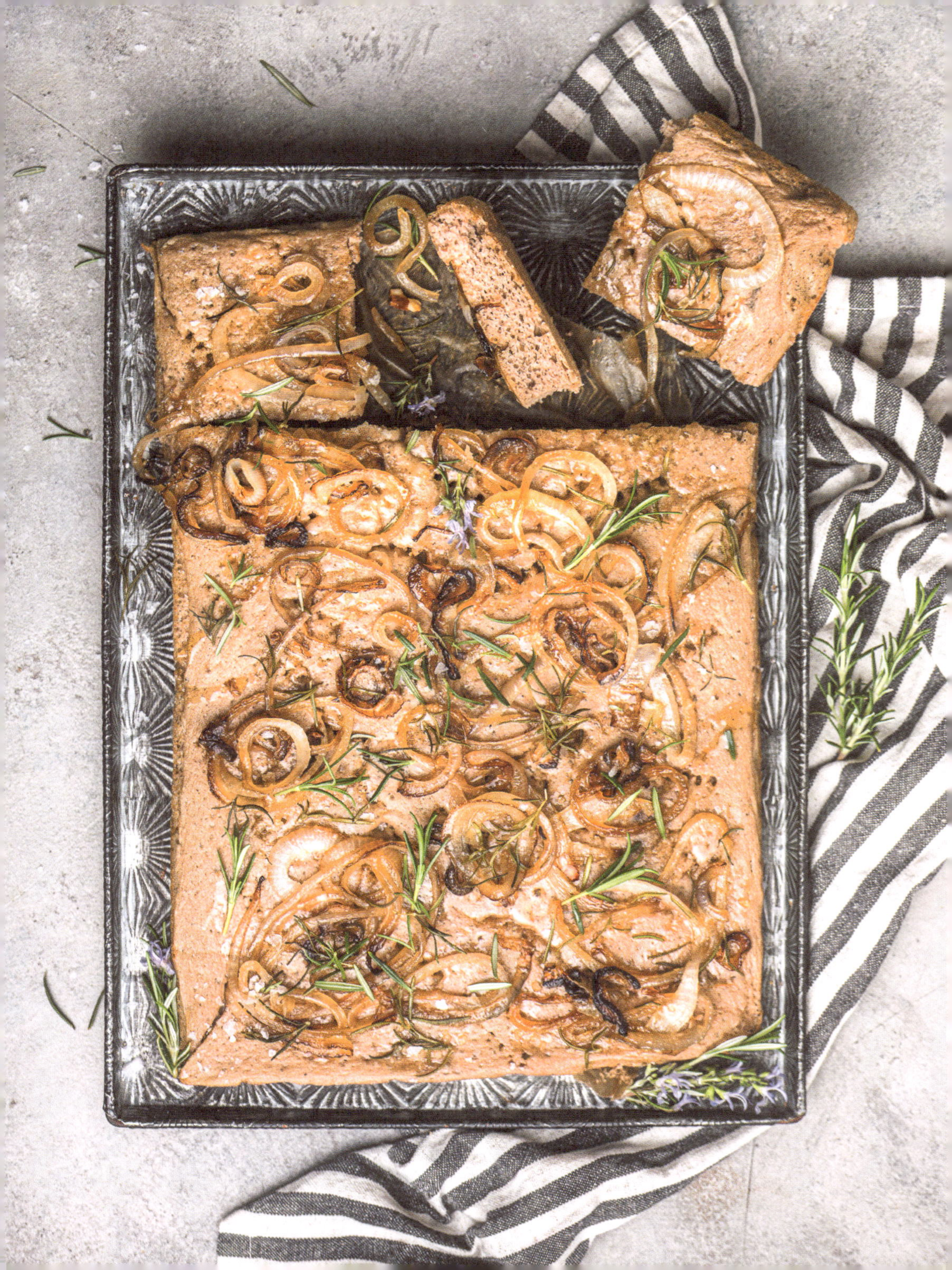

# FOCACCIA DE PLÁTANO MACHO

## INGREDIENTES

- 2 plátanos machos empezando a madurar
- 2 huevos
- un chorrito de AOVE
- sal
- impulsor o bicarbonato
- 1 cucharadita de vinagre de manzana
- *toppings*: cebolla caramelizada y romero puede ser más que suficiente

### Elaboración

Batir todos los ingredientes.

Llevar la masa a una bandeja de horno cubierta de papel de hornear.

Añadir los *toppings*.

Hornear a 190 °C durante 25 minutos o hasta que, al pinchar, salga el cuchillo limpio.

## INGREDIENTES

- gallo o lenguado a filetes
- bacon o panceta curada

# GALLO EN BACON O PANCETA CURADA

### Elaboración

Hacer rollitos y pinchar con un palillo de madera.

Llevarlos a una fuente de horno.

Hornearlos con calor arriba y abajo a 180 °C, hasta que se hayan cocido y el bacon se haya dorado.

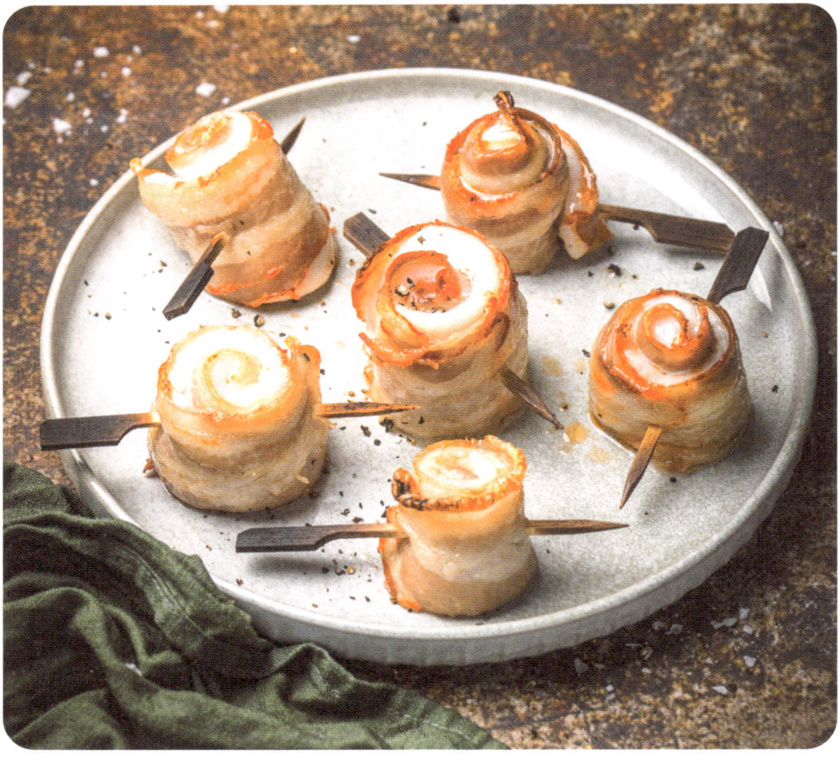

# GRANOLA CASERA

### INGREDIENTES

- 250 g de tus frutos secos favoritos: semillas, pipas de girasol germinadas, etc.
- nibs de cacao
- chips de coco
- vainilla en polvo
- canela en polvo
- 50 g de mantequilla de pasto
- 20 g de glicina
- 1 clara de huevo

### Elaboración

En la misma bandeja del horno, mezclar todos los ingredientes.

Hornear 17-20 minutos a 160 °C, con calor arriba y abajo.

¡Verás qué crujiente y rica!

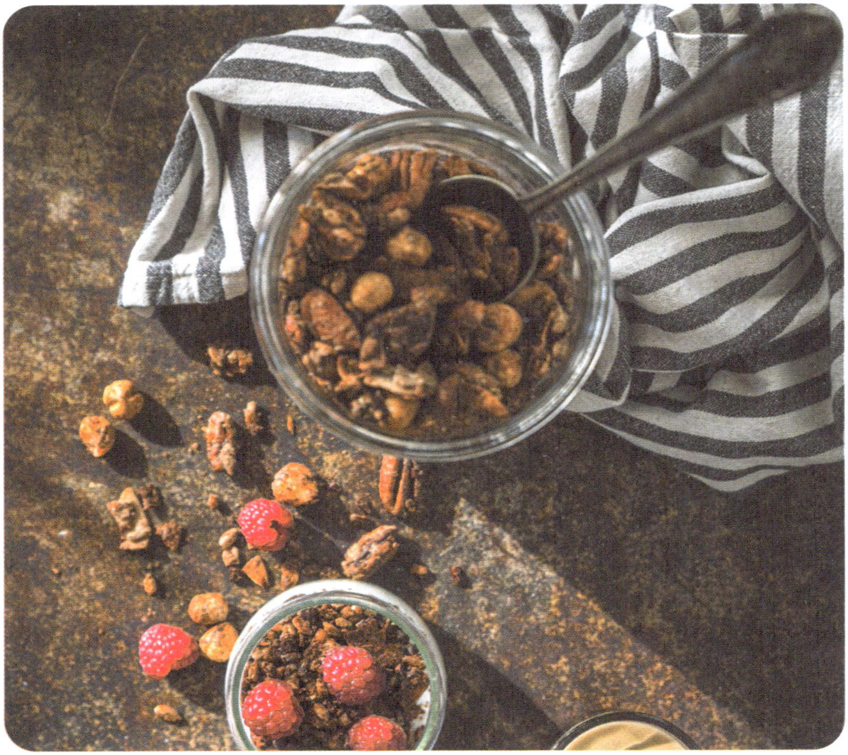

# GRAVLAX DE SALMÓN CON BAGELS KETO

## INGREDIENTES

### PARA LOS BAGELS (6 UNIDADES)

**Secos:**

- 200 g de harina de almendra
- 2 cucharadas de semillas de lino molidas
- 2 cucharadas de harina de coco
- 1 cucharada de postre de bicarbonato
- 1 pizca de sal

**Húmedos:**

- 4 huevos eco
- 1 cucharada de vinagre de manzana
- 80 ml de agua hirviendo

***Toppings*:**

- semillas de chía y/o sésamo

### PARA EL GRAVLAX

- sal gruesa
- especias al gusto: pimienta en grano, eneldo, etc.
- 1 piel de limón rallada
- 1 piel de naranja rallada
- 2 o 3 remolachas ralladas
- un buen trozo de salmón fresco (congelar previamente 72 h)

## Elaboración

### *Para los bagels*

Precalentar el horno a 190 °C.

En un bol, mezclar todos los ingredientes secos.

En otro bol, mezclar los ingredientes húmedos, excepto el agua hirviendo.

Verter los ingredientes húmedos en el bol con los ingredientes secos y mezclar bien.

Añadir el agua hirviendo y remover enérgicamente con una cuchara o una espátula.

Mojarse las manos con agua caliente y formar los bagels. Hacer una bola y luego el agujero central. Decorar con los *toppings*.

Ponerlos en una bandeja de horno cubierta de papel vegetal.

Bajar la temperatura del horno a 180 °C, con calor arriba y abajo, y hornear durante unos 20 minutos.

### *Para el gravlax*

Para preparar el marinado, mezclar la sal, las ralladuras y las especias.

Cubrir la base de una fuente con una capa de la sal marinada.

Poner encima el lomo de salmón (la piel hacia abajo), cubrir bien con la sal y, por último, añadir la capa de remolacha rallada (para dar color, no es imprescindible).

Tapar con papel de conservación y poner un peso encima.

Dejar 24 horas en la nevera.

Limpiar, retirar la sal, cortar según el gusto (a lonchas, a dados, etc.) y... ¡a disfrutar!

Las partes más finas del lomo se curan más y quedan más duras (taquitos) que las zonas más gorditas (láminas).

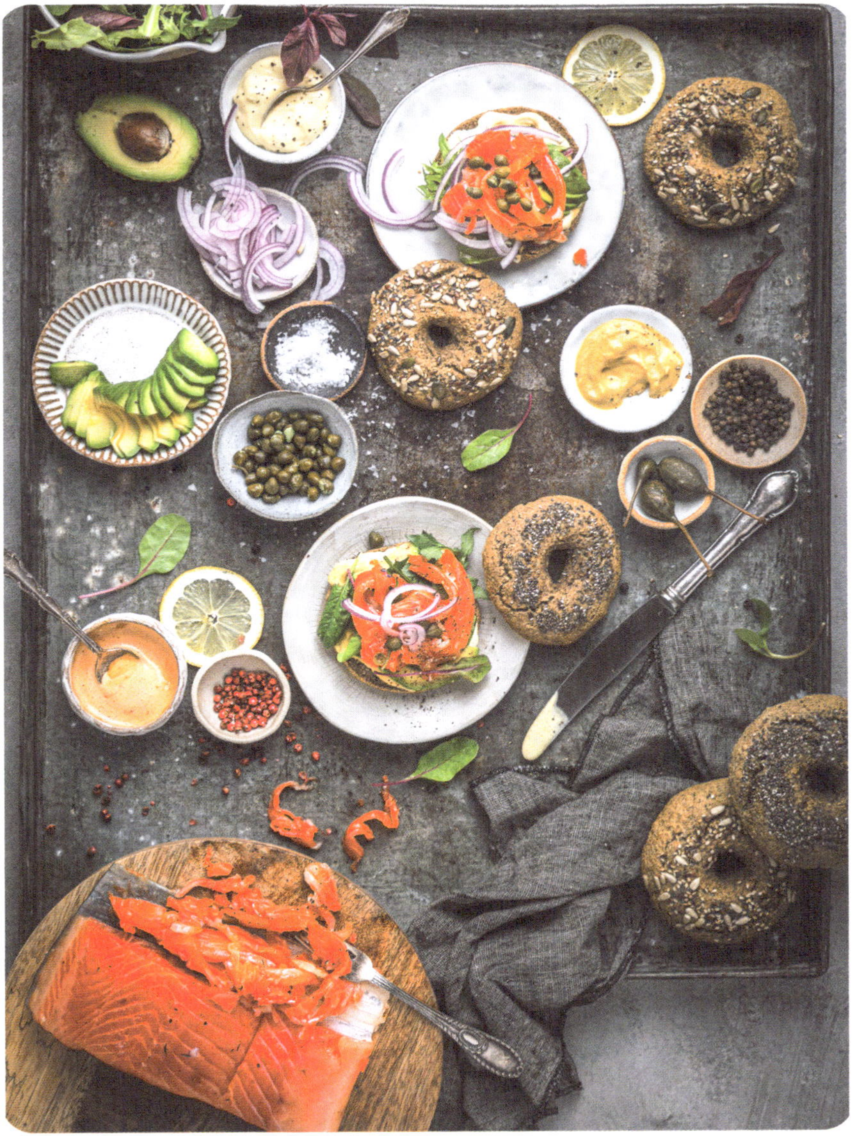

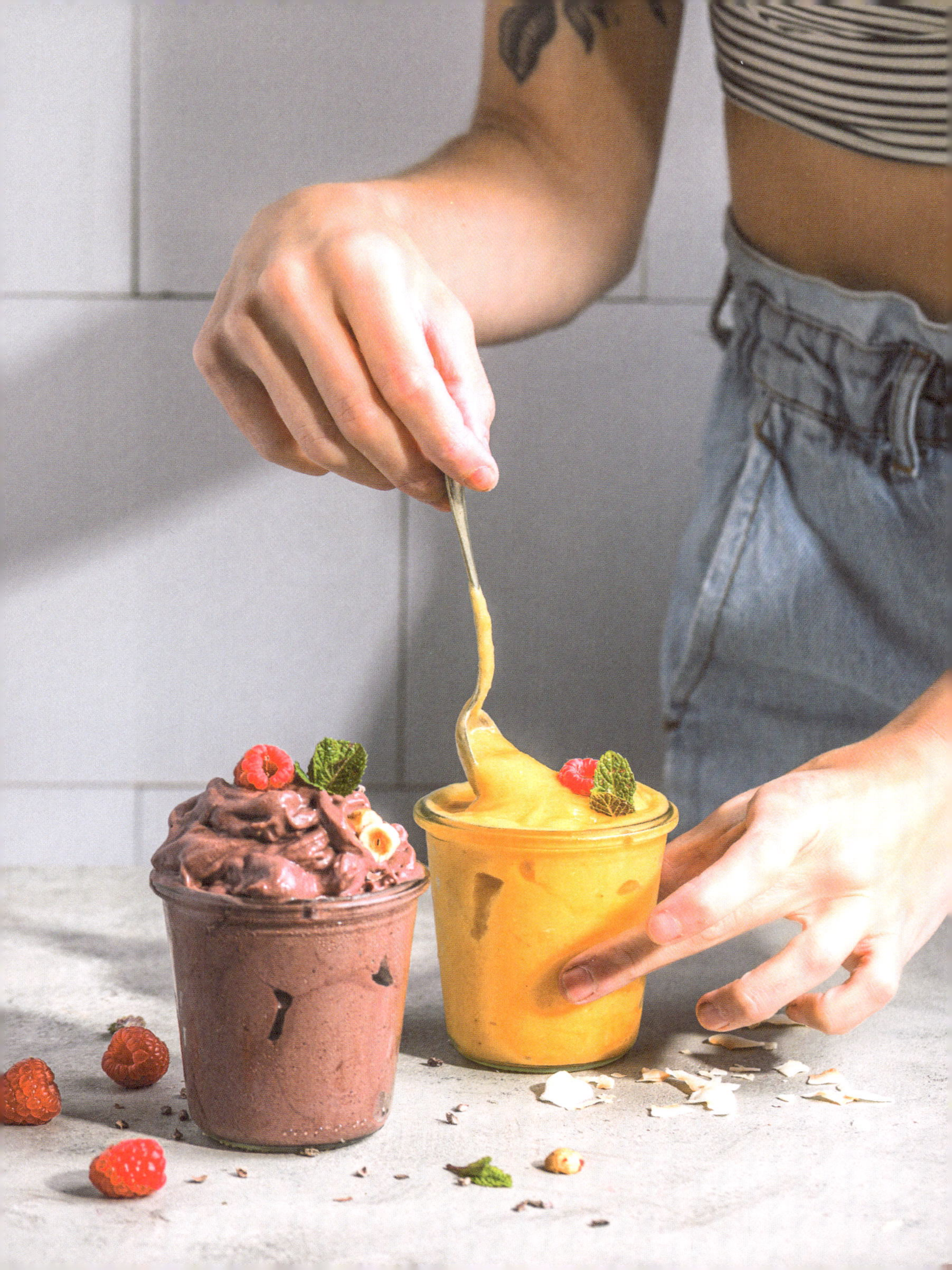

# HELADOS PROTEICOS

## INGREDIENTES

**PARA EL HELADO DE MANGO**

- 1 tarrina de mascarpone
- 2 mangos
- 10 g de colágeno en polvo y/o proteína whey neutra
- 10 g de glicina
-

**PARA EL HELADO DE CACAO**

- 420 g de yogur de cabra, A2 o coco
- 2 plátanos maduros
- 2 cucharadas de cacao en polvo
- 1 cucharada de crema de avellanas
- 10 g de colágeno en polvo y/o proteína whey neutra
- 10 g de glicina

### Elaboración

Triturar todos los ingredientes.

Si no se dispone de heladera, batir mucho las mezclas para que tengan cierto aire.

Verter en un recipiente con tapa y llevarlo al congelador.

Remover cada 30-45 minutos durante las primeras 3 horas (esto evita que se formen cristales de hielo).

Después de 5-6 horas, ¡listo para servir!

# HUEVOS RELLENOS

### INGREDIENTES

- huevos
- mayonesa casera con mostaza
- alcaparras en AOVE picaditas
- pepinillos
- hígado de bacalao ahumado (es la única lata que entra en casa)

**Elaboración**

Hervir los huevos y separar las claras de las yemas.

Seguidamente, para hacer el relleno, mezclar las yemas con los otros ingredientes.

Para lograr un extra de bonitura, como en el caso de la foto, rellenar las claras con una manga con formitas.

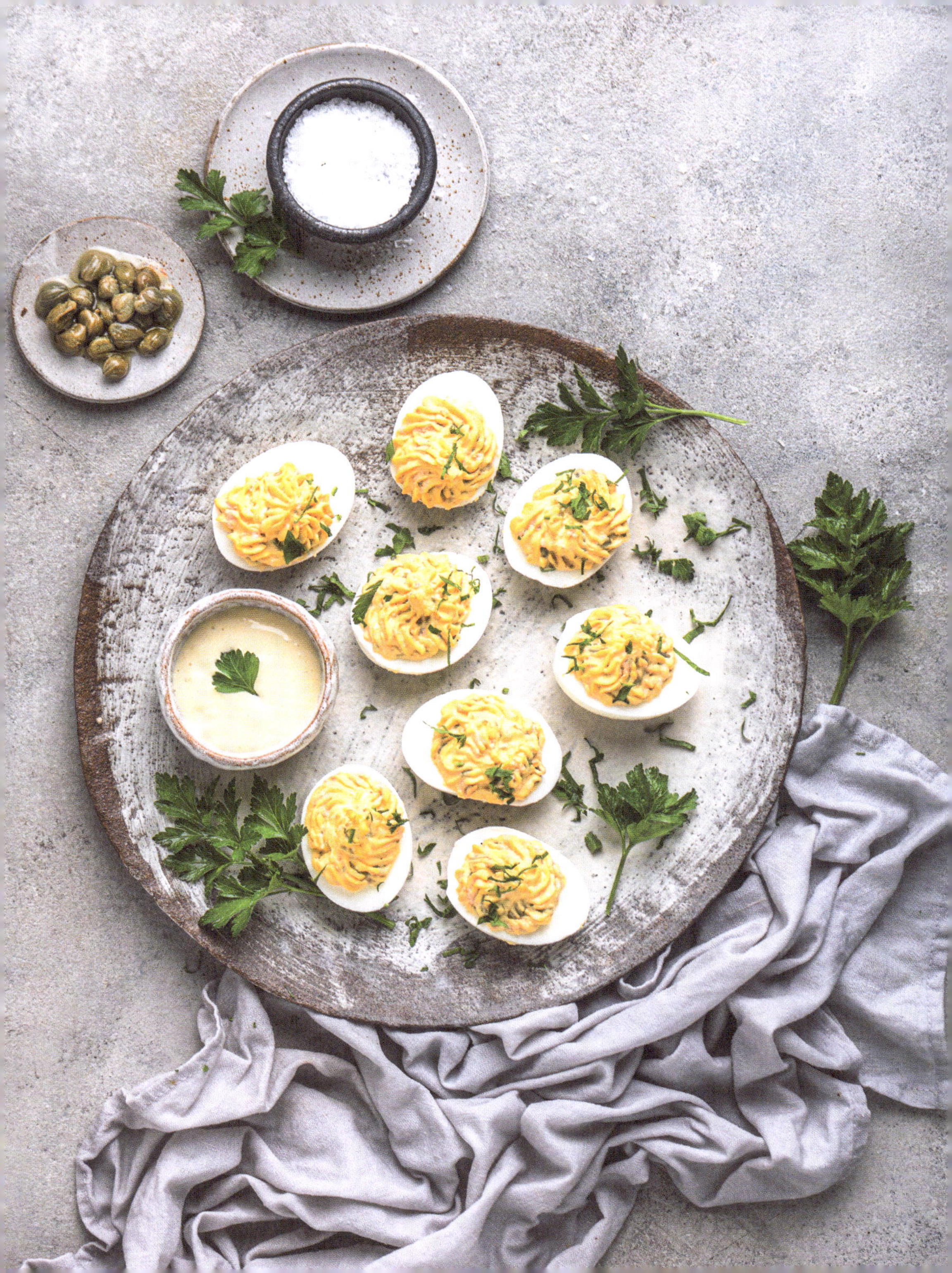

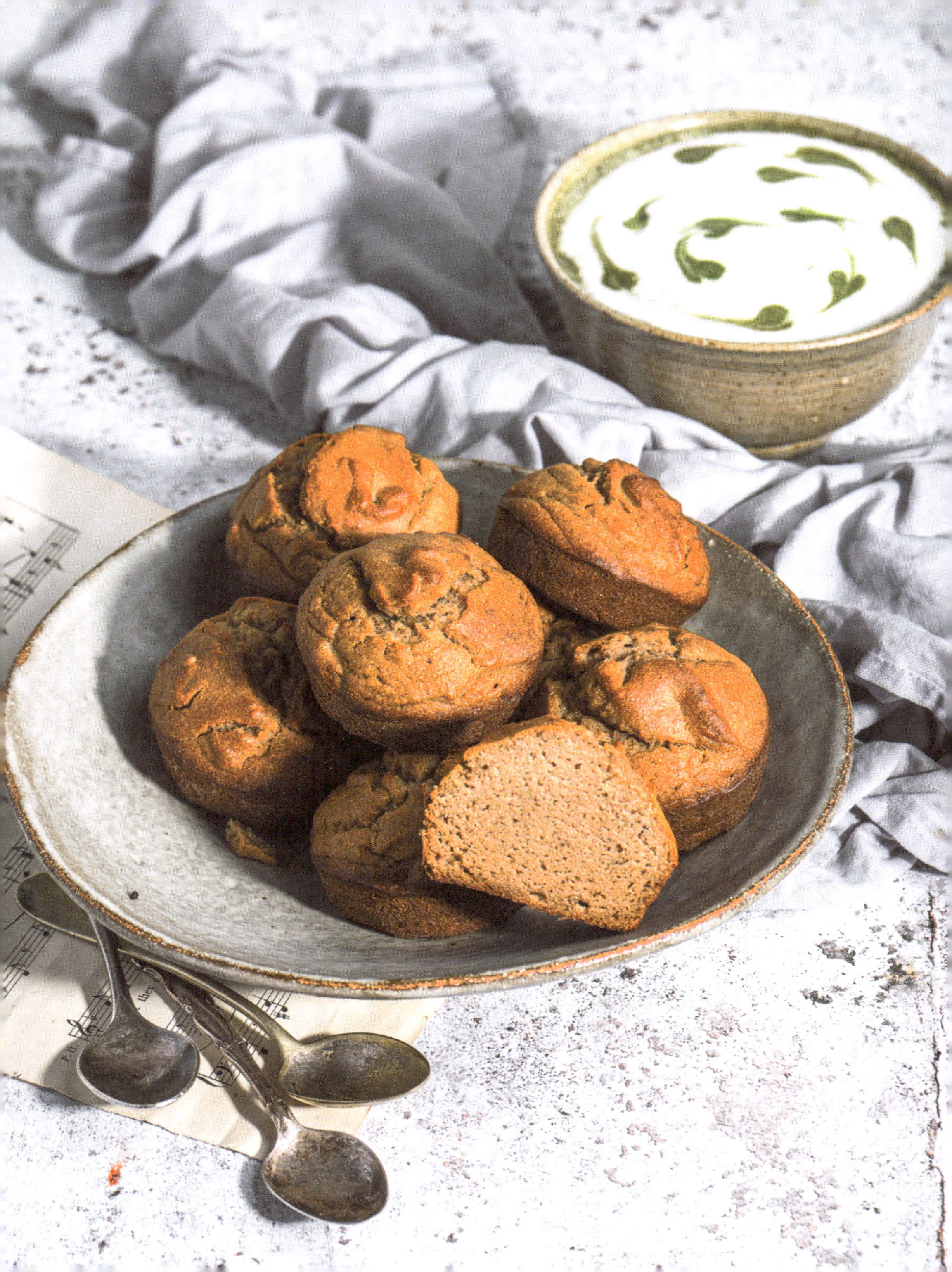

# MAGDALENAS DE CASTAÑA

## INGREDIENTES

- 4 huevos
- 3 peras jugosas y sabrosas (unos 320 g de fruta cortada)
- 120 g de harina de castaña
- 85 g de harina de almendra
- 50 g de almidón de tapioca
- 100 g de AOVE
- ¼ de cucharadita de vainilla en polvo
- ⅓ de cucharadita de *pumpkin pie spice*
- ½ cucharadita de bicarbonato sin aluminio
- ¼ de cucharadita de levadura de repostería (opcional)
- un chorrito de vinagre de manzana

### Elaboración

Batir los huevos durante unos minutos para que cojan un poco de aire. Seguidamente añadir la fruta y el AOVE. Batir de nuevo.

Añadir los ingredientes secos: harina de castaña, harina de almendra, almidón de yuca y especias. Batir o integrar bien.

Por último, añadir el bicarbonato y la levadura con el chorrito de vinagre y verás cómo reacciona. Batir otra vez.

Colocar la mezcla en un molde cubierto de papel vegetal para bizcocho o en moldes de magdalenas.

Precalentar el horno. Hornear a 180 °C durante 35-40 minutos. Pinchar con un palillo para comprobar la cocción (cada horno es distinto).

Si quieres convertirlo en un banana bread, cambia la pera por el plátano y guarda uno para decorar.

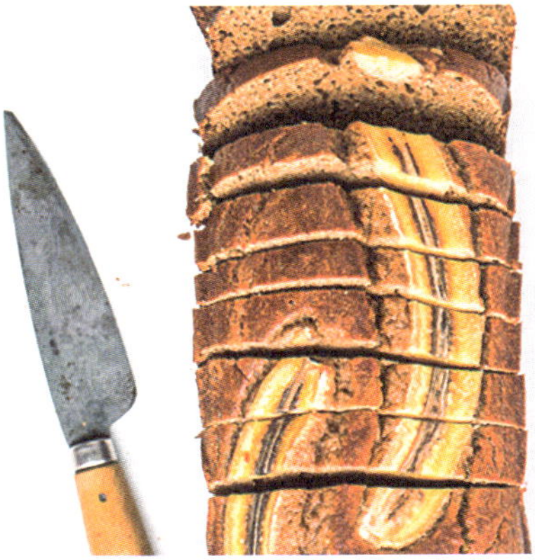

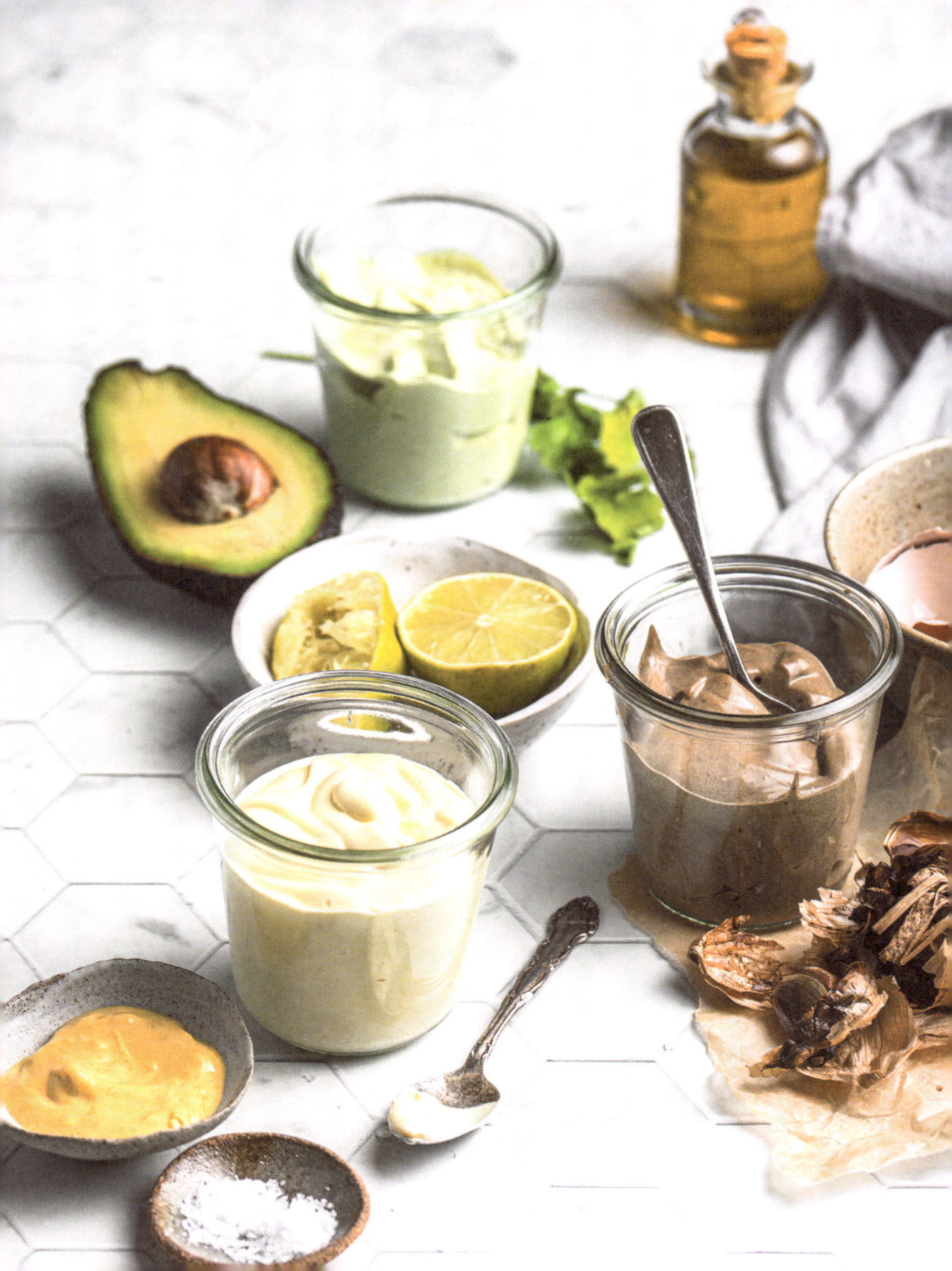

## INGREDIENTES

**PARA LA MAYONESA DE AJO NEGRO**

- AOVE
- huevo
- sal
- vinagre de manzana
- 3-4 dientes de ajo negro (más suave y digestivo)

**PARA LA MAYONESA DE AGUACATE**

- AOVE
- huevo
- sal
- un chorrito de lima
- cilantro
- medio aguacate

**PARA LA MAYONESA DE MOSTAZA**

- AOVE
- huevo
- vinagre de manzana
- mostaza
- sal

# MIS TRES MAYONESAS FAVORITAS

*La mayonesa de ajo negro queda increíble acompañando unos calamares, la de aguacate va de maravilla con los pescados blancos (merluza, gallo, etc.) y la de mostaza da mucha vida a la carnes blancas, como el pavo y el pollo. Además incluimos los trucos para que la mayonesa siempre salga bien.*

### Elaboración

***Tips para que te salga increíble***

Tener confianza. La mayonesa casera termina saliendo. Es todo práctica y certeza.

Dejar el huevo a temperatura ambiente.

Cascar el huevo siempre en otro recipiente.

Usar AOVE de calidad, unos 4 dedos aproximadamente.

Añadir un ácido (un chorrito de vinagre, de lima o de limón) ayuda a la conservación.

No olvidar la sal.

Con la batidora de mano al fondo, accionar a máxima potencia y esperar a que cuaje (unos 5-10 segundos sin mover). Luego, sin parar la batidora, empezar a subir poco a poco, en diagonal por un lado, luego el otro. Cuando se ha ligado, subir y bajar el brazo de la batidora e integrar todo bien.

Una vez ligada, añadir todos los extra: ajo, cilantro, etc.

## INGREDIENTES

- setas maitake
- panceta curada laminada muy fina
- yema de huevo
- cebollino (opcional)

# PANCETA MAITAKE Y HUEVO

*Hay poco que contar. Simplemente, debes registrar esta combinación de sabores e ingredientes. Increíble, ¡qué sabor!*

**Elaboración**

Pasar las setas maitake por la plancha.

Dar un golpe de calor a la panceta.

Poner encima la yema cruda para rematar.

Remover y espolvorear por encima el cebollino para decorar (opcional).

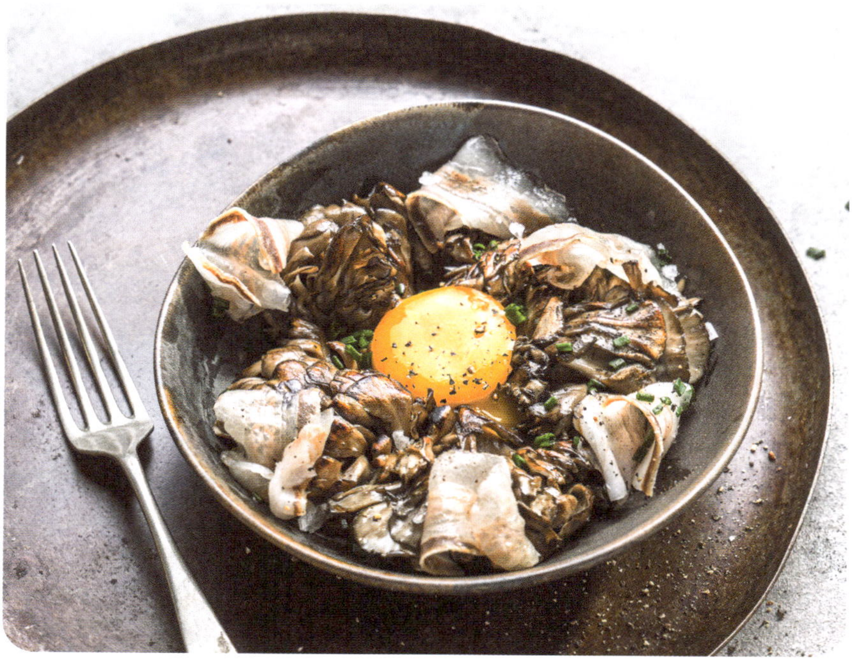

## INGREDIENTES

**PARA 14 PANECILLOS EN MOLDE DE MAGDALENA**

- 150 g de almidón de yuca o tapioca (o patata)
- 30 g de fécula o sémola de yuca (es mucho más granulada)
- 175 ml de caldo de huesos o de bebida vegetal
- 60 ml de AOVE
- 1 huevo
- 2 cucharadas de chía

# PANES DE YUCA

### Elaboración

Añadir todos los ingredientes en el vaso batidor. Accionar a la máxima potencia hasta que quede una masa bastante líquida.

Verter en moldes de silicona o inoxidables cubiertos de papel vegetal.

Hornear 35-40 minutos a 200 °C, con calor arriba y abajo. Se deforman bastante y están listos cuando empiezan a dorarse. Son chiclosos por dentro.



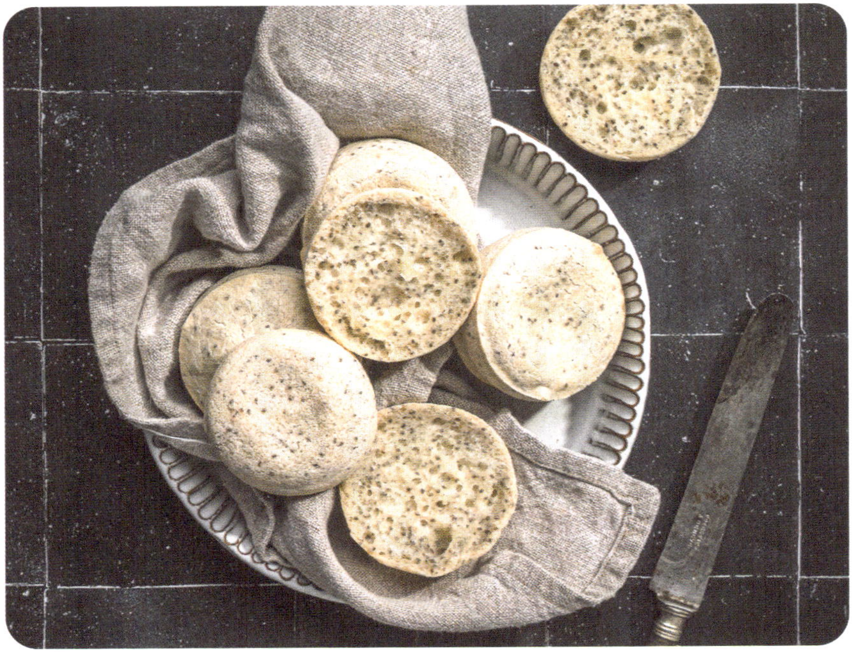

# PANQUEQUES DE PLÁTANO

## INGREDIENTES

- 2 huevos
- 4 cucharadas de harina de castaña
- vainilla en polvo
- 1 plátano
- un poco de mantequilla

### Elaboración

Batir los huevos, la harina y la vainilla en polvo con la batidora de mano.

Laminar el plátano bien finito.

Engrasar la plancha o la crepera con la mantequilla.

Con la plancha o la crepera caliente, añadir un poco de masa, colocar plátano encima y darle la vuelta al cabo de unos minutos.

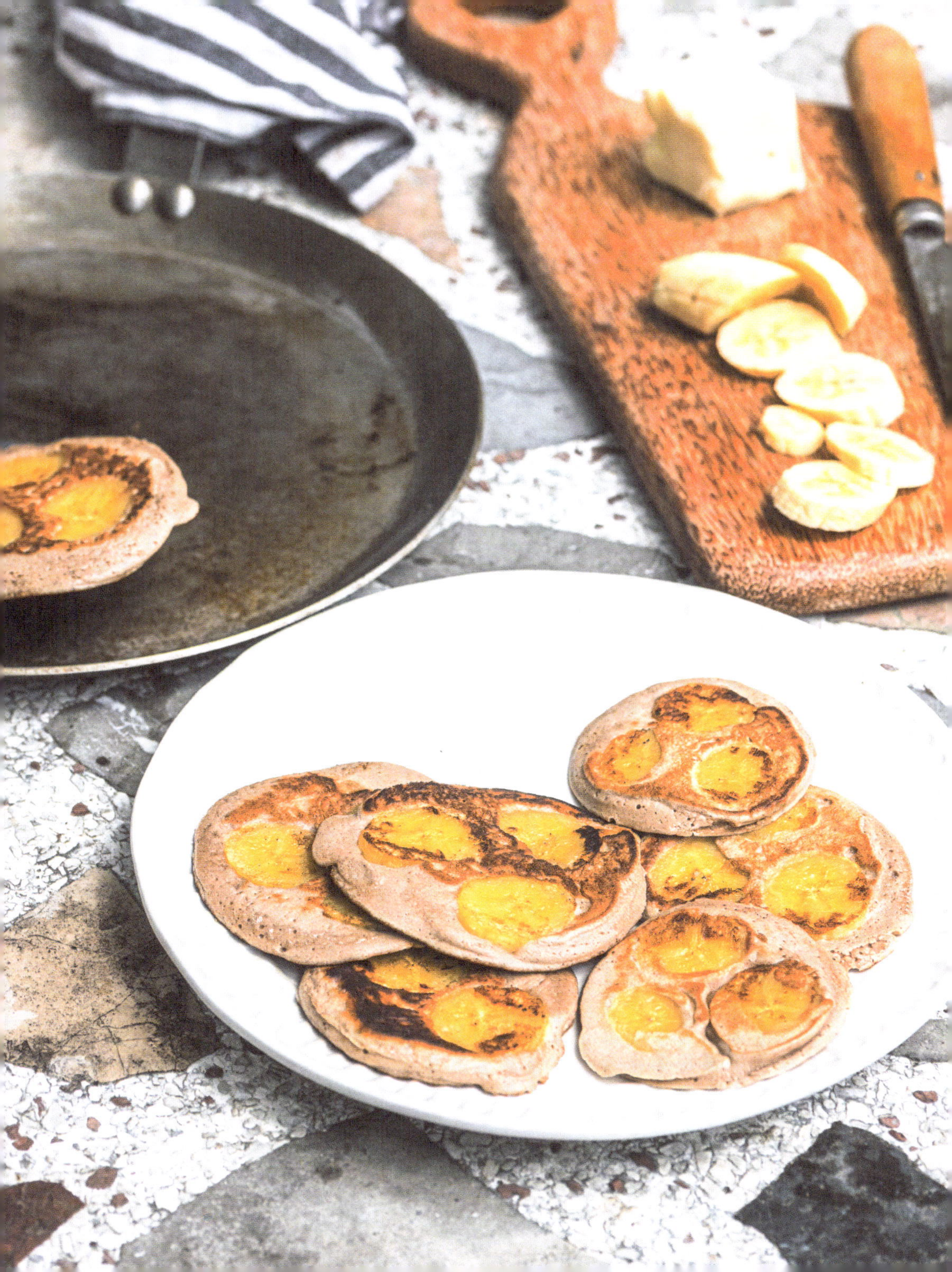

## INGREDIENTES

- patatas, mejor pequeñas.
- sal gruesa ($^1/_5$ del peso de las patatas)

**PARA EL MOJO PICÓN**

- 1 ajo
- guindilla o cayena
- perejil
- comino
- pimentón
- sal
- AOVE
- vinagre de manzana

**PARA EL MOJO VERDE**

- cilantro
- limón
- aguacate
- 1 ajo
- comino
- pimienta
- sal
- AOVE

# PAPAS ARRUGADAS CON MOJO

*Para las patatas, nosotros no seguimos la receta original, pues no recomendamos comer la piel por su contenido en antinutrientes. Igualmente las cocemos en mucha sal, que quedan más suaves y gustosas.*

### Elaboración

Lavar las patatas.

Introducir las patatas en una olla con el agua justa para cubrirlas, no más.

Incorporar la sal.

Llevar a ebullición y cocer sin tapar unos 20-25 minutos, según el tamaño, hasta que las patatas estén tiernas al pincharlas.

Atemperar o dejar una noche en la nevera para crear almidón resistente.

Acompañar con los mojos.

### *Para el mojo rojo*

Majar en el mortero 1-2 ajos, la guindilla o la cayena (según el gusto, más o menos picante), un poco de perejil, comino, ½ cucharadita de pimentón y una pizca de sal.

Cuando esté machacado, añadir AOVE (más o menos ½ de vaso de agua) y un poquito de vinagre.

Rectificar y jugar con los ingredientes hasta lograr el toque más personal.

Dejar reposar para que se integren bien todos los sabores.

***Para el mojo verde***

Verter en el vaso de una batidora el cilantro, un chorrito de zumo de limón, el aguacate, el ajo, el comino, la pimienta, la sal y el aceite y accionar a la máxima potencia.

Probar y rectificar.

El sabor del mojo verde es muy personal. A nosotros nos gusta con poco ajo, bastante comino y bien de aguacate.

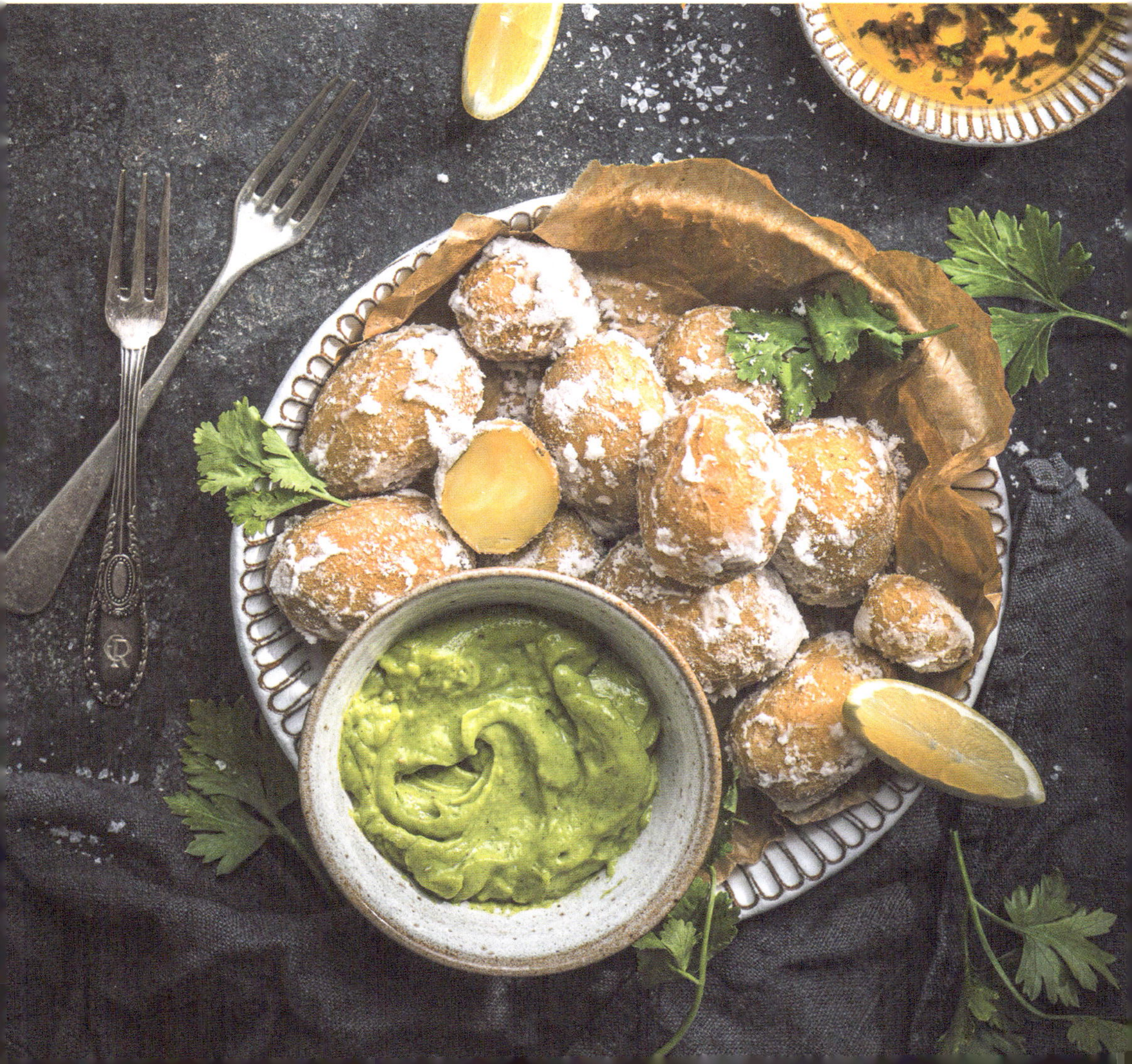

# PIZZA DE COLIFLOR O PIZZA COTTAGE

## INGREDIENTES

- 240 g de queso mozzarella rallado
- 140 g de coliflor cruda rallada
- 2 huevos batidos
- ½ cucharadita de sal

### Elaboración

Precalentar el horno a 180 °C.

Rallar la coliflor cruda con la ayuda de un procesador de alimentos o de un rallador de caja. Envolver en un paño de cocina y escurrir para que suelte el agua.

En un tazón grande, mezclar la coliflor, el queso rallado, los huevos (ligeramente batidos) y la sal.

Sobre una bandeja para hornear forrada con papel, extender la mezcla con una espátula formando una capa fina.

Hornear unos 20 minutos o hasta que esté ligeramente dorada.

Retirar del horno.

Añadir los *toppings* según el gusto: salsa de tomate, bien de queso, bacon, vegetales, el orégano que no falte…

Subir la temperatura del horno a 200 °C y hornear durante 5-10 minutos o hasta que el queso se derrita y se dore según el gusto.

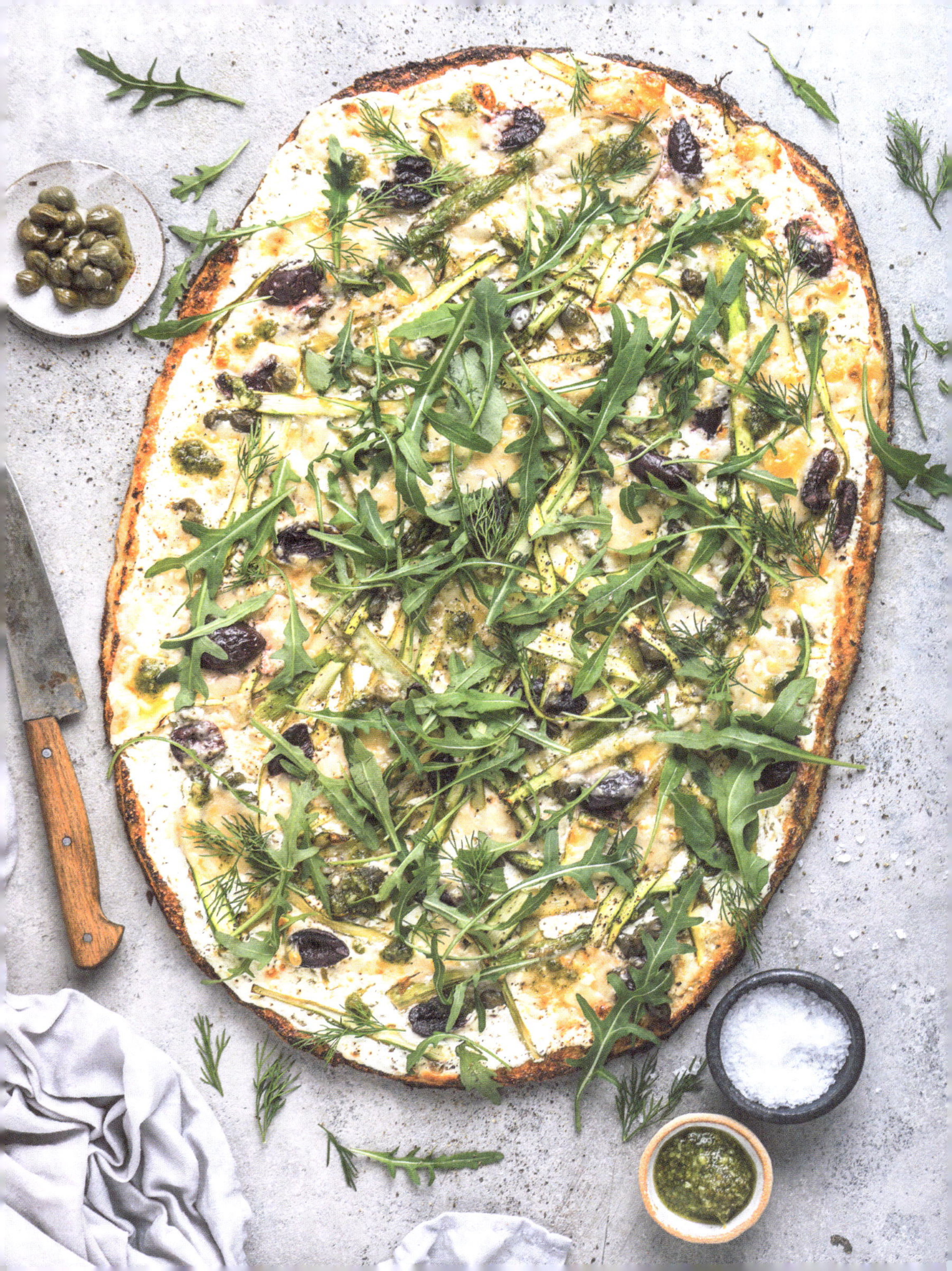

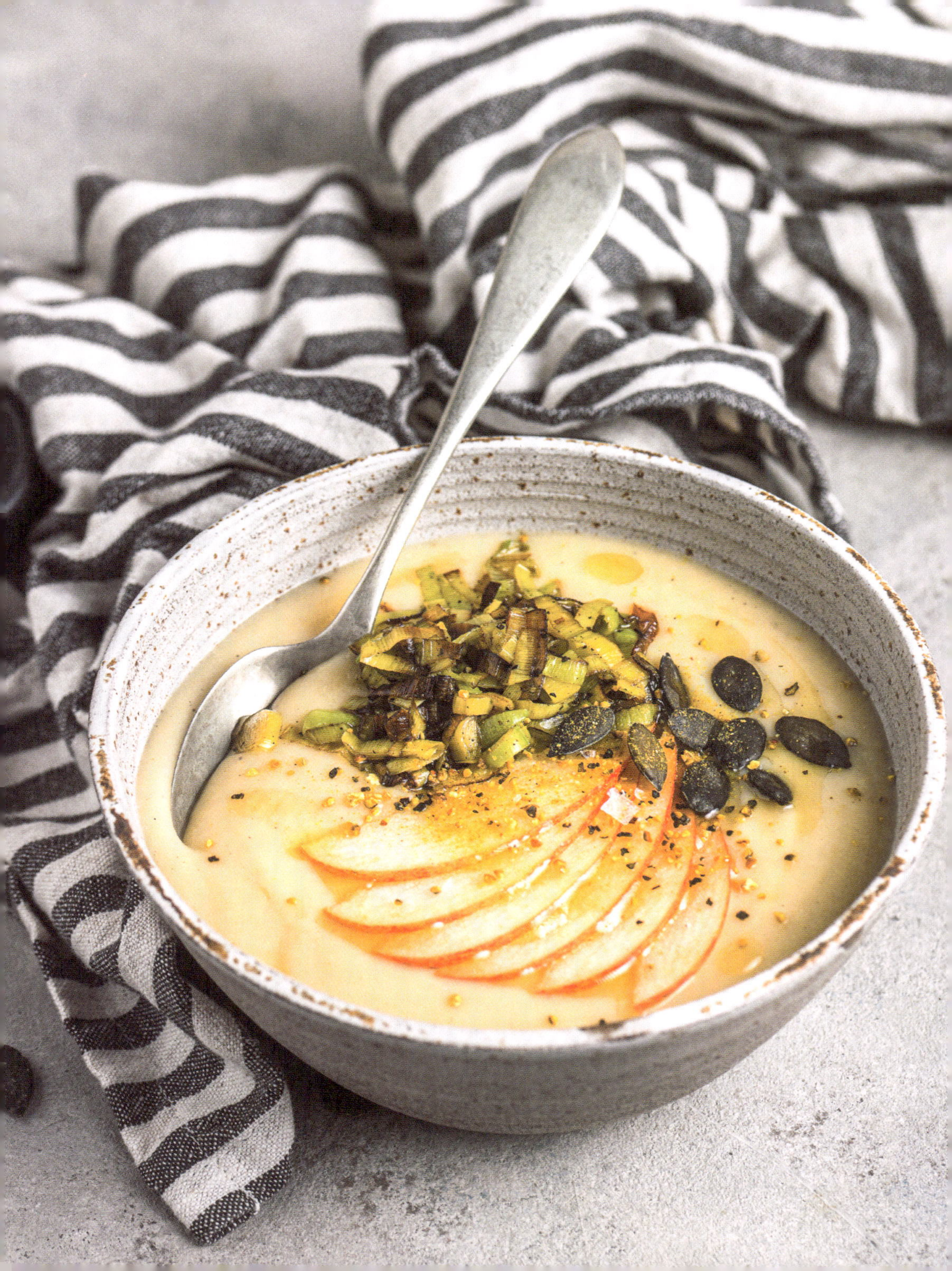

# PURÉ DE OTOÑO



## INGREDIENTES

- 4 patatas
- 2 puerros
- 1 manzana
- 1 cucharada de *ghee*
- pimienta y sal
- agua o caldo de pollo
- *toppings* opcionales: pipas de calabaza y manzana

### Elaboración

Pochar el puerro en *ghee*.

Cuando esté tierno y dorado, añadir las patatas peladas y chascadas (así liberarán más almidón y la crema quedará más ligada).

Remover unos minutos y a continuación incorporar la manzana, sin piel y a trozos.

Remover de nuevo y cubrir con el caldo hasta que las patatas y la manzana estén bien tiernas.

Triturar hasta lograr una consistencia suave.

Añadir los *toppings* según el gusto: un poco del puerro que se reservó del pochado previo, pipas de calabaza y/o manzana o un toque de proteína (huevo cocido o pollo desmenuzado).

Y te dejo un par de ideas más muy prebióticas y nutritivas: hacer crema de espárragos trigueros y setas y añadir caldo de huesos.

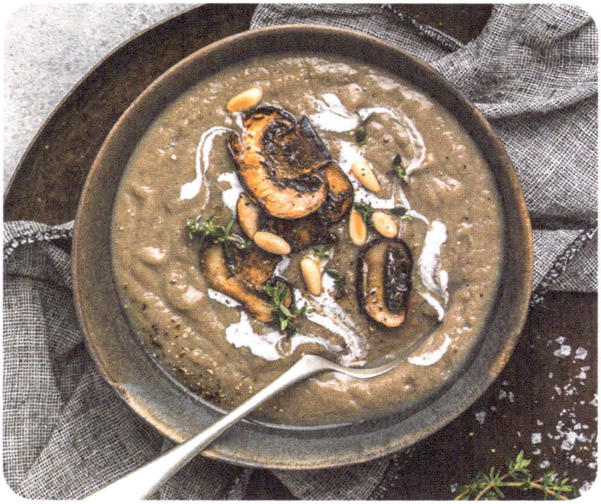

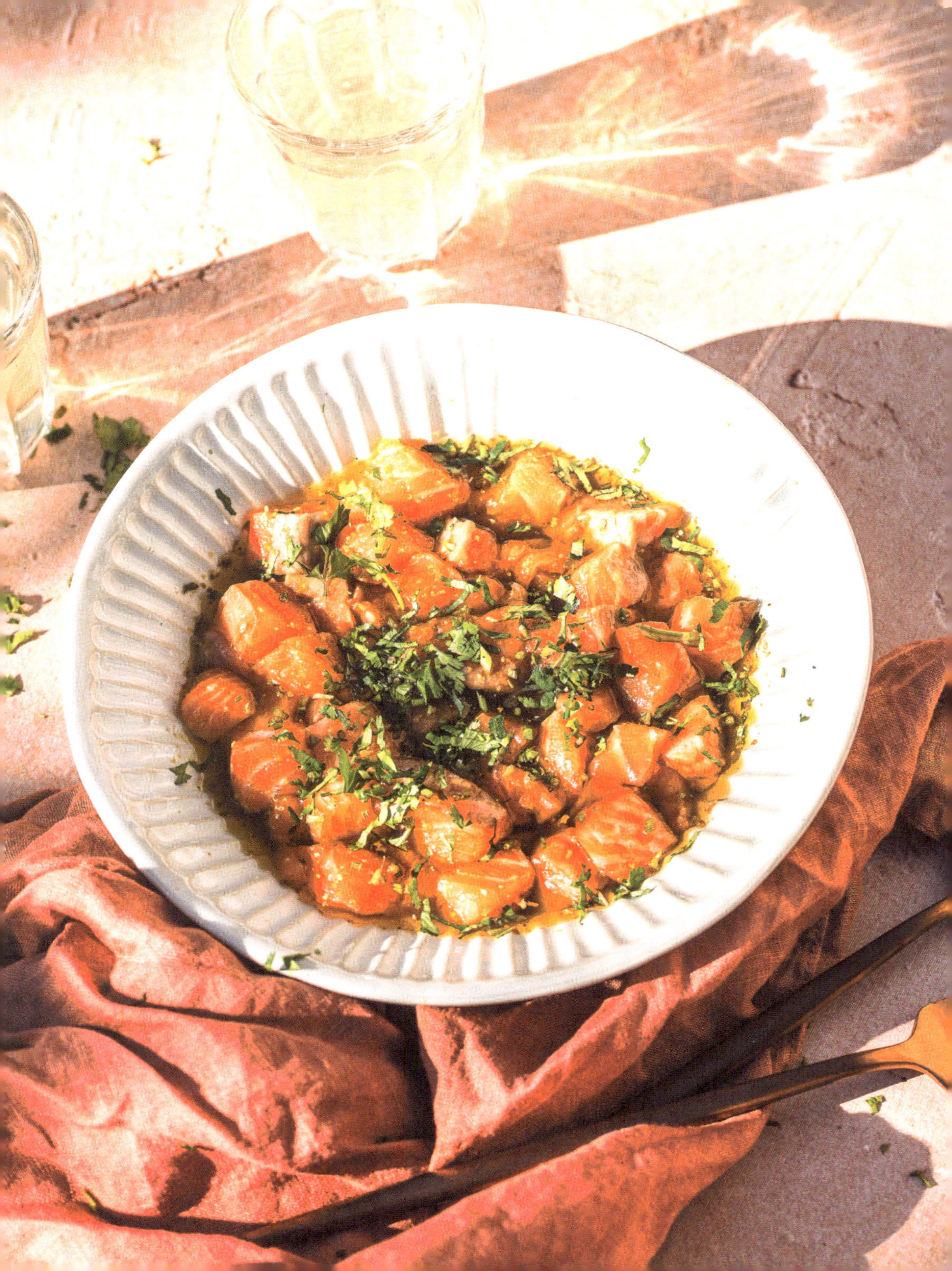

## INGREDIENTES

- salmón salvaje o de cría coherente (sin cereales)
- cilantro fresco (opcional)

### PARA EL ALIÑO

- AOVE
- salsa de coco aminos o tamari
- zumo de limón
- sal

# SALMÓN SEMICOCIDO

### Elaboración

Corta el salmón a dados.

En una sartén, calentar 3 cucharadas generosas de AOVE y 2 cucharadas grandes de salsa de coco aminos (o tamari). Cuando empiece a burbujear, apagar el fuego y añadir 1 cucharada de zumo de limón.

En caliente, echar la mezcla sobre el salmón.

Añadir escamas de sal y un toque de cilantro o menta fresca, incluso jengibre rallado. ¡Qué bien le sienta todo!

Más fácil imposible.

## INGREDIENTES

- 290 g de calabacín eco, cortado a trozos con piel
- 3 huevos
- 100 g de harina de almendra
- 10 g de psyllium en polvo
- un chorrito de AOVE
- sal
- relleno según el gusto

# SÁNDWICH DE CALABACÍN

### Elaboración

Batir todos los ingredientes.

Extender la masa sobre un papel vegetal colocado en la bandeja del horno, en forma rectangular o del tamaño que convenga.

Hornear 20 minutos a 180 °C (arriba y abajo).

Atemperar. Retirar el papel de horno y cortar en cuadrados iguales y pares.

Montar los sándwiches, ya sea para comer tal cual o para pasar por la plancha.

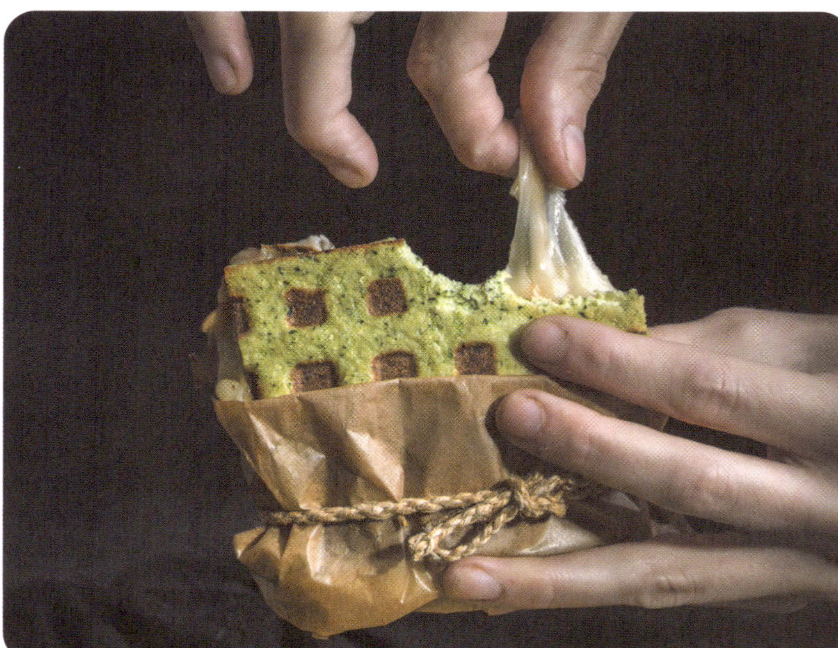

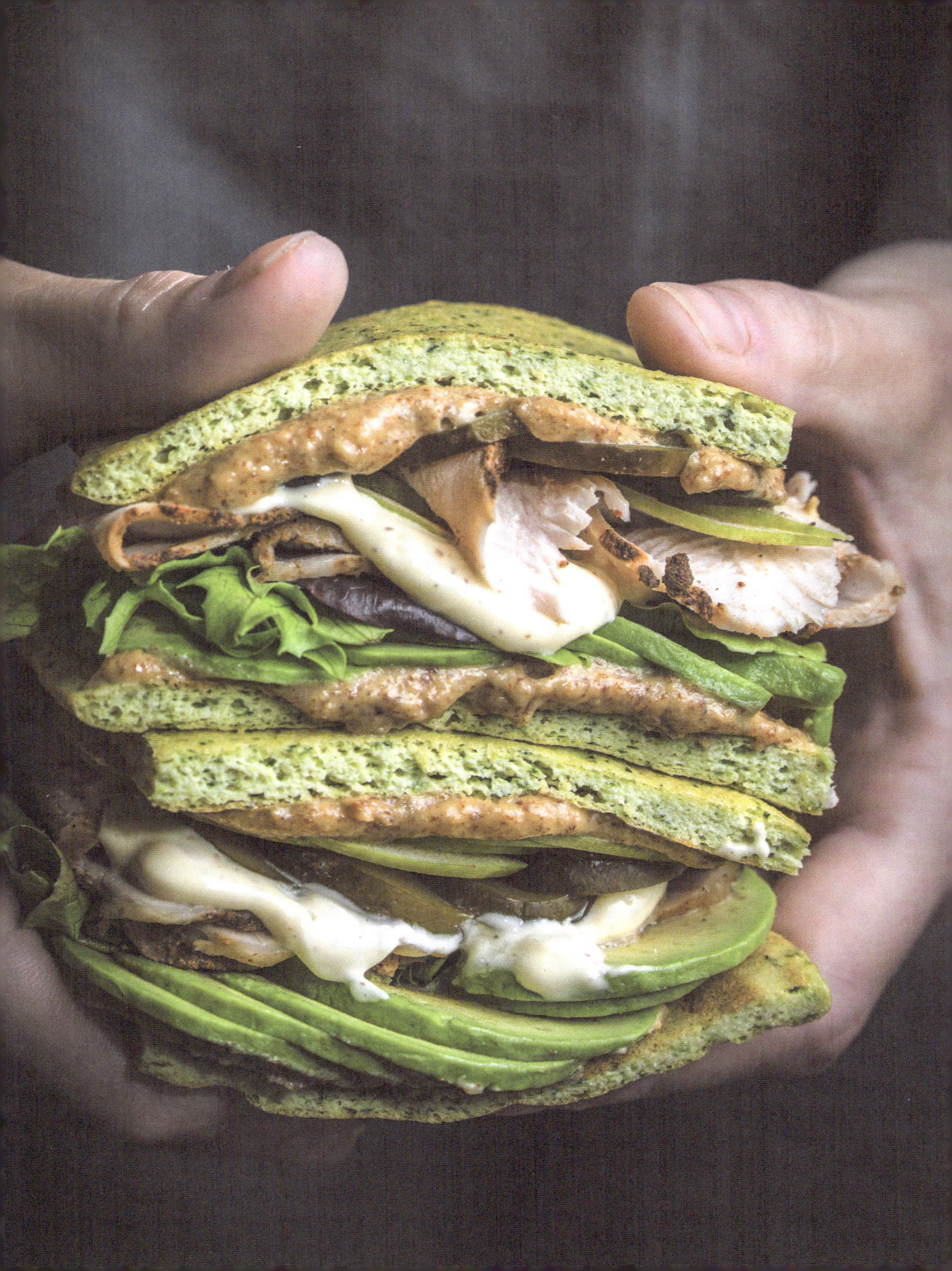

# STEAK TARTAR, LEJOS DE LOS 100 G + RECETA DE LOS KETO CRACKERS

## INGREDIENTES

### PARA EL STEAK TARTAR

- carne de ternera de pasto fresca y de calidad
- pepinillos en vinagre
- alcaparras en aceite
- cebollino o cebolla

### PARA EL ALIÑO

- aceite
- sal
- pimienta negra
- mostaza
- tabasco
- un toque de vinagre de umeboshi
- yema de huevo cruda para emplatar

### PARA LOS CRACKERS

- 1 huevo
- 130 g de harina de almendra
- sal

*Se suele hacer con solomillo picado, aunque muchas veces se utiliza carne picada y sale también increíble. Nos gusta suavizar la cebolla dejándola en reposo con vinagre, sal y comino una media hora antes de utilizarla.*

## Elaboración

### *Para los crackers*

Batir el huevo con una pizca de sal.

Añadir la harina de almendra. Mezclar hasta que la masa se separe de los dedos (según el tamaño del huevo o la marca de harina, puede ser que haya que añadir más harina).

Extender la masa entre dos papeles de hornear con un rodillo hasta que quede bastante fina. Pinchar con un tenedor.

Cortar o marcar con un cuchillo. Se suelen hacer cuadraditos y, con los bordes (al ser más finos se queman antes), palitos.

Añadir sal por encima y hornear a 180 °C unos 17 minutos o hasta que estén doraditos.

### *Para el steak tartar*

Picar los pepinillos, las alcaparras y el cebollino o la cebolla tierna.

Preparar el aliño y mezclar ambas preparaciones.

Verter sobre la carne e integrar todo bien. Probar y rectificar. No hay que tener miedo con el AOVE, que lo liga todo increíble.

Para emplatar, formar una montaña de carne con la yema de huevo cruda encima. Acompañar con los crackers y mantequilla.

Listo para comer: se mezcla la carne con la yema y se vierte sobre una tostadita con mantequilla. ¡Menudo manjar!

Los crackers pueden tener muchas formas, algunas con aliño o incluso tipo nacho.

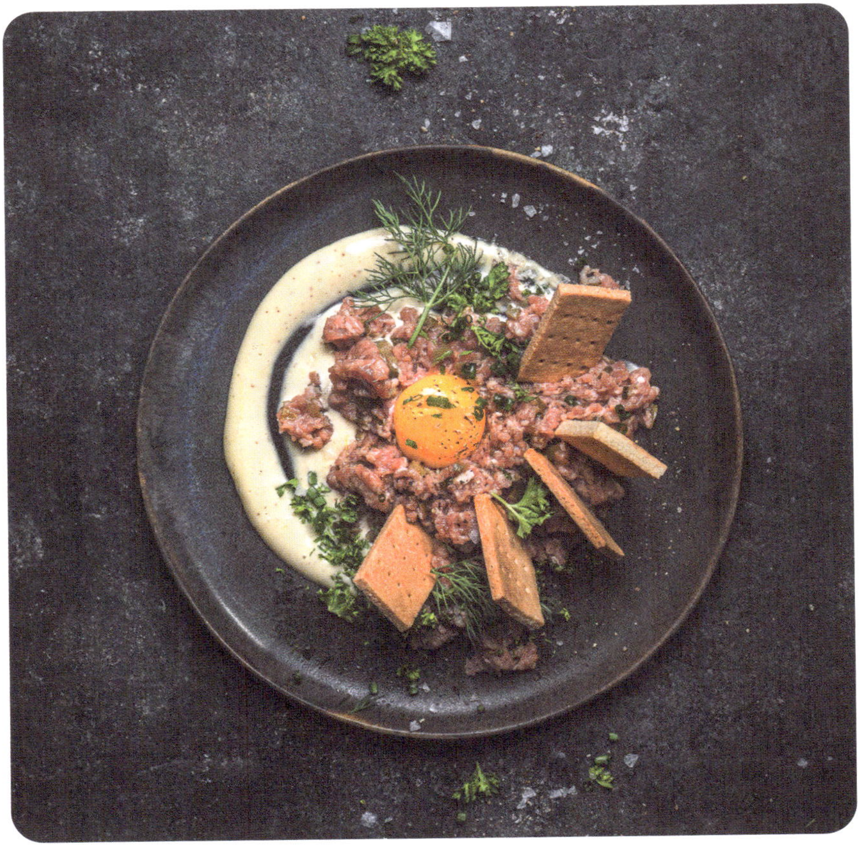

# TARTAR DE SALMÓN

## INGREDIENTES

- moras
- kumquats
- aguacate
- cebolla morada
- cilantro

### PARA EL ALIÑO

- un chorrito de AOVE
- un chorrito de aceite de sésamo
- salsa de coco aminos o tamari
- jengibre fresco rallado
- piel de limón rallada
- sal

### Elaboración

Poco que contar: pescado fresco de confianza (siempre mejor congelado al menos 72 horas si vas a comerlo crudo) e imaginación para lograr unos tartares perfectos y a tu gusto. Casi siempre el aliño marca la diferencia.

Esta combinación es fresca e ideal para acompañar un atardecer de verano.

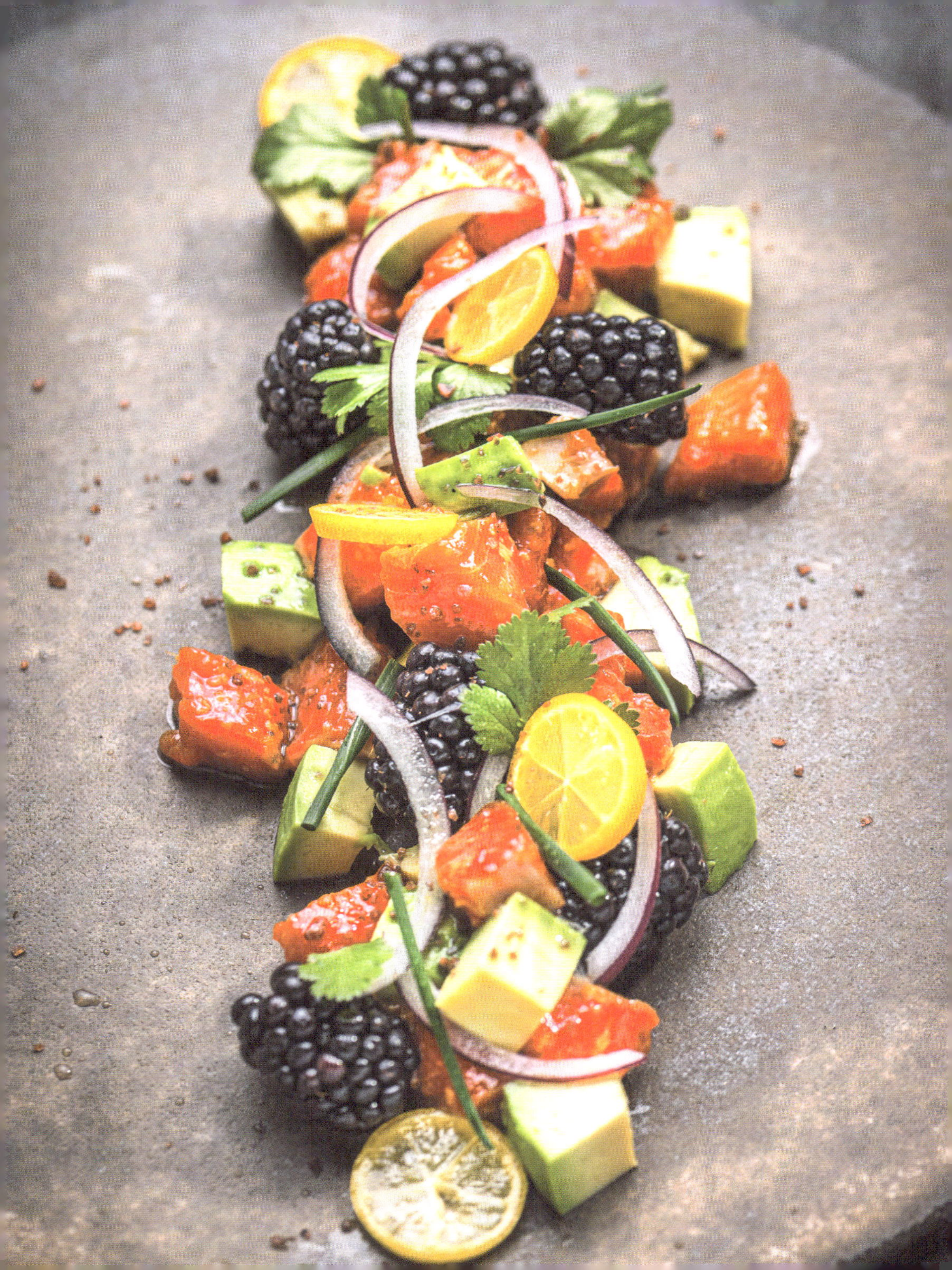

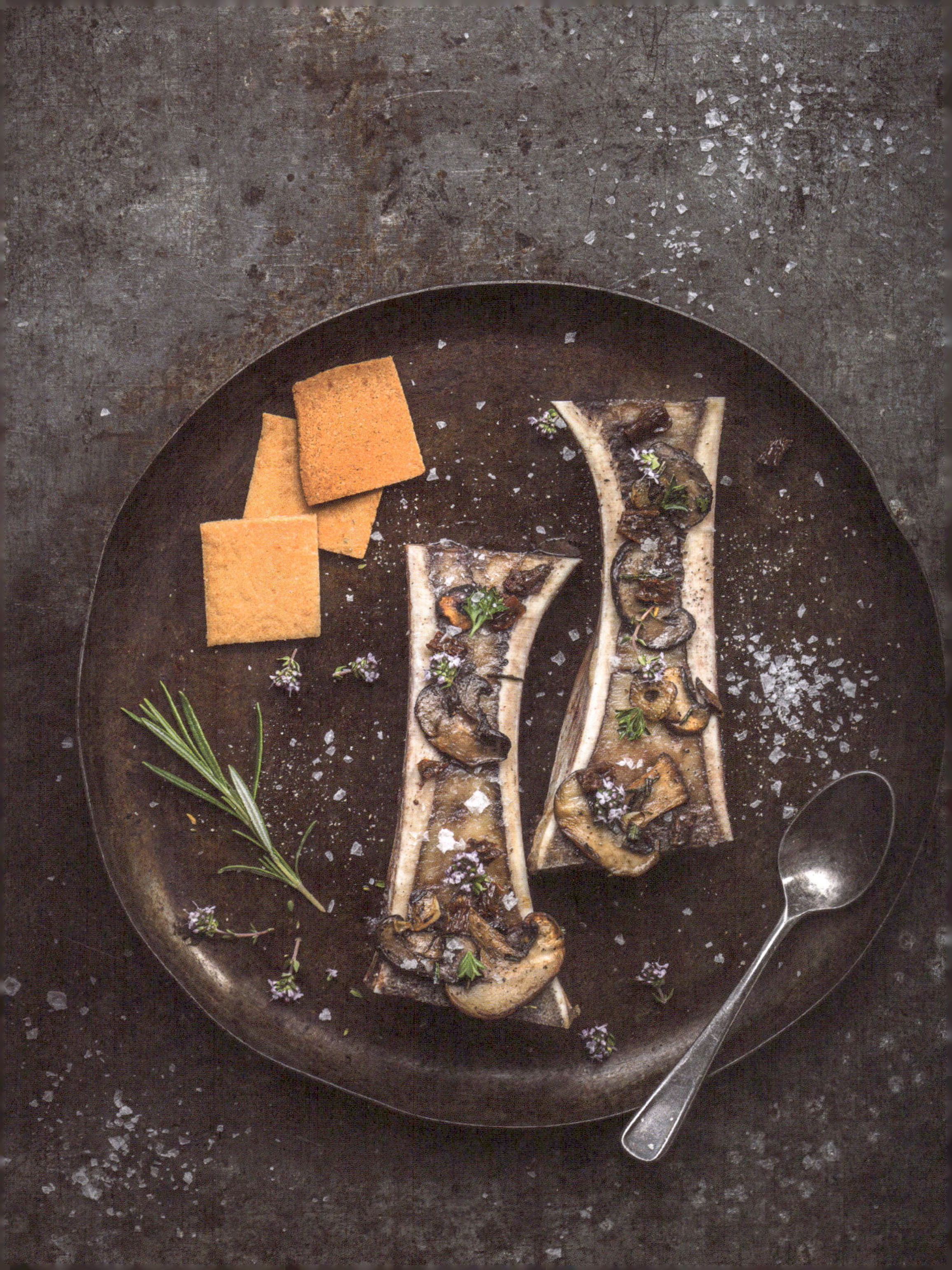

# TUÉTANO CON SETAS, ALIÑO PICANTE Y CRACKERS DE ALMENDRA

## INGREDIENTES

- tuétano de animales sanos y pastoreados, cortado longitudinalmente
- escamas de sal

**PARA EL ALIÑO (OPCIONAL)**

- AOVE
- guindilla
- champiñones

*Manjar por sabor y textura, rico en grasas, colágeno y micronutrientes. Y una manera perfecta de acompañar cortes o comidas más magras y habituales hoy en día.*

### Elaboración

Asar el tuétano en el horno a 200 °C unos 25 minutos. Dejar que dore ligeramente.

Para el aliño, elaborar un aceite ligeramente picante. En una sartén a fuego muy bajo, calentar el AOVE y añadir unas guindillas. Remover.

En paralelo, saltear unos champiñones.

Montar el plato o entrante: tuétano, aceite picante, escamas de sal y champiñones.

Puedes comerlo a cucharadas, encima de una pechuga de pavo o sobre unos crackers de almendra (tienes la receta unas páginas antes). También va perfecto para acompañar un steak tartar.

# 7

# ESTÍMULOS QUE NOS RECUERDAN QUIÉNES SOMOS: HORMESIS, NATURALEZA Y VIDA INTERMITENTE

## CUANDO EL CUERPO RECONOCE SU HOGAR

A veces basta un segundo. El pie desnudo toca la hierba fría, la luz de la mañana acaricia la retina, el aire huele a tierra húmeda, y algo dentro de ti —más antiguo que tus recuerdos— se relaja. No es magia, es memoria. Tu fisiología reconoce su casa.

En los capítulos previos hemos repetido una idea clave: **el problema no es tu cuerpo, es el contexto**. Aquí queremos afinar ese contexto y, a la vez, expandirlo. Este capítulo no es solo una invitación a «hacer cosas frías o calientes». Es, antes que nada, una invitación a **volver a casa** —a la naturaleza, a los ritmos, a la tribu, al suelo vivo—, y desde allí, cuando el cuerpo ya se siente en su hábitat, introducir **pequeños desafíos inteligentes** que potencien su capacidad de adaptarse. A eso lo llamamos **hormesis**, la paradoja por la cual una dosis baja y controlada de estrés no daña, sino que fortalece. Es el arte biológico de convertir la incomodidad en resiliencia, recordándole al cuerpo que está hecho para adaptarse, crecer y salir más fuerte de cada reto.

Para ordenar la lectura, distinguiremos dos planos complementarios:

- **Volver al contexto** (no es hormesis, es hogar): contacto con la **naturaleza verde y azul, suelo vivo** (*grounding*), **luz de la mañana y oscuridad nocturna, ritmos** de actividad y descanso, **vínculo y juego**. Aquí abordaremos también lo que algunos llaman **«trastorno por déficit de naturaleza»**, que no es un diagnóstico, sino la forma coloquial de nombrar lo que ocurre cuando el cuerpo vive desconectado de su paisaje evolutivo.
- **Estímulos horméticos** (los acentos, no la base): **frío**, **calor/sauna**, **hipoxia intermitente**, **variabilidad nutricional** más allá del ayuno, **movimiento intermitente** y **contrastes**. Son pequeñas incomodidades **dosificadas** que, con recuperación suficiente, despiertan rutas de reparación y flexibilidad metabólica.

A este equilibrio entre hogar y desafío lo llamaremos **vida intermitente**. No se trata de una moda, sino del auténtico retorno a la gramática con la que la naturaleza escribe tu fisiología. Primero levantamos la casa (naturaleza, luz, ritmos); después jugamos con los acentos (frío, calor, altura, ayunos, esprints). Y siempre con una premisa: **lo que sostiene, antes que lo que exige**.

Si lo hacemos así, el cuerpo deja de sentirse atacado y vuelve a sentirse acompañado. Desde esa seguridad, una ducha fría ya no es un castigo, sino un recordatorio de potencia; una sesión de sauna no es una valentía, sino una conversación cálida con tu sistema; una cuesta no es tortura, es un pulso de vida. Vamos a recorrerlo juntos, con ciencia y con experiencia, con profundidad y con sencillez.

## MARCO: MEDICINA EVOLUTIVA Y HORMESIS

**La hormesis** es, en palabras sencillas, el modo en que el cuerpo se fortalece cuando lo expones a **retos pequeños y transitorios**. Se entiende mejor como una secuencia natural. Primero aparece un reto breve y manejable —un minuto de agua fría, diez o quince minutos de sauna suave, una caminata en cuesta, retrasar una comida— que saca al organismo de la comodidad sin dañarlo. Después, el cuerpo lee esa señal y enciende su coreografía de defensa y reparación: aumenta la fabricación de antioxidantes propios, se activan chaperonas de calor, se reajusta el metabolismo y se promueve nueva biogénesis mitocondrial. Con cada repetición toleras mejor el mismo reto. Y, si respetas el descanso, llega la supercompensación: el sistema regresa a su línea base un poco por encima de donde estaba —más eficiente, más resiliente y con menos ruido inflamatorio—. De ahí que hablemos de una **curva en U/J**: demasiada comodidad atrofia; demasiada carga lesiona; el **punto justo** afina.

### *De ayuno intermitente a vida intermitente*

El ayuno intermitente nos enseñó una verdad sencilla: cuando hay **espacios sin comida**, el cuerpo no se apaga, **se ordena**. Aprende a quemar lo que guarda, limpia, repara, afina el hambre real. Esa misma lógica se puede extender al resto de la vida. No solo necesitamos ventanas sin alimento, también necesitamos **ventanas sin luz artificial intensa**, **ventanas sin estímulo dopaminérgico**, **ventanas de frío y de calor**, **ventanas de silencio y de juego**, **ventanas de aire que exige y de descanso** que devuelve. A eso lo llamamos **vida intermitente**.

La intermitencia es la **gramática** con la que la naturaleza escribe nuestra fisiología: día y noche, estaciones, esfuerzo y recuperación, inhalar y exhalar. La enfermedad del siglo es la **uniformidad**: misma temperatura todo el año, misma luz a cualquier hora, misma postura, mismo tipo de comida, mismo ruido mental. Volver a los **contrastes rítmicos** no es castigarse, es **recordar**.

En la práctica, la vida intermitente significa introducir **cortes y cambios suaves** en el guion cotidiano: comer en un horario que deje horas limpias para que el sistema digestivo descanse; exponerse a la luz del cielo al despertar y fabricar oscuridad al anochecer; permitir un golpe breve de frío o un baño de calor, según el día; subir una cuesta hasta escuchar el corazón y bajarla respirando por la nariz; regalarse cada tarde un rato sin pantallas ni tareas. No son pruebas de valentía; son **pulsos** que devuelven el calibre a los vasos, la flexibilidad al metabolismo y el silencio a la mente.

### *Homeostasis no es quietud*

La biología no busca una línea plana, busca **oscilaciones estables**. A esa capacidad de ajustar el *set point* ante los cambios del entorno la llamamos **alostasis**. La vida intermitente propone microoscilaciones deliberadas para entrenar esa alostasis: subes un poco la demanda (frío, calor, hipoxia, ayuno), ofreces una **recuperación generosa** y el sistema aprende. No es *hackear* el cuerpo, es devolverle el **ritmo**.



## NATURALEZA Y SUELO VIVO

### *Contacto con la naturaleza (verde y azul)*

No hace falta un bosque milenario para notar la diferencia; basta con salir a buscar el cielo. Cuando caminas diez minutos entre árboles o bordeas un río, el ruido interno baja como quien le quita el *mute* al sistema nervioso parasimpático. La mirada se posa más lejos —en el horizonte, no en la pantalla— y el pecho encuentra un ritmo que no se consigue por decreto. Es el cuerpo reconociendo señales antiguas: luz natural sobre la retina, texturas, olores, brisa sobre la piel. Si conviertes ese gesto en un pequeño ritual —abrir la ventana nada más despertar, dejar que la luz matinal toque los ojos o perderte a propósito en un parque después de comer—, notas un cambio que no necesita grandes discursos: duermes un poco mejor, digieres sin esfuerzo, te apetece moverte. La naturaleza hace por ti lo que ninguna app puede lograr: recuerda a tu fisiología qué significa estar a salvo.

La evidencia lo acompaña. Las revisiones sistemáticas y metaanálisis sobre **espacios verdes y azules** muestran asociaciones consistentes con **menor presión arterial y frecuencia cardiaca**, **reducción del cortisol** y del estrés percibido, **mejor estado de ánimo y salud mental**, y **descensos en la mortalidad por todas las causas** y en el riesgo cardiometabólico. También se han descrito beneficios en el **sueño**, el **embarazo** y el **peso al nacer**, junto con incrementos en la actividad física y la cohesión social. En modelos experimentales de «baños de bosque», se han observado **aumentos transitorios en la actividad y número de células NK** y en moléculas citotóxicas (perforina, granzimas), junto con **descensos de la tensión arterial** y del cortisol. No es solo poesía: el cuerpo mide estos paisajes.

En **niños y adolescentes**, pasear en un parque mejora la **atención sostenida** y puede aliviar síntomas de TDAH en comparación con paseos urbanos, y la mayor presencia de verde alrededor de **escuelas** y **hogares** se asocia con **mejor memoria de trabajo** y **menor desatención** a lo largo del año. La **teoría de la restauración de la atención** de los Kaplan ayuda a entenderlo: los entornos naturales permiten descansar la atención dirigida y restaurar la capacidad de concentrarnos sin fricción. Además, el contacto con la **biodiversidad ambiental** apoya la hipótesis de los **«viejos amigos»**: la exposición regular a microorganismos inofensivos entrena la **inmunorregulación** y puede amortiguar la inflamación de fondo propia de la vida urbana.

Se ha popularizado, en relación con todo lo anterior, el término **«trastorno por déficit de naturaleza»**, una expresión acuñada para describir los costes de vivir **desconectados del mundo natural**. No es un diagnóstico médico, pero nombra una realidad observable: menos tiempo al aire libre suele ir acompañado de **más sedentarismo**, **más estrés**, **peor atención**, **más miopía** y un **estado de ánimo más frágil**. La buena noticia es que se **revierte**: pequeñas «prescripciones verdes» —luz de mañana, paseos bajo los árboles, mirar al horizonte, tocar la tierra— son baratas, seguras y, sobre todo, **efectivas** cuando se vuelven hábito.

## Grounding: *piel a tierra*

Probarlo es más elocuente que explicarlo. Quítate los zapatos y apoya la planta del pie sobre la hierba húmeda, la arena o la piedra tibia. Respira por la nariz, sin prisa. La piel recoge información del suelo, la fascia descarga una tensión antigua y, casi sin darte cuenta, el cuerpo suelta el gesto de pelear. No hace falta creer en nada, basta la experiencia repetida. Unos minutos al día son suficientes para notar que el tono interno baja y que el «ruido de fondo» se vuelve más amable. Si el terreno es frío o irregular, sé prudente; si tienes dolor en los pies, comienza en superficies lisas o con calzado minimalista de transición. Con el tiempo, caminar descalzo deja de ser una excentricidad y se convierte en una conversación con el suelo que pisas. El objetivo no es aguantar, es escuchar: parar si te enfrías demasiado, abrigarte si el viento muerde, volver mañana con curiosidad.

¿Qué dice la evidencia hasta ahora? Los estudios disponibles —en su mayoría ensayos controlados pequeños, cruzados y series piloto— apuntan en una dirección coherente con lo que sientes al practicarlo:

**mejora del equilibrio autonómico** con aumentos en la **variabilidad de la frecuencia cardiaca** y descenso del tono simpático, **mejor sueño** y **reducción del cortisol nocturno** con cierta normalización del perfil diurno tras varias semanas durmiendo conectados a tierra, y **alivio del dolor** con disminución de rigidez y cansancio en personas con dolor persistente o tras ejercicio intenso. En modelos de ejercicio excéntrico, conectarse a tierra durante la recuperación se ha asociado a **menos dolor percibido**, **menos edema** y señales de **recuperación funcional** más rápida.

En el plano hematológico y microvascular, trabajos de microscopía y reología han descrito una **menor agregación eritrocitaria y la reducción de la viscosidad sanguínea** al conectarse a tierra, junto con un posible aumento del **potencial zeta** de los glóbulos rojos (lo que dificultaría que se apilen en *rouleaux*). En paralelo, se han observado **modulaciones de marcadores inflamatorios** y de citocinas, con tendencia a perfiles menos proinflamatorios en protocolos de varias semanas, y mejoras subjetivas y objetivas en la **calidad del sueño**, el ánimo y el **estrés**.

¿Cuáles podrían ser los mecanismos? La hipótesis principal propone que el contacto con la tierra aporta un **amortiguador redox** —un flujo de electrones libres— que ayuda a **neutralizar especies reactivas** y a estabilizar los potenciales eléctricos tisulares, lo que podría facilitar la **resolución de la inflamación** y ejercer **efectos analgésicos** al reducir la sensibilización periférica. A corto plazo, los cambios autonómicos (más tono vagal) y la **mejor microcirculación** ofrecerían una vía fisiológica para explicar el alivio de dolor y la sensación de calma. Respecto a la **mitocondria**, la idea es que un entorno redox más favorable reduce la presión oxidativa sobre la **cadena respiratoria**, sostiene el **potencial de membrana** y favorece una **bioenergética más eficiente**. La evidencia directa en humanos aún es limitada y mayormente indirecta (mejor sueño, HRV, recuperación), pero es **plausible** y merece ensayos grandes, independientes y bien cegados.

En resumen, la base científica es **prometedora pero emergente**. Lo que hoy sabemos sugiere **efectos antiinflamatorios, analgésicos, de modulación autonómica y posibles beneficios bioenergéticos**. La receta sigue siendo humilde y poderosa: **unos minutos descalzo, a menudo, con respeto por el clima y por tus señales internas**.

# CONTRASTES TÉRMICOS

## *Frío: duchas, baños, agua abierta*

Una confesión antes del protocolo: el frío fue de las intervenciones que **más nos costó** incorporar. Durante años lo esquivamos con argumentos impecables. Yo, Néstor, soy canario y **odiaba el frío**: me encogía el cuerpo y me ponía de mal humor. Pero la clínica y la curiosidad pudieron más. Probamos poco a poco —sin épicas— y nos pasó algo que hoy valoramos como pocas cosas: **cambia tu estado de inmediato**. A los sesenta segundos de agua fría, la mente se despeja, aparece una calma alerta y el cuerpo recuerda que puede generar calor por sí mismo. Esa sensación, repetida, empezó a ordenar muchas otras: el ánimo, el foco, el apetito, el sueño.

El frío, bien usado, eleva neurotransmisores implicados en el **enfoque** y el **ánimo**, activa la **grasa parda** y la termogénesis, mejora la **sensibilidad a la insulina**, amortigua la **inflamación** y ofrece una **analgesia** que libera movimiento. Al mismo tiempo, te enseña algo psicológico y profundo: puedes atravesar una ola de incomodidad sin huir; al otro lado hay energía tranquila.

La exposición breve al frío dispara la **noradrenalina** y, con frecuencia, produce un aumento sostenido de la **dopamina** que muchos describen como claridad con buen ánimo. En el tejido adiposo marrón se activa la UCP1, que mejora la eficiencia mitocondrial. A nivel inmunoinflamatorio, el frío repetido puede modular las citocinas y frenar la escalada proinflamatoria. Como ves, los beneficios son múltiples. Quizá no podríamos encontrar un mejor ejemplo de una pequeña incomodidad que proporciona un gran beneficio.

## *Protocolo para incorporar el frío (6 semanas)*

Recuerda que son unas indicaciones generales. Escúchate y recuerda que la hormesis puede generar incomodidad momentánea, pero nunca dolor ni molestias a largo plazo.

- **Semana 1:** termina tu ducha con **15-30 segundos** de agua fría solo en las **piernas**. Respira por la **nariz**, alargando la exhalación. Meta: salir con **calor de rebote** en 2-5 minutos. Si tiritas más de quince minutos, reduce.

- **Semana 2:** sube a **30-45 segundos**; añade **brazos** y **espalda/pecho** brevemente. 4-5 días/semana, de **mañana** para activar.
- **Semanas 3-4**: **60-90 segundos de cuerpo completo.** Opcional: **inmersión facial** durante 10-20 segundos en agua fría antes de la ducha para activar el reflejo de inmersión y calmar. Camina 2-3 minutos después para consolidar el calor. 3-5 días/semana.
- **Semanas 5-6**: **2-3 minutos** de ducha fría o **baño** en agua fresca, 1-3 días/semana. En el exterior, empieza con **1-2 minutos** y siempre con salida segura y ropa seca cerca. Prioriza terminar en **frío** si necesitas foco; en **templado,** si vas a descansar.
- **Mantenimiento:** combina 2-4 exposiciones semanales (30-180 segundos), según la estación y la agenda. Cada 3-4 semanas, un **descanso** de varios días si notas acumulación de cansancio.

En resumen: no vas al frío a sufrir; vas a **practicar una señal** que, repetida con respeto, hace tu sistema **más estable, más flexible y más vivo**.

### *Calor/sauna: del abrazo térmico a la respuesta celular al calor*

El calor tiene algo de abrazo antiguo. Entras unos minutos, dejas que el cuerpo sude sin prisa, sales a respirar aire fresco, bebes agua y vuelves a entrar. Ese vaivén simple recuerda a una marea que sube y baja, y ese movimiento cumple su función: dilata los vasos sanguíneos, invita al sistema a soltar residuos, activa proteínas reparadoras y, si lo practicas con margen antes de dormir, prepara la escena para un descanso más profundo.

No necesitas temperaturas extremas ni gestas heroicas. La medida justa está en poder salir con la cabeza clara y el pulso sereno. Si notas mareo o náusea, es momento de parar; si te despiertas agitado por la noche, recorta el tiempo o traslada el ritual al mediodía. El calor, más que una épica, es un lenguaje: cuanto más lo escuchas, mejor te guía.

#### Lo que hace a tu corazón

Una sesión de calor moderado se parece a un entrenamiento aeróbico suave: el corazón late más rápido, aumenta el gasto cardiaco y la sangre se redistribuye hacia la piel para sudar. Con la práctica, el cuerpo aprende. Expande el volumen plasmático y se aclimata a la carga térmica, lo que en fisiología se llama hipertermia condicionada.

Para quienes no pueden entrenar por el dolor o por limitaciones, el calor ofrece un camino alternativo para estimular el sistema cardiovascular. Con el uso regular, se observan descensos de la presión arterial y mejoras en la función endotelial y en la eficiencia del ventrículo izquierdo, además de una reducción de marcadores inflamatorios. En estudios a largo plazo, la práctica frecuente se asocia a un menor riesgo de eventos cardiovasculares y a mayor longevidad. No es magia, es fisiología entrenada por calor y repetición.

### Lo que hace a tu cerebro

El calor sostenido no solo afecta al cuerpo, también toca la mente, puesto que eleva los niveles de BDNF, un verdadero fertilizante para las neuronas, mejora el flujo sanguíneo cerebral —lo que facilita la limpieza de β-amiloide— y puede aliviar síntomas depresivos. A nivel químico, se liberan β-endorfinas (analgesia y sensación de bienestar), noradrenalina (enfoque y claridad) y prolactina (soporte para la mielina). El resultado se siente al salir: una mente más despejada y un ánimo con mejor predisposición.

### Lo que pasa por dentro

En lo profundo de las células, el calor activa mecanismos de supervivencia. Se encienden las proteínas de choque térmico (HSP), que reparan y pliegan otras proteínas dañadas. Se impulsa la vía NRF2, nuestra red antioxidante y antiinflamatoria. Se moviliza el FOXO3, asociado a la longevidad y la autofagia. Y se ajusta el equilibrio de IL-6 e IL-10, dos moléculas que marcan la diferencia entre inflamación y resolución.

Todo esto compone lo que llamamos hormesis térmica: pequeñas dosis de incomodidad que enseñan al organismo a repararse, limpiarse y estar mejor preparado para futuros retos.

### Protocolo de adaptación al calor: cómo usar la sauna para sanar y no solo para sudar

La sauna no es un reto, es un diálogo con el calor. Su objetivo no es soportar, sino escuchar. A través de la sauna, entrenas tu sistema vascular, estimulas la eliminación de toxinas, mejoras la función mitocondrial y enseñas a tu cuerpo a regularse.

*Modo recuperación*

Si tu entrenamiento es de **resistencia**, la sauna justo después del ejercicio acelera la recuperación muscular y reduce la inflamación. Si tu foco es de **fuerza o hipertrofia**, retrásala entre **seis y ocho horas** para no interferir con la síntesis proteica.

*Modo ánimo y foco*

Ideal por la **mañana o al mediodía**: 15-20 minutos a **80-90°C**. Al salir, respira aire fresco o dúchate con agua templada. La sensación de claridad y energía será inmediata.

*Progresión por semanas*

Permite que el cuerpo se adapte gradualmente al calor. No busques la resistencia, busca la respuesta adecuada.

Durante la **primera semana**, realiza de dos a tres sesiones de sauna de **8-12 minutos** a una temperatura moderada de **70-80°C**. Este es el momento de aprender a escuchar tu cuerpo y reconocer los primeros límites. Sal siempre antes de sentir mareo o agobio.

En la **segunda semana**, aumenta ligeramente la temperatura hasta los **75-85°C** y alarga las sesiones a **12-15 minutos**, unas tres o cuatro veces por semana. Puedes hacer una breve pausa al aire libre entre tandas, si lo necesitas.

Durante la **tercera semana**, tu cuerpo ya habrá comenzado a adaptarse al calor. Mantén la temperatura entre **80 y 85°C**, extiende la duración a **15-18 minutos** y alcanza una frecuencia de **cuatro o cinco sesiones semanales**. Notarás una mayor tolerancia y sensación de bienestar general.

En la **cuarta semana**, llega el momento de consolidar. Trabaja en el rango de **85-90°C** durante **18-20 minutos** o, si prefieres, en dos tandas de diez minutos con una pausa intermedia. Puedes realizar entre **cinco y siete sesiones por semana**. Es el modo de mantenimiento ideal, siempre escuchando las señales de tu cuerpo.

*Señales de buena adaptación*
La piel se vuelve rosada, el sudor fluye sin esfuerzo, la mente se despeja y el sueño se vuelve más profundo esa noche. Estas son las señales de que el calor está cumpliendo su función: ordenar, no agotar.

*Señales de exceso*
Si aparecen el mareo, la cefalea, la náusea, la fatiga inusual o el insomnio, el cuerpo está pidiendo una pausa. Reduce el tiempo, baja la temperatura o la frecuencia y asegúrate de mantenerte bien hidratado.

*Precauciones*

- Evita el alcohol antes o después de la sauna.
- Entra y sal despacio si eres hipotenso.
- Si estás embarazada, consulta previamente con tu médico.
- Evita la sauna en casos de fiebre, infección aguda o enfermedad cardiovascular no controlada.
- Si tienes la piel sensible o rosácea, comienza con sesiones cortas y temperatura moderada.

**Recuerda: el beneficio no está en cuánto aguantas, sino en cuánto escuchas. El calor bien usado ordena, no agota. Después de cada sesión, el cuerpo no solo se limpia: aprende.**

# OXÍGENO, $CO_2$ Y ALTITUD

La hipoxia intermitente no es un deporte extremo, es aprender a convivir con pequeñas faltas de aire de manera segura para volverte más eficiente. Imagina una cuesta amable. Subes a paso sostenido hasta que el pulso te recuerda que estás vivo, bajas recuperando por la nariz y repites. Ese juego sencillo invita a las células a producir mejores mitocondrias y a optimizar el uso de oxígeno.

Otro recurso es entrenar la **tolerancia al $CO_2$** con respiraciones más pausadas o con pausas cortas al final de la exhalación mientras caminas. La sensación no es de asfixia, sino de borde: un estímulo que te mantiene atento, sin angustia. Nunca lo practiques en el agua ni conduciendo. Si notas ansiedad, baja la intensidad o vuelve a una respiración suave y regular. Bien dosificada, la hipoxia intermitente mejora la resistencia, aclara la mente y deja una confianza tranquila en tu capacidad de adaptarte.

### *Qué ocurre por dentro*

Cuando el oxígeno escasea un poco, se activa la **HIF-1$\alpha$**, una directora de orquesta que da nuevas órdenes al cuerpo. Promueve la **angiogénesis**, es decir, la creación de nuevos vasos sanguíneos que llevan oxígeno y nutrientes donde antes no llegaban, y ajusta el metabolismo para hacerlo más eficiente. A medio plazo, también aumenta la **densidad mitocondrial**, lo que significa que tus células fabrican más mitocondrias —esas pequeñas fábricas de energía— y que cada una trabaja con mayor precisión. El resultado es un sistema que aprende a producir energía de manera más fina y resistente.

Y ahora, lo más importante. No hace falta subir al Everest para beneficiarse de este estímulo. La hipoxia puede inducirse por **tres caminos principales**, cada uno con matices y efectos diferentes:

1. **La actividad física**, especialmente cuando desafía nuestra respiración o nuestra capacidad aeróbica, genera una hipoxia endógena. El propio esfuerzo hace que los músculos demanden más oxígeno del que los pulmones pueden ofrecer momentáneamente. Es un tipo de hipoxia «desde dentro», acompañada de un aumento del $CO_2$ (hipercapnia) que tiene un valor adaptativo muy potente: enseña al cuerpo a funcionar con menos aire y más eficiencia.
2. **La altitud**, natural o simulada, es otra fuente de hipoxia. En las montañas, o en cámaras hipobáricas, el aire contiene menos oxígeno por cada litro inspirado. Esto obliga al organismo a activar mecanismos hematológicos y vasculares para compensar, elevando la producción de eritropoyetina (EPO) y estimulando la angiogénesis. Es una hipoxia más «externa», en la que el cuerpo se adapta al entorno.

3. **Las máquinas de hipoxia intermitente**, que permiten controlar con precisión la dosis: cuánto tiempo, qué nivel de saturación de oxígeno, cuántos ciclos. Son una forma segura y ajustable de reproducir el estímulo sin necesidad de esfuerzo físico, ideales para procesos terapéuticos o de recuperación.

Cada tipo de estímulo tiene su particularidad. El ejercicio aporta el componente metabólico y autonómico, la altitud despierta la respuesta hematológica y las máquinas permiten una estimulación controlada y reproducible. Pero todas activan vías de recuperación mitocondrial y convergen en el mismo principio: **enseñar al cuerpo a vivir mejor con menos oxígeno**, lo que paradójicamente nos hace más vitales, más resistentes y más eficientes.

### *Protocolos básicos de hipoxia intermitente (y sus particularidades según el tipo de estímulo)*

Una vez comprendido qué ocurre por dentro y de qué formas podemos inducir la hipoxia, el siguiente paso es saber **cómo dosificarla**. Porque la clave, como en toda señal hormética, no está en la intensidad máxima, sino en la **dosis justa que el cuerpo puede integrar y transformar en adaptación.**

### Hipoxia a través de la actividad física

El ejercicio físico es la forma más natural de generar hipoxia: **una hipoxia endógena**, nacida del propio metabolismo. Cuando los músculos trabajan intensamente, consumen más oxígeno del que llega; y si además controlamos la respiración, el **$CO_2$ aumenta (hipercapnia)**, lo que mejora la entrega de oxígeno a los tejidos por el llamado **efecto Bohr**, que hace que nuestros glóbulos rojos desprendan el oxígeno y capten $CO_2$.

### Protocolos básicos

- **Ejercicio intermitente de alta intensidad (HIIT):** de 6 a 10 intervalos de 30-60 segundos de esfuerzo muy intenso (85-95 % del $VO_2max$ o sensación subjetiva de 8-9/10), con 2-3 minutos de recuperación entre series.
- **Entrenamiento con restricción respiratoria (tipo apnea o *breath hold*):** durante el calentamiento o las pausas, realiza respiraciones nasales lentas con una **retención posrespiratoria de 5 a 15 segundos**, sin llegar al ahogo. Favorece la tolerancia al $CO_2$, mejora el control autonómico y entrena el sistema respiratorio.
- **Caminatas con apnea intermitente:** caminata suave o moderada (20-40 minutos), alternando 5-10 segundos de apnea cada pocos pasos. Se aumenta gradualmente el tiempo de retención. Ideal para principiantes o fases de recuperación. Este tipo de acumulación tiene la particularidad de que es la que más sensación de ahogo nos da, por lo que debemos implementarla de manera progresiva para que el cuerpo genere sus propias adaptaciones. A su vez, la propia incomodidad y la acumulación de $CO_2$ impiden que llevemos el cuerpo a hipoxias tan altas como en las otras dos estrategias.

## Hipoxia por altitud (natural o simulada)

Si puedes permitírtelo, la exposición a altitud o a cámaras hipobáricas genera una **hipoxia hipocápnica**: el oxígeno ambiental disminuye sin acumular $CO_2$. Para nosotros es una razón más para planificar unos días en la montaña, disfrutar de la naturaleza y regenerar nuestras mitocondrias.

### Protocolos básicos

- **Altitud moderada (1.500-2.500 m):** ideal para fases de aclimatación o mejora aeróbica.
- **Altitud media-alta (2.500-3.500 m):** exposiciones de 2-3 horas al día, durante 2-3 semanas.
- **Método *live low, train high*:** vivir a baja altitud, pero entrenar en altitud (real o simulada). Esto es algo que se puede hacer si tienes acceso a una montaña cercana (por ejemplo, vivir en Tenerife e ir a entrenar al Teide) o a una cámara hipobárica.

## Hipoxia intermitente controlada (máquinas IHHT/IHT)

Esta es la forma más precisa y terapéutica de generar hipoxia. Las máquinas alternan periodos de **aire pobre en oxígeno (9-14% $O_2$)** con fases de **normoxia o incluso hiperoxia**, controlando cada ciclo y la saturación arterial. El objetivo es provocar microcrisis adaptativas sin fatiga muscular.

### Protocolos básicos

- 4-8 minutos de hipoxia ($SpO_2$ entre 80-85 %)
- 3-5 minutos de normoxia ($SpO_2$ > 95 %).
- Repetir 4-6 veces por sesión.
- Sesiones de 30-40 minutos, 2-3 veces por semana.

**Los protocolos suelen durar unas 10-15 sesiones y se repiten cada 3-6 meses. Sin duda, se trata de una de las revoluciones en el tratamiento de la depresión y del envejecimiento cerebral.**

# COMER / NO COMER / VARIAR: MÁS ALLÁ DEL AYUNO

### *Variabilidad nutricional: estaciones, densidad y «festines con sentido»*

Nuestros ancestros no comían lo mismo cada día. Había **estaciones** y **azar**. Imitar esa variabilidad con cabeza ayuda a reeducar el apetito, el metabolismo y la relación con la comida. Propongo pensar en **tres movimientos**:

- **Días densos** (plato fuerte, más almidón/energía): coinciden con el entrenamiento de fuerza o con jornadas de mucha demanda. Apoyan la **tiroides**, las **hormonas sexuales** y el **rendimiento**.
- **Días ligeros** (más verdura, proteína suficiente, menos almidón): facilitan la limpieza, la digestión y la claridad.
- **Festines con sentido** (1-2/semana): comida social, postre, pan de masa madre, etc., sin culpa, con disfrute y sin convertirlo en «vía libre» para todo el día. Curiosamente, estos picos **evitan la adaptación a la escasez** cuando haces periodos con menos energía.

**Qué incluir en la dieta de un día denso:** proteína de calidad, verduras y **carbohidratos de verdad** (patata, boniato, arroz, legumbre bien preparada, fruta), grasas naturales. **Y en la de un día ligero:** proteína, verduras y grasas, almidón pequeño o ausente, caldos y hierbas amargas. Todo con la **sal adecuada** (no demonizar) y agua «de verdad».

#### Un ritmo semanal posible

- **Lunes** (ligero): 12:12 (12 horas sin comer, 12 horas para comer), comida templada y cena temprana.
- **Martes** (denso + fuerza): 14:10 (14 de ayuno, 10 de ventana de ingesta) o 12:12. Puedes incorporar algún almidón como la patata o el plátano postentreno, según tu objetivo. Nosotros normal-

mente hacemos solo una buena comida en las siguientes 5 horas postentreno.

- **Miércoles** (ligero): sopas, verduras, proteína; paseo al atardecer.
- **Jueves** (denso + fuerza): repite la jugada, duerme 8 horas.
- **Viernes** (social/festín consciente): cena con amigos, postre compartido.
- **Sábado** (libre con sentido): escucha el hambre real, naturaleza.
- **Domingo** (ligero/restaurativo): 14:10 suave, caldo y verduras, a la cama pronto.

### *Señales para ajustar (tu cuerpo habla)*

**Vas bien** si notas **más nitidez** en el hambre, energía estable, mejor sueño, digestión liviana y mejor tolerancia al frío/calor. **Te pasaste** si aparecen la irritabilidad, los antojos que «gritan», el sueño roto, el estreñimiento, la caída del rendimiento o las menstruaciones irregulares. Ajusta la **frecuencia y duración** del ayuno y **sube la densidad** en los días de mayor demanda.

### *Protocolos orientativos (elige uno y habítalo)*

Llegados a este punto, la teoría ya está clara: **no se trata de comer menos, sino de comer con ritmo y sentido**. Ahora la pregunta es inevitable: ¿cómo se traduce todo esto en la práctica diaria?

Para responderla, aquí te ofrecemos algunos **protocolos orientativos**. No son dogmas ni escalones que tengas que subir de golpe; son caminos posibles. Elige uno, experiméntalo, hazlo tuyo durante unas semanas y observa cómo responde tu cuerpo. Porque la verdadera clave no está en seguir una tabla, sino en **aprender a habitar un ritmo que te siente bien**.

- **Principiantes:** 12:12 diario durante 2-4 semanas. Adelanta la cena. Observa el sueño, la energía y el humor.
- **Intermedios:** 14:10 la mayoría de los días + 1-2 días densos con más almidón tras fuerza.

- **Avanzados:** 16:8 en días de baja demanda + 2-3 días densos/semana coordinados con entreno. Alguna cena temprana a las 18-19.30 h y desayuno normal al día siguiente.
- **Ayunos de veinticuatro horas:** solo si estás estable, 1-2/mes, nunca para «compensar» excesos ni en semanas de mucho estrés.



## PSICOHORMESIS, TRIBU Y JUEGO

La naturaleza también ocurre por dentro. Así como el frío o la sauna enseñan al cuerpo a modularse, existen **pequeñas dosis de desafío psicológico y social** que entrenan la **flexibilidad emocional** sin rompernos. No hablamos de vivir en tensión, sino de ensayar microincomodidades elegidas que devuelven la sensación de control, de poder personal y de alegría.

Empieza por algo antiguo: **tribu y juego**. Reír con otros, cantar, bailar, mirar a alguien a los ojos sin pantalla de por medio, contar una historia y escuchar otra, caminar en silencio compartido. Diez minutos de **canto o tarareo** alteran la respiración, masajean el nervio vago y cambian tu química interna; una sesión de **risa franca** eleva endorfinas y limpia el miedo que se acumula como polvo. La **bondad deliberada** —un gesto útil sin esperar nada— estabiliza el ánimo mejor que muchas estrategias de autocontrol.

También ayuda el **ayuno de estímulos**: un rato sin móvil, sin noticias, sin notificaciones. No es castigo; es **higiene dopaminérgica**. Dejas que la curiosidad natural vuelva a encenderse. Y están los **microrretos** sociales: saludar primero, pedir lo que necesitas con respeto, decir «no» a tiempo, invitar a un paseo a quien te importa. Pequeñas dosis, repetidas.

### *Cómo se entrena la flexibilidad*

En el cerebro, la novedad y el reto manejable afinan el diálogo entre la **corteza prefrontal** y la **amígdala**: se reduce la reacción automática y aumenta la **regulación consciente**. Suben las **endorfinas** (bienestar), la **oxitocina** (vínculo y calma social) y la **dopamina** (motivación orientada), y mejora el **tono vagal** (HRV). La **interocepción** —escuchar el cuerpo— se practica en tiempo real: noto la ola, respiro, cruzo el puente y vuelvo. Es la misma lógica que el frío: **señal justa + recuperación**.

### Un menú semanal posible

- **Silencio de bolsillo (diario, 5-10 minutos):** respiración nasodiafragmática, ojos en el horizonte.
- **Juego/arte (1-2 veces/semana):** música, baile, dibujo, cocina lúdica.
- **Risa y tribu (1 vez/semana):** cena sencilla sin móviles, conversación larga.
- **Bondad útil (1 vez/semana):** ayuda concreta a alguien cercano o desconocido.
- **Microrreto social (1 vez/semana):** pedir, agradecer o decir no con respeto.
- **Ayuno de pantallas (1-3 h, 1 vez/semana):** paseo sin móvil o tarde de lectura al sol.

## PROTOCOLOS POR NIVELES (GUÍA PRÁCTICA)

Ahora queremos proponerte una forma de ir incorporando estos estímulos. No necesitas hacerlo todo a la vez. Piensa en periodos de tiempo de una semana, un mes, un trimestre, en fases cortas, amables y repetibles en las que consolidar hábitos, y solo entonces puedes añadir contraste. Este bloque es un **mapa de navegación**, no una prueba de resistencia. Te proponemos avanzar como lo haría un organismo sensato: primero con seguridad (sueño y luz), luego con contexto (naturaleza, suelo vivo, comida real) y más tarde con acentos (frío, calor, hipoxia, variabilidad, psicohormesis).

Cada temporada, elige **un ancla** (por ejemplo, dormir mejor), **un acento** (frío o sauna, no ambos a tope) y **un gesto humano** (tribu/juego o silencio). Mide con marcadores suaves: energía al despertar, hambre real, claridad mental, deseo espontáneo de moverte y calidad de sueño. Si suben, mantén; si caen varios días seguidos, **baja el volumen** o vuelve al nivel previo.

El ritmo recomendado: 2 semanas de nivel 1 para encender ritmos, 4 semanas de nivel 2 para ganar flexibilidad y 6-8 semanas de nivel 3 para integrar y personalizar, con una **semana de descarga** cada 3-4 semanas. Así, la hormesis suma y no resta. Tu objetivo no es coleccionar estímulos, sino **construir resiliencia** que se note en tu vida: más presencia, mejor humor, digestión amable y una sensación clara de estar en casa en tu propio cuerpo.



### Nivel 1 (14 días): encender ritmos y sentir seguridad

Objetivo: bajar la inflamación de fondo y **ganar confianza**.

- **Luz y sueño:** 5-10 minutos de cielo al despertar; baja las luces 2 horas antes de dormir.
- **Naturaleza:** 10-20 minutos diarios de verde/azul; **horizonte** 2-3 veces al día.
- ***Grounding*:** 5-10 minutos descalzo en suelo seguro, a diario si es posible.
- **Frío:** final de ducha 15-30 segundos en piernas (3-5 veces/semana).
- **Calor/sauna:** 1-3 sesiones de 8-12 minutos a 70-80 °C, si tienes acceso.
- **Respiración:** 5 minutos nasodiafragmática, exhalación larga, por la tarde.
- **Comida:** ritmo **12:12**, cena temprana 3-4 noches.
- **Movimiento:** caminar + micromovimientos cada hora (sentadilla, colgarse).
- **Psicohormesis:** 10 minutos de silencio y un gesto de bondad útil/semana.

**Marcadores:** más claridad al despertar, hambre más nítida, sueño que se adelanta, menos antojos nocturnos.

### Nivel 2 (4 semanas): sumar contrastes y variabilidad

Objetivo: **flexibilidad** metabólica y autonómica.

- **Frío:** 45-90 segundos de cuerpo completo (3-5 veces/semana).
- **Sauna:** 3-5 veces/semana, 12-18 minutos a 80-85 °C (o 2 × 10 minutos).
- **Contraste:** calor → frío breve → reposo, 1-2 veces/semana según objetivo.
- **Hipoxia intermitente:** cuestas o escaleras 15-30 minutos (subida exigente, bajada por nariz), 1-2 veces/semana.
- **Variabilidad nutricional:** alterna **días densos** (con almidón tras fuerza) y **ligeros**.
- **Movimiento:** fuerza mínima efectiva 2-3 veces/semana + una tanda de aceleración.
- **Psicohormesis:** risa con tribu 1 vez/semana + 1 microrreto social.

**Marcadores:** calor de rebote tras frío, mejor tolerancia al esfuerzo, ánimo más estable, digestión liviana.

### Nivel 3 (6-8 semanas): integrar y personalizar

Objetivo: **resiliencia** sostenida sin perder amabilidad.

- **Frío:** 2-3 minutos (1-3 veces/semana) o agua abierta guiada y segura según estación.
- **Sauna:** 4-7 veces/semana, 18-20 min a 80-90 °C (o 2 × 10).
- **HIP (hipoxia):** 1-2 sesiones/semana; si usas máscara/simulación, que sea suave y monitorizada.
- **Nutrición:** 16:8 en días de baja demanda + 2-3 días densos coordinados con fuerza.
- **Movimiento:** fuerza 3 veces/semana + arrastres / saltos bajos / cuestas.

- **Psicohormesis:** ayuno de pantallas de 3 h/semana; un acto de servicio mayor/mes.
- ***Deload:*** cada 3-4 semanas, reduce todos los estímulos a la **mitad** durante 5-7 días.

**Marcadores:** HRV estable (si la mides), pulsaciones en reposo ligeramente más bajas, ánimo y foco consistentes, ciclos (si los hay) más ordenados.



### Adaptaciones por perfil

- **Mujer en edad fértil:** prioriza la densidad y el descanso en la ovulación y la fase lútea; evita incrementar frío/hipoxia en la semana premenstrual si hay irritabilidad o sueño frágil.
- **Menopausia:** el contraste térmico suele sentar bien; enfoca en la fuerza y el sueño.
- **Tiroides baja:** evita ayunos largos prolongados; favorece calor/sauna y días densos.
- **Autoinmunidad:** introduce **un solo estímulo cada vez** y con **recuperación generosa**.
- **Alta carga de estrés:** empieza y vuelve siempre al nivel 1; la seguridad manda.

## SEGURIDAD, CONTRAINDICACIONES Y SALIDAS DE EMERGENCIA

La salud nace de la dosis correcta. Demasiado poco no entrena, demasiado rompe. Lo que sigue no es un muro de prohibiciones, sino un **mapa para moverte con confianza**. Son señales de precaución, sí, pero también recordatorios de que escuchar tu cuerpo es parte del juego.

### *Frío*

El agua helada despierta, pero no está hecha para todos ni para cualquier momento. Si tienes fenómeno de Raynaud, problemas cardiacos no controlados, hipertensión severa, embarazo avanzado o neuropatías periféricas, tu cuerpo pide otros caminos. Nunca combines el frío con el alcohol, las apneas o las hiperventilaciones en el agua. Busca siempre superficies seguras y ropa seca cerca.

**¿Exceso?** Si al salir tiemblas más de 15-20 minutos, tu piel se queda pálida o azulada o notas confusión mental, es hora de retirarte: sécate, abrígate, bebe algo templado con sal y descansa.

### *Calor/sauna*

El calor es abrazo, pero también exige respeto. Si tienes hipotensión marcada, fiebre, embarazo, cardiopatías no controladas o tomas fármacos que alteran la regulación de la temperatura, entra con cautela y haz una consulta antes. Nada de alcohol. Entra y sal despacio, como quien escucha un ritual.

**¿Exceso?** Mareo, náusea, dolor de cabeza o insomnio. Entonces baja la temperatura, reduce el tiempo y recupera con agua y electrolitos.

### *Hipoxia intermitente*

Jugar con el oxígeno es potente y delicado. Nunca lo hagas en agua ni conduciendo. Ten precaución si hay anemia severa, EPOC inestable, hipertensión pulmonar, embarazo, síncopes previos o migrañas mal controladas.

**¿Exceso?** Mareo, pitidos en los oídos, visión borrosa, ansiedad intensa. Solución: detente, respira suavemente por la nariz y siéntate hasta recuperar la calma.

## Grounding

Caminar descalzo conecta, pero no cualquier suelo sirve. Evita los terrenos contaminados o con objetos cortantes. Si tu piel está lesionada, espera. Con neuropatía, empieza en superficies lisas y templadas. El contacto con la tierra debe ser un juego, no un riesgo.

## *Ayuno y variabilidad nutricional*

El ayuno es medicina, pero no en todos los contextos. Evítalo durante el embarazo o la lactancia, con trastornos de la conducta alimentaria y con peso o hipotiroidismo descompensados. Si hay diabetes o hipertensión con medicación, acompáñalo siempre de supervisión.

**¿Exceso?** Irritabilidad, sueño roto, caída del rendimiento, antojos compulsivos o menstruaciones alteradas. La solución es simple: más densidad nutricional, ventanas más cortas.

## *Movimiento «rápido» y barefoot*

Moverse rápido es natural, pero hay que preparar el terreno. Si tienes dolor agudo, una lesión activa, artrosis avanzada o fascitis plantar, escucha primero tu cuerpo. El *barefoot* se introduce poco a poco; en diabetes o neuropatías, mejor con supervisión. Los esprints empiezan en cuestas suaves y distancias cortas. El juego es progresivo.

## *Respiración y contrastes*

Las respiraciones intensas como la hiperventilación guiada se practican en seco, sentado o tumbado. Evítalas si tienes pánico no tratado, epilepsia o glaucoma avanzado, y nunca en el agua. Con contrastes térmicos, elige con cuidado: si el frío o el calor desencadenan migrañas, termina siempre en templado.

## *Salidas de emergencia (si te pasaste)*

Si un día cruzas la línea, no te castigues: hay maneras de volver a la base.

- Pausa de setenta y dos horas sin estímulos fuertes.
- Regálate 8-9 horas de sueño, luz de mañana, siestas cortas.
- Vuelve a lo nutritivo: caldos, proteína, tubérculos, fruta, sal y agua suficiente.
- Busca el calor suave: ducha templada, baño tibio, respiración lenta.
- Y no olvides tu tribu: conversación, risa, paseo en naturaleza.
- La semana siguiente, retoma en el nivel 1 y sube la mitad de lo que hacías.

Cuidar la dosis es cuidar el futuro. La vida intermitente funciona cuando se sostiene en seguridad, ritmo y cariño.

### *Tabla resumen: dosis mínima efectiva y señales*

| ESTÍMULO | DOSIS MÍNIMA EFECTIVA | FRECUENCIA ORIENTATIVA | SEÑAL DE BUENA DOSIS | SEÑAL DE EXCESO | NOTAS DE SEGURIDAD |
|---|---|---|---|---|---|
| Naturaleza (verde/azul) | 10-20 minutos de paseo o de estar al aire libre. | Diario (5-7 veces/semana). | Calma, respiración más lenta, ánimo más estable. | Es difícil pasarse. | Protección solar razonable; evita las zonas contaminadas. |
| *Grounding* | 5-10 minutos descalzo en suelo seguro. | A diario, si es posible. | Sensación de calor suave/ relajación, mejor sueño. | Frío excesivo en los pies, entumecimiento. | Evita las superficies sucias/ cortantes; prudencia en frío extremo. |
| Frío | 30-60 segundos al final de la ducha. | 3-5 veces/ semana. | Calor de rebote en 2-5 minutos, claridad mental. | Tiritona >15-20 minutos, irritabilidad, sueño roto. | Nunca apnea/ hiperventilación en agua; precaución en Raynaud y cardiopatía. |
| Sauna/calor | 12-20 minutos a 80-90 °C (o 2 × 10 minutos). | 4-7 veces/ semana. | Sudor fluido, cabeza clara, mejor sueño. | Mareo, náusea, cefalea, insomnio. | Entra hidratado; cuidado con hipotensión, embarazo, cardiopatía no controlada. |
| Contrastes térmicos | Calor 8-12 minutos → frío 30-60 segundos → reposo. | 1-2 veces/ semana. | Claridad, ligereza, buen ánimo. | Activación nocturna/ insomnio. | Termina según objetivo (frío para foco, templado para dormir). |
| Hipoxia intermitente | Cuestas/ escaleras 15-30 minutos (bajar por la nariz). | 1-2 veces/ semana. | Recuperación rápida en bajada, ánimo claro. | Mareo, zumbidos, ansiedad. | |

# 8

# VIDA LIBRE DE TÓXICOS: SOLUCIONES MODERNAS PARA CUERPOS PALEOLÍTICOS

## INTRODUCCIÓN

Si hoy analizáramos tu sangre, tu grasa o incluso tu leche materna, encontraríamos decenas de compuestos químicos que nunca formaron parte de las presiones selectivas a las que los humanos nos tuvimos que adaptar. Estudios de biomonitorización muestran que la mayoría de las personas cargamos con más de **70 sustancias diferentes** en nuestros tejidos. Es la llamada **contaminación interna**.

Esa carga empieza incluso antes de nacer. La epidemióloga Barbara Cohn lo demostró con un hallazgo inquietante: mujeres expuestas al insecticida DDT durante el embarazo transmitieron a sus hijas un mayor riesgo de **cáncer de mama** décadas después. La química del pasado sigue teniendo voz en nuestro presente.

Mientras tanto, cada año se liberan al ambiente **miles de nuevos compuestos**, muchos sin estudios adecuados de seguridad. Hoy circulan más de **300.000 sustancias** en el mercado global. Invisibles a simple vista, pero presentes en el agua que bebes, en el aire que respiras, en los cosméticos que aplicas en tu piel o en los utensilios con los que cocinas cada día. Un vaso de agua embotellada puede contener cientos de miles de **nanoplásticos**. El aire interior de tu casa, aunque huela a limpio, puede concentrar más contaminantes que la calle. Tu champú puede liberar ftalatos y parabenos que alteran tu sistema hormonal. Tu sartén antiadherente, cuando se calienta demasiado o está rayada, libera compuestos que la ciencia relaciona con la infertilidad, la obesidad y los problemas tiroideos.

No es paranoia. Es biología.

Y aquí es donde todo conecta con el marco que hemos construido desde el inicio de este viaje: *vida = materia + energía + información*.

- **Materia:** los tóxicos bloquean enzimas, roban minerales y sustituyen nutrientes vitales.
- **Energía:** los tóxicos dañan la mitocondria, incrementan el estrés oxidativo y drenan tu chispa vital.
- **Información:** los tóxicos son señales falsas que crean confusión en los receptores, las hormonas y las defensas.

Los tóxicos son, en esencia, **ruido en la ecuación de la vida**. Una interferencia en los mismos fundamentos que hemos aprendido a cuidar con luz, agua, amor, alimentación real, movimiento y estímulos intermitentes. La buena noticia es que tu cuerpo **no es un rehén pasivo**. Ha evolucionado con potentes sistemas de detoxificación capaces de neutralizar, transformar y eliminar gran parte de estas sustancias. El problema surge cuando la carga externa supera la capacidad interna de limpieza. Entonces el cuerpo acumula. Pero ahí no termina; aparece también el **efecto cóctel**, porque dosis mínimas de muchas sustancias —que aisladas parecerían inocuas— se suman y potencian sus efectos nocivos. Además, el estilo de vida actual mantiene al organismo en un estado de alarma, con inflamación silenciosa y sobrecarga inmune. Esa alarma bloquea las vías naturales de detoxificación, satura enzimas y crea confusión en los ritmos que deberían favorecer la limpieza. El resultado es un cuerpo que, al no poder liberar, protesta con cansancio crónico, niebla mental, problemas digestivos, piel alterada, alergias nuevas o dificultades para perder peso.

Este capítulo no está escrito para asustarte, sino para darte **criterios y herramientas**. Para mostrarte de dónde proceden los tóxicos más relevantes, qué hacen en el cuerpo y —sobre todo— qué puedes hacer para reducir la entrada, abrir las vías de salida y prestar apoyo a tus órganos de limpieza. No se trata de hacerlo perfecto, sino de hacerlo posible. Cada pequeño cambio cuenta. Y cada tóxico que dejas fuera es espacio que tu cuerpo recupera dentro.

# ¿DÓNDE ESTÁN LOS TÓXICOS?



Tu cuerpo es un sistema abierto, en diálogo constante con el entorno. Lo que respiras, bebes, comes, tocas y aplicas sobre tu piel entra en esa ecuación de *materia + energía + información* que sostiene la vida. Los tóxicos están presentes en todas esas puertas de entrada, a menudo de forma silenciosa. Vamos a recorrerlas una a una.

## *Agua*

Abres el grifo, llenas un vaso y bebes sin pensarlo. Parece solo agua, transparente y pura. Pero en cada sorbo, junto al $H_2O$ que tu cuerpo necesita, pueden viajar compuestos que tu biología nunca conoció: trihalometanos de la desinfección, nitratos procedentes de los campos agrícolas, restos de pesticidas, flúor añadido sin matices y metales que se desprenden de tuberías viejas.

Y en la era del plástico, lo invisible se multiplica: millones de partículas micrométricas y nanométricas flotan en cada botella de agua embotellada. Tus células las reciben como señales distorsionadas: ocupan receptores hormonales, bloquean enzimas, alteran membranas. Para neutralizarlas, tu hígado gasta minerales, antioxidantes y enzimas como si fueran monedas. Y cada una de esas monedas es energía que ya no puedes invertir en moverte, pensar o reparar.

El agua debería ser la melodía más limpia de tu biología. Cuando no lo es, el cuerpo lo paga con cansancio silencioso.

## *Aire*

Puedes pasar semanas sin comer, días sin beber, pero apenas unos minutos sin respirar. Cada día, unas veinte mil veces, llenas tus pulmones esperando oxígeno y pureza. Lo que a menudo recibes es otra cosa: partículas finas de la combustión, compuestos orgánicos volátiles que desprenden las pinturas y ambientadores, formaldehído de los muebles, óxidos de nitrógeno y ozono que emanan del tráfico.

Ese aire no se queda en la nariz. Cruza la barrera alveolar, entra en tu sangre y se convierte en parte de tu información interna. Si es limpio, tu sistema inmune se tranquiliza: «Todo en orden»; si es contaminado, enciende la inflamación silenciosa, roba minerales y desgasta tu energía como un goteo constante. Un ejemplo reciente lo hace tangible: un ensayo clínico mostró que respirar aire contaminado eleva la presión arterial, mientras que usar filtros HEPA en casa la reduce de forma medible en personas hipertensas. Tres milímetros de mercurio menos en la presión sistólica pueden parecer poco, pero en salud pública equivalen a miles de infartos y accidentes cerebrovasculares evitados.

Cada inhalación es una decisión: ¿quieres que tu aire sea medicina o carga? Igual que eliges qué comes o qué bebes, cuidar el aire que respiras es una de las inversiones más directas en tu futuro.

### *Alimentos*

La comida es tu materia más íntima: lo que masticas se convierte en ti. Pero hoy, entre bocado y bocado, a menudo viajan invitados indeseados. Imagina esa ensalada que parece fresca; junto con las hojas verdes, entran en tu cuerpo los restos de pesticidas. El pan que huele a tostado trae consigo trazas de herbicidas como el glifosato. Ese sushi de atún rojo, además de sabor, puede aportar metales pesados acumulados en el mar. Y hasta la botella de plástico que llevas al gimnasio suelta moléculas invisibles cuando el agua se calienta al sol.

El investigador Nicolás Olea lo ha mostrado con claridad: en los análisis de orina de la población española aparecen restos de varios pesticidas a la vez. Pero también hay un dato alentador: cuando esas mismas personas cambian a una alimentación ecológica, los niveles bajan de forma notable en apenas unas semanas. Es como abrir una ventana y ventilar el cuerpo por dentro.

Algunos de estos compuestos actúan como **disruptores endocrinos**: se disfrazan de hormonas y crean confusión en los mensajes que organizan tu ciclo menstrual, tu tiroides o tu apetito. Otros bloquean enzimas digestivas o roban minerales, saboteando la materia prima con la que construyes tu día. Y casi todos añaden ruido oxidativo a tus mitocondrias, drenando energía que podrías destinar a lo que de verdad importa: pensar, crear, moverte, disfrutar.

### *Cocina y utensilios*

Piensa en un desayuno cualquiera. Pones una sartén antiadherente al fuego, se calienta de más y, aunque no lo notes, desprende partículas que acabarán en tu tortilla. Calientas la comida de ayer en un táper de plástico en el microondas, y parte de ese plástico migra a la salsa. Tal vez la cazuela que heredaste de tu abuela tiene esmaltes que liberan trazas de metales.

No hablamos de catástrofes inmediatas, sino de pequeñas gotas diarias. Cada una implica un gasto para tu cuerpo: **información errónea** (moléculas extrañas en tu sopa), **consumo de materia prima** (enzimas y glutatión que se agotan en neutralizarlas) y **pérdida de energía** (inflamación de bajo grado que te roba claridad).

### *Cosmética*

Abres el cajón del baño, eliges una crema hidratante, la aplicas en tu piel y te vas al trabajo pensando que es un gesto de cuidado. Pero esa crema lleva parabenos y ftalatos que atraviesan tu piel y, al cabo de unas horas, circulan en tu sangre. Lo mismo sucede con el gel de ducha con fragancia «oceánica» o el desodorante que promete cuarenta y ocho horas de frescor.

Un estudio con adolescentes mostró algo sorprendente: bastaron tres días usando productos libres de esos compuestos para que sus niveles de tóxicos en orina bajaran de forma significativa. Tres días. El cuerpo se muestra enseguida agradecido cuando dejas de añadir ruido.

Y aquí vuelve la misma ecuación: los tóxicos en cosmética son **señales falsas** (información que confunde), **bloqueos enzimáticos** (materia que no fluye) y **freno a la biogénesis mitocondrial** (energía que se apaga).

### *Hogar*

Imagínate llegar a casa, quitarte los zapatos y respirar aliviado. Crees que tu refugio es aire limpio, pero en realidad aspiras partículas invisibles: ambientadores que disfrazan olores con químicos, detergentes con fragancias persistentes, pinturas que aún liberan compuestos volátiles. El polvo (en realidad, una mezcla de microorganismos, sintéticos y plásticos de las alfombras) que se acumula en las estanterías es como una esponja: retiene todo ese cóctel y lo libera poco a poco en cada inhalación.

Tu hogar puede ser medicina o carga. Cada elección cuenta: abrir ventanas cada mañana, elegir productos de limpieza sencillos, apostar por tejidos sin tratamientos agresivos. Cada gesto transforma tu casa en un lugar que te devuelve energía en lugar de quitártela.

En todas estas puertas de entrada, el patrón se repite: los tóxicos son ruido en tu ecuación vital. Alteran la información, roban materia y desgastan energía. La buena noticia es que, igual que entran, también pueden **dejar de entrar**. Cada decisión consciente —qué agua bebes, qué aire respiras, qué sartén usas, qué crema eliges, qué productos tienes en tu casa— abre un espacio para que tu cuerpo se dedique a lo que mejor sabe hacer: vivir, repararse, disfrutar.

## QUÉ HACEN EN EL CUERPO

Los tóxicos no son simples «moléculas externas». Una vez dentro, se convierten en parte del lenguaje con el que tu organismo interpreta el mundo. Y ahí es donde empieza el problema: **distorsionan la información, roban materia prima y drenan energía**.

### *Sistema endocrino: señales falsas*

Muchos actúan como **disruptores endocrinos**, capaces de imitar o bloquear las hormonas naturales. Se cuelan en los receptores de estrógenos, andrógenos o tiroides y envían mensajes confusos. El resultado son alteraciones en la fertilidad, desajustes menstruales, pubertad precoz, problemas de tiroides o dificultad para regular el peso corporal. Aquí la ecuación se altera desde la **información**: tu cuerpo recibe señales que no le corresponden.

### *Sistema inmune: inflamación silenciosa*

Otros tóxicos actúan como pequeños detonantes de inflamación crónica. No generan fiebre ni dolor agudo, pero mantienen al sistema inmune en estado de alerta, agotando sus recursos. A la larga, esto aumenta la susceptibilidad a las alergias, autoinmunidad o infecciones recurrentes. Este ruido interfiere con la **materia prima** del sistema inmune, que gasta antioxidantes, glutatión y enzimas en apagar fuegos, en lugar de en reparar.

### *Sistema nervioso: ruido en el cerebro*

Algunos atraviesan la barrera hematoencefálica y alteran neurotransmisores, afectando a la memoria, el aprendizaje o la calidad del sueño. Metales pesados como el plomo o el mercurio, o disolventes presentes en el hogar, pueden traducirse en «niebla mental», ansiedad o insomnio. Aquí los tóxicos sabotean tanto la **información** (neurotransmisores distorsionados) como la **energía** (mitocondrias neuronales bajo estrés).

### *Mitocondrias y metabolismo: apagando la chispa*

Las mitocondrias son el motor energético de cada célula. Muchos contaminantes ambientales dañan sus membranas, interfieren en la cadena respiratoria o aumentan la producción de radicales libres. El resultado es la fatiga, la dificultad para recuperarse del ejercicio y el mayor riesgo de resistencia a la insulina, la obesidad y la diabetes. Aquí se ataca directamente la **energía** de la ecuación vital.

### *Efecto cóctel y bloqueo de vías detox*

A menudo no es una molécula aislada, sino la **suma de muchas en dosis bajas**, lo que multiplica los efectos nocivos: el **efecto cóctel**. Además, el estilo de vida moderno —estrés crónico, déficit de sueño, alcohol, falta de nutrientes esenciales— bloquea las enzimas hepáticas y los sistemas de detoxificación natural, haciendo que incluso dosis pequeñas se acumulen.

# CÓMO NOS HABLA EL CUERPO

El cuerpo siempre avisa. No con discursos ni alarmas estridentes, sino con síntomas que solemos etiquetar como «normales», «de la edad» o «estrés». En realidad, muchas veces son la forma con la que tu organismo te dice: «Estoy acumulando más de lo que puedo liberar».

## *Señales cotidianas de sobrecarga tóxica*

- **Cansancio persistente:** te despiertas sin energía o necesitas café y estimulantes para arrancar el día. No importa cuánto duermas, la sensación es de batería a medio cargar.
- **Niebla mental:** dificultad para mantener la atención en una tarea, olvidos frecuentes o sensación de que tu mente «se ralentiza».
- **Problemas digestivos:** hinchazón después de las comidas, gases, estreñimiento o diarrea recurrente, intolerancias nuevas a alimentos que antes no generaban problemas.
- **Alteraciones de la piel:** eccemas, psoriasis, acné en la edad adulta, dermatitis de contacto, caída de cabello excesiva o uñas quebradizas. La piel se convierte en un órgano de eliminación visible.
- **Alergias nuevas o sensibilidades químicas:** perfumes, ambientadores, productos de limpieza o humo de tabaco que antes toleraban ahora provocan dolor de cabeza, mareo o irritación de garganta.
- **Insomnio o sueño poco reparador:** dificultad para conciliar el sueño, despertares frecuentes entre las dos y las cuatro de la madrugada (momento de máxima actividad hepática) o sueño ligero del que despiertas cansado.
- **Dificultad para perder peso:** a pesar de cuidar la dieta y hacer ejercicio, el cuerpo parece retener grasa. Esto ocurre porque el tejido adiposo actúa como un «almacén seguro» de toxinas lipofílicas.
- **Dolores musculares y articulares difusos:** molestias que no se explican por un esfuerzo físico concreto y que cambian de localización o intensidad.
- **Cefaleas y migrañas frecuentes:** a menudo sin causa clara, que se agravan en ambientes cargados (oficinas con moqueta, espacios con fragancias artificiales).

- **Cambios en el estado de ánimo:** irritabilidad, ansiedad o tristeza que aparecen sin motivo aparente, fruto de la interferencia de los tóxicos en los neurotransmisores y las hormonas.
- **Sudor con olor fuerte o diferente:** señal de que el cuerpo está usando la piel como vía de eliminación.
- **Alteraciones hormonales:** ciclos menstruales irregulares, síndrome premenstrual intenso, disminución de la fertilidad, disminución de la libido o disfunción eréctil.
- **Problemas respiratorios:** tos crónica, sensación de opresión torácica o falta de aire en ambientes cerrados.

### Checklist *opcional: ¿me está hablando mi cuerpo para indicarme toxemia?*

Marca las señales con las que te identifiques en las últimas semanas:

- [ ] Me levanto cansado, aunque haya dormido.
- [ ] Necesito café o estimulantes para funcionar.
- [ ] Tengo olvidos frecuentes o me cuesta concentrarme.
- [ ] Siento hinchazón o gases después de comer.
- [ ] Tengo estreñimiento, diarrea o tránsito irregular.
- [ ] Mi piel presenta eccemas, acné, dermatitis o picores.
- [ ] Me molestan los perfumes, los ambientadores o los productos de limpieza.
- [ ] Me cuesta conciliar el sueño o me despierto entre las dos y las cuatro de la madrugada.
- [ ] Me resulta difícil perder peso, aunque cuide mi alimentación.
- [ ] Sufro dolores musculares o articulares sin causa clara.
- [ ] Tengo dolores de cabeza o migrañas frecuentes.
- [ ] Me siento irritable, con ansia o con bajones emocionales sin motivo aparente.
- [ ] Noto que mi sudor tiene un olor más fuerte o distinto.
- [ ] Tengo ciclos menstruales irregulares o síntomas hormonales marcados.
- [ ] He notado una disminución de la libido o problemas sexuales.
- [ ] Siento falta de aire, tos o molestias respiratorias en ciertos ambientes.

### Interpretación

- Si marcas solo 1-3 casillas, tu cuerpo te está susurrando: pon atención y cuida tus hábitos.
- Si marcas 4-7 casillas, tu organismo ya protesta: es hora de reducir la carga tóxica y prestar apoyo detox.
- Si marcas más de 8 casillas, tu cuerpo grita: necesitas hacer cambios prioritarios y dar apoyo profundo.

### *Síntomas invisibles, pero medibles*

Más allá de las sensaciones, la investigación muestra que la exposición a contaminantes se refleja en **marcadores objetivos**:

- Elevación de las enzimas hepáticas, que indican sobrecarga en el hígado.
- Alteraciones en las hormonas tiroideas o sexuales.
- Incremento de los marcadores inflamatorios (PCR ultrasensible, citocinas).
- Deficiencia relativa de antioxidantes y minerales clave (selenio, zinc, magnesio).

### *El lenguaje del cuerpo*

En capítulos anteriores hablamos de cómo cada célula responde a la **información, la materia y la energía** que recibe. Cuando los tóxicos interfieren, el lenguaje del cuerpo se distorsiona:

- Envían **información falsa** (un disruptor que se hace pasar por estrógeno).
- Secuestran **materia prima** (un metal pesado que ocupa el lugar de un mineral esencial).
- Frenan la **energía** (una mitocondria que se apaga por exceso de radicales libres).

El resultado es un organismo que protesta en forma de síntomas cotidianos. Y tu tarea no es acallarlos con fármacos de parche, sino escuchar lo que te quieren contar.

Hasta aquí hemos visto que los tóxicos están en todas partes y cómo se manifiestan en tu cuerpo. Ahora toca recordar algo fundamental: **ya tienes en tus manos las herramientas que reducen su impacto**, porque todo lo que hemos trabajado en capítulos anteriores funciona también como defensa frente a la sobrecarga tóxica.

- **Luz y ritmos circadianos:** exponerte a la luz natural al amanecer y oscurecerte de noche activa los genes antioxidantes (como NRF2) que ayudan a tu hígado a neutralizar tóxicos. En cambio, la luz artificial nocturna bloquea esa capacidad.
- **Agua de calidad:** beber agua limpia, filtrada y remineralizada no solo hidrata, también facilita la eliminación renal de contaminantes solubles y reduce la carga total del organismo.
- **Amor y vínculo social:** los vínculos reducen el cortisol y el NF-κB, moduladores de la inflamación. Menos inflamación significa que tu cuerpo puede dedicar más recursos a desintoxicar, en lugar de a apagar fuegos emocionales o inmunológicos.
- **Alimentación real y densa:** las crucíferas, las fibras prebióticas y los antioxidantes de frutas y verduras son materia prima directa para las enzimas hepáticas de detoxificación. Comer limpio es ofrecer herramientas a tu hígado.
- **Movimiento y sudor:** cada vez que te mueves, mejoras el riego sanguíneo y linfático, apoyas el tránsito intestinal y generas sudor, que son tres vías naturales de eliminación de toxinas.
- **Estímulos horméticos:** frío, calor, ayuno, ejercicio intenso..., todos activan rutas de reparación celular que también favorecen la limpieza de tóxicos acumulados.

Lo que quizá parecían «solo» hábitos de estilo de vida son, en realidad, **estrategias de protección frente a un entorno químico hostil**. No necesitas obsesionarte con cada molécula; necesitas vivir de una forma que active tus defensas naturales y potencie tu resiliencia.

# INFLAMACIÓN Y ESTRÉS: LOS GRANDES BLOQUEADORES DE LA DETOX

Cuando pensamos en tóxicos, solemos imaginar plásticos, pesticidas o metales pesados. Pero hay otro enemigo silencioso que impide que los elimines, aunque sigas un protocolo al pie de la letra: **la inflamación crónica de bajo grado y el estrés mantenido**.

La ciencia lo explica con dos interruptores moleculares que funcionan como polos opuestos:

- La **NRF2** es la directora de orquesta de la desintoxicación. Cuando se activa, enciende genes que limpian, reparan y regeneran.
- El **NF-κB,** en cambio, es el interruptor de la defensa y la inflamación. Se activa frente a las infecciones, los tóxicos acumulados o el estrés crónico.

El problema es que **no pueden estar encendidos a la vez**. Si el NF-κB está dominando, la NRF2 queda silenciada. Es decir: tu cuerpo elige defenderse en lugar de limpiar. Se pone en «modo guerra», no en «modo detox». Esto explica por qué muchas personas, al iniciar un proceso de desintoxicación, se sienten peor antes de mejorar: los tóxicos empiezan a moverse, pero el cuerpo no tiene activo el software que permite sacarlos. Quedan dando vueltas, redistribuidos, y aparecen los mareos, la niebla mental, la fatiga o los brotes en la piel. El experto Chris Shade lo resume en una frase: «No puedes detoxificar un cuerpo que está inflamado. Primero calma la tormenta, y solo después saca la basura».

Y esa tormenta inflamatoria hoy es constante. Evolutivamente la inflamación era breve, puntual, una respuesta de emergencia ante una herida o una infección. Pero en el estilo de vida moderno se ha convertido en una hoguera encendida día y noche: exceso de comida procesada, sedentarismo, estrés crónico, déficit de sueño, alteración de los ritmos circadianos. Todo ello mantiene el organismo en un estado de alarma permanente.

Por eso insistimos: muchas veces **no es que estés intoxicado, es que estás inflamado**.

- No es que tengas obesidad, es que tu inflamación impide usar la grasa como combustible.
- No es que estés triste, es que la inflamación altera tus neurotransmisores.
- No es que tu cuerpo «no quiera» desintoxicar, es que el interruptor está bloqueado.

La clave está en comprender que el **primer paso de cualquier detox real no es añadir suplementos o hierbas**, sino **apagar la inflamación de base**: cuidar la alimentación, el descanso, la exposición a la luz natural, los estímulos horméticos progresivos, la hidratación y el movimiento placentero. Hacer esto en conjunto tiene un efecto sinérgico, porque cada pieza sola suma un poco, pero todas juntas cambian las reglas del juego. Cuando bajas la inflamación y el estrés, liberas el interruptor de NRF2 y tu cuerpo vuelve a estar listo para limpiar.

### *Reduce la entrada: guía de sustitución consciente*

El primer paso de cualquier estrategia detox no es añadir nada nuevo, sino **cerrar los grifos de entrada**. Si tu cuerpo ya está saturado, lo más inteligente es darle un respiro. No se trata de vivir en una burbuja estéril, sino de elegir con criterio y quitar lo que sobra para que tu biología respire aliviada.

### Agua

Filtra el agua de tu casa. Piensa en cada vaso como un diálogo íntimo con tus células. ¿Qué quieres que escuchen? Un filtro doméstico es como un guardián en la puerta: deja pasar lo que nutre y bloquea lo que estorba. Da preferencia a las botellas de vidrio o acero inoxidable y nunca dejes plásticos al sol o en el coche, porque con el calor liberan microplásticos y disruptores que nadie querría beber.

En cuanto a los filtros, un buen inicio es usar jarras con un buen filtro de carbón. Desde aquí puedes avanzar a filtros más potentes y definitivos, como la osmosis con nanofiltración. Ya sabes, paso a paso y sin agobios, que sea desde el cuidado y el avance progresivos.

## Cocina y utensilios

La sartén en la que fríes un huevo también habla con tu cuerpo. Una superficie rayada puede soltar partículas invisibles en cada bocado. Cambiarla por hierro fundido, acero o cerámica de calidad no es solo una compra, es cambiar el idioma químico de tu cocina. Y recuerda: el microondas es para la comida, no para el plástico barato; el vidrio y el acero fueron creados para el calor, el plástico no.

## Cosmética y cuidado personal

El cajón del baño es un pequeño laboratorio. Cada crema, champú o desodorante manda mensajes químicos a tu piel. Cuanto más cortas sean las etiquetas, más claro es el mensaje. Aceite de coco, aloe, manteca de karité..., tu piel entiende ese idioma. Y aquí menos es más: no necesitas diez productos diarios. Tu piel te agradecerá que la dejes respirar.

## Hogar

Tu casa puede ser un refugio o una carga. Abre las ventanas diez minutos cada mañana y cada tarde: es como sacudir las sábanas del aire. Cambia los detergentes agresivos por vinagre, bicarbonato o jabón natural; son fórmulas sencillas que tu cuerpo entiende. Sustituye los ambientadores artificiales por flores secas, aceites esenciales o, simplemente, aire fresco. Y recuerda que hasta el sofá y el colchón pueden hablar con tu cuerpo; es mejor si lo hacen en un idioma limpio, sin retardantes de llama ni químicos persistentes.

## Alimentos

Aquí no hay misterio: si puedes, elige alimentos ecológicos, especialmente en frutas y verduras de la «docena sucia» (*dirty dozen*), como se conoce a las más cargadas de pesticidas según los estudios internacionales. Carne, huevos y lácteos de ganadería extensiva también cambian la conversación química con tu organismo: sin hormonas ni antibióticos añadidos. Y cuantos menos alimentos ultraprocesados entren en tu cesta, menos ruido tendrá tu ecuación vital.

Reducir la entrada es como bajar el volumen de una radio que chirría; de pronto puedes escuchar de nuevo la melodía de tu cuerpo.

### *Abre las vías de salida: presta apoyo a tus órganos de limpieza*

Reducir la entrada es solo la mitad del camino. La otra mitad es **abrir las puertas de salida**. Tu cuerpo ya tiene un sistema de depuración sofisticado: hígado, riñones, intestino, piel y pulmones. Cuando estas puertas se abren, todo fluye; cuando se cierran, los tóxicos se acumulan como en una casa sin ventanas.

#### Hígado: el gran laboratorio

Piensa en el hígado como si fuera un químico incansable que transforma compuestos difíciles en moléculas que el cuerpo puede expulsar. Le gusta trabajar con herramientas sencillas: el azufre del brócoli y el ajo, los antioxidantes de la cúrcuma o los frutos rojos, las proteínas de calidad que le permiten fabricar enzimas detox. Cuanto más limpio le des el material, mejor hará su magia.

#### Riñones: filtros silenciosos

Los riñones son como dos filtros que nunca descansan. No hacen ruido, pero lo que pasa por ellos decide tu equilibrio. Lo único que piden es agua limpia a lo largo del día y que no los castigues con alimentos ultraprocesados. Las infusiones suaves, como las de diente de león o de cola de caballo, son como ayudantes discretos que alivian su tarea.

#### Intestino: la puerta principal

El intestino es la gran compuerta. Si se enlentece o su microbiota se desordena, los tóxicos circulan de nuevo en lugar de salir. Ayúdalo con fibra vegetal, grasa adecuada y fermentados como kéfir o chucrut. Y nunca olvides la regla de oro: evacuar cada día. No es un detalle, es la clave de todo el proceso.

### Piel: frontera visible

Cuando sudas, no solo regulas la temperatura; también expulsas metales y contaminantes grasos. Cada gota de sudor es una carta de limpieza enviada al exterior. Puedes provocarla con ejercicio, con sauna o incluso con un paseo al sol. La piel habla; solo hay que darle la oportunidad.

### Pulmones: frontera aérea

Cada exhalación es un acto de limpieza. Respira aire fresco siempre que puedas, ventila tu casa y, si vives en ciudad, un filtro HEPA puede ser un aliado silencioso. Las respiraciones profundas son como cepillos que barren hasta los rincones de tus alveolos. Y el movimiento al aire libre multiplica ese efecto: cada paso que das en la naturaleza es una purificación.

Reducir la entrada y abrir la salida son los dos movimientos básicos de la danza detox. Cuando se equilibran, no sientes restricción, sientes **ligereza**. Es como abrir ventanas en primavera: entra aire nuevo, sale lo viejo y, de pronto, la casa se siente viva.

### *Menú detox evolutivo (tres comidas, desayuno opcional)*

Un estilo de vida evolutivo no contemplaba cinco comidas al día. Nuestros ancestros alternaban momentos de ayuno con ingestas densas en nutrientes. Recuperar ese patrón no solo da descanso digestivo, también activa rutas de reparación y detoxificación.

**Desayuno ligero (solo si tienes hambre)**

Infusión o té verde.

Huevos camperos a la plancha con aguacate y rúcula. Si prefieres algo más simple, un puñado de nueces y moras frescas.

(Si no tienes hambre, simplemente hidrátate con agua o una infusión y espera a la primera comida principal).

**Comida principal (mediodía)**

Ensalada de temporada con hojas verdes, brócoli al vapor, rábanos, pepino y aceite de oliva virgen extra.

Proteína limpia: salmón salvaje, caballa o pollo campero.

Guarnición de col fermentada (chucrut) o encurtidos caseros para cuidar la microbiota.

**Cena (temprana)**

Caldo casero de huesos o de pescado como entrada mineralizante.

Verduras asadas de temporada: coles de Bruselas, calabacín y pimientos con cúrcuma y pimienta negra.

Carne roja de pasto o huevos, acompañados de aguacate o aceite de oliva.

Este esquema ofrece flexibilidad:

- Si desayunas, que sea **ligero y proteico**.
- Si no desayunas, no pasa nada: tu cuerpo aprovechará el ayuno como estímulo natural de detoxificación.
- Lo esencial es que cada comida principal combine: **proteína limpia + vegetales de temporada (con crucíferas) + grasas saludables**.

### *Suplementación: encendiendo la orquesta detox*

Una vez que has puesto orden en tu estilo de vida —alimentación evolutiva, sueño, movimiento, luz natural, reducción de tóxicos—, llega el momento de añadir un apoyo extra. La suplementación **no sustituye a los cimientos**, pero sí puede actuar como un amplificador que potencia las rutas naturales de limpieza de tu cuerpo.

### El principio clave: dosis ascendentes y descansos

Tu organismo es sabio. Si recibe el mismo estímulo cada día sin variaciones, se adapta y deja de responder. Por eso, los suplementos que estimulan la **NRF2**, el interruptor maestro de la detoxificación, deben usarse en dosis ascendentes y con descansos.

- **Ascendente:** empezamos con poca dosis y subimos poco a poco para que las enzimas se activen de forma progresiva, evitando los «subidones» que el cuerpo no pueda manejar.

- **Con descansos:** parar el fin de semana o algunos días permite al organismo «respirar», resetearse y mantener la eficacia.

Este principio es importante: «Si siempre das el mismo estímulo, el cuerpo se acostumbra. Si lo alternas, se mantiene vivo y responde mejor».

## Suplementos principales

### *Brócoli activado (sulforafano)*

- Activa directamente la NRF2, encendiendo los genes detox en el hígado y los tejidos.
- Tiene un efecto antioxidante y antiinflamatorio, de apoyo doble: limpia y calma la tormenta.
- **Dosis ascendente:** empezar con 0-0-1 (noche) y subir progresivamente hasta 0-2-2, con descanso el fin de semana.

### *Chlorella*

- Alga verde con gran capacidad para unirse a metales pesados y contaminantes.
- Protege frente a la recirculación de toxinas que el hígado expulsa por la bilis.
- **Dosis constante:** 1-1-1 (mañana, tarde, noche).

### *Electrolitos / agua de mar*

- Mantener el equilibrio mineral es esencial para que cada célula detoxifique.
- Reponer electrolitos evita la fatiga y los calambres y presta apoyo en la eliminación renal.
- **Dosis recomendada:** añadir 100 ml de agua de mar por litro de agua; beber al menos 2 litros al día.

### *Casos especiales: el protocolo avanzado*

En personas con inflamación elevada, enfermedades crónicas o síntomas que empeoran al tomar suplementos detox, se recomienda precaución. Aquí entra en escena el **protocolo avanzado**, en el que:

- Antes de estimular la NRF2, se usan suplementos que bloquean el **NF-κB** (el interruptor inflamatorio).
- Esto calma la tormenta y prepara el terreno para que el cuerpo pueda limpiar de forma segura.
- Siempre debe hacerse **bajo la guía de un especialista**, ya que cada organismo responde de un modo distinto.

### Lo más importante

- No empieces un protocolo detox sin antes haber bajado la inflamación y abierto las vías de salida.
- Escucha tu cuerpo: si los síntomas empeoran, no es señal de «más toxinas saliendo», sino de que tu detox está bloqueado.
- La suplementación funciona mejor cuando va de la mano del estilo de vida.

## CONCLUSIÓN: VOLVER A LA CLARIDAD

Tu cuerpo es como un río. Cuando fluye limpio, la vida se refleja en él con nitidez: la mente es clara, la energía es ligera, la piel es luminosa. Pero si el río se llena de desechos, el agua se enturbia; no deja de ser agua, pero pierde su capacidad de dar vida.

En el mundo moderno, el río se ve desbordado por químicos invisibles: pesticidas, plásticos, metales, disolventes. Son interferencias que crean confusión en el lenguaje de tus células, roban nutrientes y apagan tu energía. Y aun así, la biología conserva su sabiduría. Porque dentro de ti sigue viva la memoria de lo limpio.

Cada vez que eliges un alimento real, cada vez que respiras aire fresco, cada vez que sudas en movimiento o descansas profundamente, estás devolviendo transparencia a tu río. No necesitas la perfección; basta con crear espacio para que el agua vuelva a correr.

La detoxificación no es un acto aislado ni un suplemento milagroso. Es una danza entre **la información, la materia y la energía**, la misma ecuación de la vida que venimos desplegando capítulo tras capítulo. Los tóxicos son ruido; tus hábitos son la música que devuelve armonía.

Y aquí está la esperanza: no hace falta luchar contra lo tóxico con miedo o rigidez. Basta con reconectar con lo esencial: la luz del sol, el agua limpia, el alimento vivo, el amor que calma el estrés. Lo demás —los suplementos, las estrategias— son apoyos que potencian, pero el verdadero milagro ocurre cuando recuerdas que tu cuerpo sabe limpiarse, siempre que le dejes espacio. Así, poco a poco, sin obsesiones, lo que parecía un río turbio se convierte de nuevo en un cauce claro. Y en esa claridad, la vida fluye.

# 9

# LA INFLAMACIÓN SILENCIOSA: CONSUMIRNOS A FUEGO LENTO

Hemos llegado a un momento crucial de este viaje. A lo largo de los capítulos anteriores, hemos revisado la luz, el agua, el amor, la alimentación, el movimiento, la naturaleza y la exposición a los tóxicos. Todos ellos son aspectos que tu cuerpo espera de ti, y cuando faltan, aparece una nostalgia biológica que se expresa en síntomas: cansancio, falta de claridad, dolor, ansiedad e insomnio.

Hasta ahora hemos mirado sobre todo hacia fuera, al contexto que cambia. En este capítulo vamos a mirar hacia dentro. ¿Qué ocurre de piel hacia dentro cuando ese contexto es hostil o incompleto? ¿Cómo se traduce en tu fisiología el hecho de no darle al cuerpo lo que necesita? ¿Por qué tú puedes sentirte mal y, en cambio, alguien de tu entorno no presenta los mismos síntomas, aunque viva en circunstancias parecidas?

Aquí entra en escena una de las **causas universales del sufrimiento humano moderno**: la inflamación silenciosa. Un fuego tenue que no arde como una fiebre ni se manifiesta como una herida, pero que se queda encendido en lo profundo y va desgastando cada sistema poco a poco.

Si tuviéramos que señalar un hilo común que conecta casi todas las enfermedades modernas, ese hilo se llama inflamación crónica de bajo grado (*low-grade inflammation*): obesidad, diabetes tipo 2, enfermedades cardiovasculares, depresión, alzhéimer, cáncer, autoinmunidad, fatiga crónica... Todas, distintas en apariencia; todas, con un mismo telón de fondo: un fuego silencioso que se enciende dentro de nosotros y nunca termina de apagarse. La revista *Time* lo bautizó hace años como «el asesino secreto» (*the secret killer*). Y lo es. No duele como una fractura, no sube la fiebre como una infección, no se nota de golpe aunque desgasta a cámara lenta, consume energía, roba vitalidad y prepara el terreno para la enfermedad.

La paradoja es que la inflamación **no es mala en sí misma**. Al contrario, es una respuesta fisiológica brillante, uno de los mecanismos más inteligentes de nuestra biología. Cuando te cortas, cuando te infectas, cuando te golpeas, la inflamación aguda aparece como un ejército disciplinado: llega rápido, es intensa, resuelve y se retira. Ese fuego breve es lo que nos ha permitido sobrevivir como especie: sin inflamación, no hay reparación.

El problema no es el fuego, sino que nunca se apague. En el contexto actual, marcado por la comida ultraprocesada, el exceso de azúcares y aceites refinados, el estrés constante, la falta de sueño, el sedentarismo y la sobrecarga de tóxicos, la alarma inflamatoria se queda encendida de forma permanente. No hablamos de una tormenta aguda, sino de una **llovizna ácida incesante** que erosiona poco a poco cada sistema de tu cuerpo.

Y aquí aparece la clave que conecta este capítulo con todo lo anterior: la biología es **pleiotrópica y redundante**. Dicho en palabras sencillas: «pleiotrópica» significa que un mismo mecanismo biológico sirve para muchas funciones distintas, como una llave maestra que abre varias puertas; «redundante» quiere decir que el cuerpo usa esas llaves una y otra vez para asegurar que siempre haya respuesta. No tiene infinitas maneras de reaccionar, sino unas pocas muy poderosas que utiliza en diferentes contextos. Una de esas respuestas universales es la inflamación. Si no le damos al organismo lo que espera —luz natural, agua limpia, alimento real, movimiento diario, descanso, vínculos—, responde con lo que tiene: inflamación silenciosa.

Lo que quizá creías que era «tu carácter», «la edad» o «tu genética», a menudo es simplemente tu cuerpo diciendo: **«Estoy inflamado»**.

- No estás triste, estás inflamado.
- No es que tengas obesidad, es que la inflamación bloquea tu capacidad de usar la grasa como combustible.
- No estás envejeciendo antes de tiempo, es la inflamación la que apaga tu regeneración.
- No es que estés intoxicado sin más, es que la inflamación impide que enciendas los interruptores de detox.

La buena noticia es que este fuego también se puede apagar. Y no con más pastillas, sino con gestos que devuelven al cuerpo su hogar natural. El sol en la piel, el agua que hidrata de verdad, el movimiento que disfrutas, el ayuno intermitente que ordena, la comida adecuada que nutre sin inflamar, la reducción de tóxicos, el descanso y el amor, todos son, en esencia, **intervenciones antiinflamatorias**.

Este capítulo es una invitación a comprender qué es esa inflamación, por qué aparece, cómo se diferencia de la inflamación fisiológica que nos protege y, sobre todo, cómo podemos apagarla con decisiones diarias que devuelven la claridad, la energía y la alegría de vivir.



## INFLAMACIÓN FISIOLÓGICA: CUANDO EL FUEGO PROTEGE

Para comprender por qué la inflamación silenciosa es tan dañina, primero tenemos que reconciliarnos con la idea de que la inflamación, en sí misma, no es mala.

Imagina que te haces un corte en la piel. En cuestión de minutos, la zona se enrojece, se calienta, se hincha y duele. Lo mismo ocurre cuando una bacteria entra en tu cuerpo o cuando sufres una lesión muscular. Eso que llamamos «inflamación aguda» es una respuesta rápida y coordinada que busca tres objetivos:

- **Defender** la zona de posibles invasores.
- **Reparar** el tejido dañado.
- **Recordar** lo que ha ocurrido para que el sistema inmune esté preparado la próxima vez.

Es un fuego intenso, pero breve. Aparece de golpe, cumple su función y se apaga.

- **Color rojo:** los vasos sanguíneos se dilatan para llevar nutrientes y células defensivas.
- **Calor:** la temperatura local aumenta porque el metabolismo se acelera para reparar.
- **Hinchazón:** llega líquido con factores de defensa.
- **Dolor:** un recordatorio biológico de que esa zona necesita reposo.

Sin inflamación, una herida no cicatrizaría, una fractura no se consolidaría y una infección podría expandirse sin control. **El fuego agudo es un aliado indispensable.**

El problema no es ese fuego breve y coherente, sino lo que ocurre cuando la alarma no se apaga. Cuando la respuesta inflamatoria, en lugar de resolverse, se queda encendida de fondo, débil pero persistente, como una brasa que nunca muere. Ahí es cuando el fuego deja de protegernos y empieza a consumirnos lentamente.

## DE LA INFLAMACIÓN AGUDA A LA INFLAMACIÓN SILENCIOSA

La inflamación aguda es un fuego breve y protector. Lo enciende tu cuerpo como una alarma puntual: hay un corte, una infección, un golpe. Se activa, resuelve y se apaga. Es intensa, pero sabia. El problema comienza cuando esa alarma nunca se apaga del todo. Cuando, en lugar de una llamarada puntual, lo que queda es un fuego bajo, sostenido, casi invisible. A eso lo llamamos **inflamación crónica de bajo grado** (*low-grade inflammation*).

En apariencia no duele. No hay fiebre, ni hinchazón evidente, ni dolor incapacitante. Por eso se la llama «silenciosa». Pero, a nivel interno, es como un fuego lento que cocina tu cuerpo poco a poco, erosionando los órganos y los tejidos con el tiempo. ¿Por qué ocurre? Porque el cuerpo, al no recibir lo que espera, interpreta que sigue en peligro. Y como la biología dispone de pocas respuestas universales, pero muy potentes, responde una y otra vez con la misma herramienta: inflamación.

Veamos cómo se enciende ese fuego silencioso en lo cotidiano:

- **Comer mal: intestino en alerta.** Una dieta cargada de ultraprocesados, azúcares y grasas refinadas debilita la llamada **barrera intestinal**, esa capa formada por células, moco y bacterias beneficiosas que funciona como la frontera entre lo que comes y tu interior. Cuando la barrera está fuerte, permite el paso de nutrientes, pero bloquea las sustancias nocivas.

Cuando se daña, aparece lo que conocemos como el **aumento de la permeabilidad intestinal**, es decir, pequeñas fugas que permiten que fragmentos de bacterias (lipopolisacáridos) y restos de alimentos mal digeridos pasen a la sangre. El sistema inmune, al detectarlos, interpreta que hay invasores y responde con citoquinas inflamatorias. Es una alarma continua que nace de un intestino que ya no sabe filtrar bien.

- **Dormir mal: reparación interrumpida.** El sueño profundo es la gran fábrica de limpieza y reparación. Durante la noche, el sistema nervioso ordena la actividad del sistema inmune, se eliminan desechos a través del sistema glinfático cerebral y la melatonina dirige procesos antioxidantes y reparadores. Si el descanso se acorta o interrumpe, todo este trabajo no se completa. En su lugar, aumenta el **cortisol**, la hormona del estrés, que mantiene el cuerpo en alerta e impide la resolución de la inflamación. Resultado: amaneces cansado porque tu sistema nunca apagó la alarma.
- **No moverse: grasa visceral como órgano inflamatorio.** La inactividad favorece la acumulación de grasa visceral, especialmente alrededor de los órganos abdominales. Este tejido no es un almacén pasivo, sino que actúa como un órgano activo que produce **adipocitoquinas proinflamatorias** (TNF-$\alpha$, IL-6) y envía señales constantes al sistema inmune para que permanezca en guardia. Es como tener un megáfono dentro del abdomen recordando todo el tiempo que hay una amenaza.
- **Estrés crónico: alarma que no se apaga.** El estrés activa el eje hipotálamo-hipófisis-suprarrenal y eleva el cortisol y la adrenalina. Estas hormonas son útiles en emergencias, pero, cuando permanecen elevadas, bloquean las funciones reparadoras, alteran la inmunidad y mantienen las defensas en modo alerta. Aunque no exista un enemigo real, el cuerpo vive como si estuviera en guerra, generando inflamación continua.
- **Tóxicos ambientales: órganos bajo ataque.** Los pesticidas, los metales y los contaminantes no solo se acumulan, sino que dañan directamente el hígado y el intestino, dos órganos clave en la limpieza. Cuando estas estructuras se sienten atacadas, envían señales de peligro al sistema inmune. Este responde reclutando células defensivas y liberando mediadores inflamatorios. De este modo, la exposición cotidiana a químicos se traduce en un fuego interno que nunca se apaga.

En todos estos escenarios, el resultado final es el mismo: **un cuerpo inflamado por un peligro invisible y permanente**. No es un incendio que arrasa, es una brasa que nunca muere. Una alarma que, lejos de proteger, termina consumiendo a fuego lento la energía y la vitalidad.

## LO QUE NOS DICE ESTA RESPUESTA: EL CUERPO NO SE EQUIVOCA

La inflamación silenciosa no es un error de la naturaleza ni una traición de tu cuerpo. Es, en realidad, la forma más coherente que tiene tu biología de responder cuando percibe una amenaza constante.

El cuerpo dispone de pocos lenguajes universales, pero muy potentes. Uno es la fiebre, otro es el dolor y un tercero —probablemente el más versátil— es la inflamación. Es pleiotrópica y redundante: sirve para defender, reparar, avisar y reorganizar recursos. Y cuando no recibe lo que espera de ti, utiliza esa misma herramienta una y otra vez.

Por eso, la inflamación silenciosa es un **mensaje**, no un fallo.

- Cuando comes mal y tu intestino deja pasar fragmentos al torrente sanguíneo, la inflamación dice: «La frontera está en peligro».
- Cuando duermes poco y no reparas, la inflamación dice: «No estamos listos para el día siguiente».
- Cuando no te mueves y la grasa visceral se convierte en un órgano inflamatorio, la inflamación dice: «Hay exceso de carga, necesitamos estar en alerta».
- Cuando vives con estrés crónico, la inflamación dice: «El enemigo sigue aquí».
- Cuando tu hígado y tu intestino reciben tóxicos cada día, la inflamación dice: «Estamos siendo atacados».

En todos los casos, el mensaje es el mismo: **«No me estás dando el entorno que necesito para sentirme seguro».** Aquí está la paradoja: lo que sentimos como cansancio, dolor, niebla mental o tristeza no son defectos aislados, sino expresiones de un cuerpo inflamado. Lo que llamamos obesidad, depresión, envejecimiento precoz o falta de energía no son diagnósticos separados, son caras distintas del mismo proceso inflamatorio de fondo. Cuando entiendes esto, dejas de mirar tus síntomas como enemigos y empiezas a verlos como señales. El cuerpo no se equivoca; te está mostrando, con el lenguaje de la inflamación, que necesita volver al guion para el que fue diseñado.

## IMPACTO GLOBAL DE LA INFLAMACIÓN SILENCIOSA

La inflamación silenciosa es como una niebla que se cuela por cada rincón de tu cuerpo. No se queda en un solo órgano, lo impregna todo. Y aunque muchas veces no la sientas como un dolor agudo, está consumiendo tu energía, desgastando tus tejidos y preparando el terreno para enfermedades que parecen distintas, pero que comparten la misma raíz.

### *Metabolismo: cuando la cerradura de la insulina se atasca*

Cuando comes en exceso alimentos inflamatorios, acumulas grasa visceral y no te mueves lo suficiente, las células de la grasa dejan de ser inofensivas y se convierten en fábricas de sustancias inflamatorias. Pero el punto clave es este: **la inflamación es una estrategia de redistribución energética**. Cuando el sistema inmune percibe la alarma, prioriza recursos para sí mismo y, para lograrlo, las citoquinas que libera (TNFα, IL6) **frenan la señal de la insulina** en el músculo y el hígado. Resultado: para meter la misma glucosa, hace falta **más insulina** (resistencia a la insulina); el hígado, empujado por esa insulina alta, fabrica y acumula grasa (**hígado graso**), y la **oxidación de grasas se bloquea**. Tienes combustible, pero queda «precintado» en los depósitos: energía secuestrada e inaccesible para tu día a día. Por eso estás cansado: el sistema inmune se queda con la prioridad y el resto del cuerpo funciona al ralentí; es como conducir con el freno de mano puesto.

### *Corazón y vasos: el río pierde su suavidad*

Las arterias son como caminos que necesitan estar lisos y elásticos para que la sangre fluya sin resistencia. La inflamación irrita y daña esa capa interna protectora (el endotelio), volviéndola más áspera y rígida. Entonces la sangre circula con más presión, el corazón debe bombear con más fuerza y el colesterol oxidado empieza a pegarse en las paredes formando placas. La tensión arterial sube, la circulación pierde flexibilidad y cada latido se vuelve más costoso. Te fatigas con esfuerzos pequeños porque tu corazón trabaja a contracorriente.

### *Cerebro y ánimo: la tormenta de niebla*

El cerebro es un órgano muy sensible a la inflamación. Para no recibir demasiadas señales inflamatorias, está muy protegido por una muralla, la barrera hematoencefálica. Pero cuando las señales inflamatorias llegan hasta él, la microglía —sus células defensivas— se activan en exceso. Entonces el triptófano deja de producir serotonina (la hormona de la calma y la motivación) y se desvía hacia los metabolitos excitotóxicos, que alteran el ánimo y la claridad mental. Por eso la inflamación se traduce en niebla mental, falta de concentración y tristeza sin causa aparente. No es solo un «problema psicológico»; es un cerebro inflamado que consume más energía de la que puede generar. Como en un móvil con muchas apps abiertas en segundo plano, la batería se agota demasiado rápido.

### *Sistema inmune: siempre en guardia, cada vez más débil*

Un ejército que patrulla sin descanso termina exhausto. Así vive tu sistema inmune bajo la inflamación silenciosa: siempre en alerta, siempre disparando, pero cada vez con menos precisión. Esto explica por qué aumentan las alergias, las intolerancias y los brotes autoinmunes, y al mismo tiempo eres más vulnerable a las infecciones que antes eran banales. La inflamación consume aminoácidos, minerales y antioxidantes que deberían destinarse a reparar, crecer o pensar. Te drena poco a poco, como si la despensa se vaciara, aunque nunca haya una guerra real.

### *Energía y envejecimiento: mitocondrias a media luz*

Las mitocondrias, esas pequeñas centrales que producen ATP, son el blanco favorito de la inflamación. Bajo el ataque de la inflamación, generan menos energía y más radicales libres. No reciclan bien sus piezas dañadas, se acumula «basura» celular y la chispa de tu vitalidad se apaga. Así aparecen la fatiga crónica, la dificultad para recuperarte del ejercicio, el envejecimiento precoz de la piel y la sensación de que «el cuerpo va más lento de lo que debería». Son bombillas encendidas con voltaje bajo: consumen, pero apenas iluminan.

### *El hilo común: el cansancio*

Metabolismo, corazón, cerebro, defensas, energía... Todas las rutas llevan al mismo lugar, al cansancio. La inflamación silenciosa te roba vitalidad porque sube los costes de mantenimiento (tu cuerpo trabaja más duro para lo mismo), reduce el rendimiento (entra menos energía útil en las células) y desvía recursos a una guerra que nunca termina. Por eso sentirse inflamado es sentirse agotado. No es falta de voluntad, es pura fisiología.

## ESTRATEGIAS ANTIINFLAMATORIAS DESDE EL ORIGEN

Lo **maravilloso** de todo esto es que las herramientas más potentes contra la inflamación no están escondidas en un laboratorio ni en suplementos milagrosos. Están ya en tus manos. Son los mismos gestos que hemos ido recorriendo juntos a lo largo de este libro. Y ahora, al comprender cómo la inflamación silenciosa consume tu energía y tu vida, puedes mirar hacia atrás y ver cada capítulo desde otra perspectiva: no solo como hábitos saludables, sino como las **estrategias más poderosas para devolver a tu cuerpo la calma, la claridad y el equilibrio**.

Lo **brutal** es entender que la luz del sol que acaricia tu piel no solo marca tu reloj biológico, sino que apaga los genes inflamatorios y enciende los interruptores de reparación. Que beber agua limpia y rica en minerales no es un gesto trivial, sino un acto precioso para diluir la tormenta interna. Que moverte, sudar y hacer que tu corazón lata fuerte no es «ejercicio» en abstracto, sino un bálsamo antiinflamatorio que tu biología celebra.

Lo **impresionante** es descubrir que dar un espacio de ayuno a tu cuerpo no es castigarlo, sino regalarle la oportunidad de reciclarse y limpiarse en profundidad. Que alimentarte de manera evolutiva, con alimentos reales y de temporada, es la forma más coherente de bajar la alarma. Que reducir los tóxicos, descansar profundamente y rodearte de amor no son extras opcionales, sino el verdadero lenguaje que tu cuerpo espera para volver a sentirse seguro.

Y lo más **precioso** es que todo esto está a tu alcance. No necesitas fórmulas mágicas, necesitas reconectar con el origen. Con lo que tu cuerpo siempre esperó de ti. Y ahora lo sabes: si volvieras a leer este libro desde el principio, cada capítulo resonaría distinto, porque comprenderías el impacto que cada una de estas decisiones tiene no solo en tu salud física, sino también en tu felicidad más profunda.

## LA CIENCIA DE LA RESOLUCIÓN: DEL FUEGO A LA CALMA

Además de todos estos aspectos generales que ya conocemos —luz, agua, movimiento, descanso, alimentación real—, hay algo más que la biología guarda como un tesoro silencioso. Igual que la célula sabe producir alarma cuando detecta el peligro, también guarda en su interior un **programa secreto para volver a la calma**.

Este descubrimiento ha cambiado nuestra manera de entender la inflamación. Durante décadas creíamos que la inflamación simplemente se apagaba cuando desaparecían las sustancias proinflamatorias, como si fuera una tormenta que se disipa sola. Hoy sabemos que no es así. La inflamación es un **proceso ontogénico, finamente diseñado y seleccionado a lo largo de la evolución**. Es un viaje con principio y con final, y ese final tiene nombre propio: **resolución**.

Charles Serhan y otros investigadores lo demostraron. La propia inflamación, si el entorno es el adecuado, activa sustancias que la frenan y la conducen hacia la reparación. **Las lipoxinas, las resolvinas, las maresinas y las neuroprotectinas** son mensajeros de la paz, moléculas que emergen del interior de la tormenta como si fueran antorchas que guían el regreso a la calma.

Imagina un incendio en el bosque. Primero llegan los bomberos (citoquinas, neutrófilos, macrófagos) con ruido, humo y fuerza. Pero después, si el ecosistema está sano, llegan también los jardineros: limpian las ramas caídas, devuelven los nutrientes al suelo, siembran nuevas semillas. Eso hacen las moléculas prorresolutivas: no solo detienen el fuego, sino que organizan la reconstrucción. **La inflamación no termina en el caos, sino en la posibilidad de renacer.**

Lo precioso de este hallazgo es que no necesitamos luchar contra la inflamación ni eliminarla a toda costa. Lo que necesitamos es **prestar apoyo al cuerpo para que complete todo el viaje, desde la alarma hasta la resolución.** No debemos quedarnos a mitad de camino, en ese estado de fuego bajo y persistente que nos consume, sino crear las condiciones para que aparezcan los mensajeros de la paz.

Aquí es donde tus elecciones cotidianas se vuelven trascendentes: los omega-3 de un pescado salvaje, el descanso profundo de la noche, la luz de la mañana, el ayuno intermitente que da espacio al cuerpo, la calma emocional... Todo ello son señales que el organismo reconoce como condiciones seguras para activar la resolución.

Y lo más revelador de esta nueva ciencia es que nos deja dos aprendizajes clave:

- En primer lugar, **no debemos frenar la fase inflamatoria con fármacos si no es estrictamente necesario**. Los antiinflamatorios indiscriminados apagan el fuego demasiado pronto y bloquean la producción natural de resolvinas y lipoxinas. Es como evacuar a los bomberos antes de que hayan terminado su trabajo: el incendio parece apagado, pero quedan brasas que seguirán consumiendo el bosque.
- En segundo lugar, los **ácidos grasos omega-3** son la **materia prima esencial** para que el cuerpo fabrique los mediadores de paz. Sin ellos, la inflamación empieza, pero no se resuelve. Asegurarse de tener su-

ficiente omega-3 es dar a tu organismo las piezas que necesita para transformar el fuego en calma y la alarma en regeneración.

Este es el cambio de paradigma: **pasamos de la patogénesis a la salutogénesis**. De preguntarnos «¿Qué causa la inflamación?» a decirnos «¿Qué necesita mi cuerpo para resolverla y volver al equilibrio?».

Y lo más impresionante es que este relato no acaba aquí. Porque en el capítulo siguiente descubriremos que en el corazón de este proceso de resolución hay unas pequeñas organelas que ya conoces bien, las **mitocondrias**, que son las grandes directoras de la recuperación y de la vuelta a la vida plena.

## PASOS DETERMINANTES PARA APAGAR LA INFLAMACIÓN SILENCIOSA

Has comprendido que la inflamación silenciosa no es un error, sino una alarma encendida por un cuerpo que no recibe lo que espera. Y también has visto que existe un programa interno de resolución que puede devolver la calma si le das las condiciones adecuadas. ¿Y sabes qué es lo más bonito? Que, llegados a este punto, tú mismo podrías definir el plan de acción.

De hecho, tómate un momento antes de seguir leyendo y piénsalo. Y ahora fíjate cómo se parece un montón al que te proponemos:

1. **Cuida tus mañanas:** recibe la luz del sol al despertar. Regulas tu reloj biológico, reduces el cortisol nocturno y enciendes genes reparadores.
2. **Hidrátate de verdad:** dos litros de agua limpia y remineralizada cada día. La verdadera hidratación regula tu sistema nervioso vegetativo y tu respuesta inmunitaria.
3. **Muévete cada día:** no hace falta un maratón; basta caminar tras las comidas, hacer fuerza un par de veces por semana y sudar de vez en cuando. Como ya has aprendido, cada movimiento libera mioquinas antiinflamatorias.

4. **Deja espacios vacíos:** practica el ayuno intermitente de forma natural, saltándote el desayuno o la cena cuando no tengas hambre. Tu cuerpo activa la autofagia y recicla lo que sobra.
5. **Elige comida real:** prioriza las verduras de temporada, las proteínas limpias y las grasas buenas. Y asegúrate de incluir **omega-3** de calidad (pescado azul, algas, suplementos certificados). Son la materia prima de las moléculas que apagan la inflamación.
6. **Respeta tu descanso:** apaga las pantallas por la noche, duerme a oscuras y dale a tu cuerpo 7-8 horas de sueño profundo. Es el laboratorio nocturno donde se resuelve la inflamación.
7. **Reduce la carga tóxica:** menos plásticos, pesticidas, cosméticos químicos y aire viciado. Cada tóxico que evitas es una chispa menos en el incendio.
8. **Abraza y ríe más:** la oxitocina y las emociones positivas son antiinflamatorios naturales. La biología reconoce el amor y la calma como señales de seguridad.

Estos pasos no son una lista más. Son **la manera más directa de bajar la inflamación silenciosa y devolver a tu cuerpo la claridad, la energía y la capacidad de regenerarse**. Empieza por uno, afianza otro y poco a poco sentirás que el fuego se apaga.

## CONCLUSIÓN: DEL FUEGO A LA LUZ

La inflamación silenciosa nos ha mostrado cómo un cuerpo en alarma puede consumirnos a fuego lento. Pero también nos ha abierto un horizonte nuevo: comprender que en cada gesto cotidiano puedes encender la resolución, la calma y la reparación. No necesitas fórmulas mágicas; tu biología ya guarda dentro de sí el guion de la paz.

Y lo más inspirador es que ahora sabes que cada capítulo que has leído hasta aquí —la luz, el agua, el movimiento, la alimentación, el descanso, el amor— era en realidad una pieza del mismo rompecabezas: **las estrategias antiinflamatorias más potentes que existen**. Si volvieras a empezar este libro desde el principio, lo leerías con otros ojos, sabiendo que cada página era una invitación a apagar las brasas y a recuperar la claridad.

El fuego se apaga con comprensión y con acción. Y en ese silencio que queda después del incendio, comienza a brillar la luz. Una luz que, como veremos en el siguiente capítulo, tiene mucho que ver con unas pequeñas centrales escondidas en cada célula: las **mitocondrias**, las grandes directoras de tu recuperación.

# 10

# MITOCONDRIAS: EL SOL INTERIOR DE LA SALUD

En el capítulo anterior descubrimos que la inflamación no es un error, sino un lenguaje del cuerpo. Aprendimos que, si se le ofrecen las condiciones adecuadas, la propia biología sabe resolver el fuego y regresar a la calma. Pero quizá te hayas preguntado: ¿qué es lo que realmente decide si el cuerpo puede volver al equilibrio o queda atrapado en el círculo del cansancio y la enfermedad?

La respuesta nos lleva a un territorio aún más profundo, al corazón mismo de la célula. Allí, escondidas en su interior, viven unas pequeñas organelas que durante mucho tiempo fueron vistas solo como «fábricas de energía». Hoy sabemos que son mucho más que eso. Son **guardianas de la vida, procesadoras de información, productoras de agua, directoras de la reparación y auténticas antenas de luz**.

Son las mitocondrias. Y entender su papel es, quizá, la llave más poderosa que tienes para recuperar tu salud.

Lo impresionante es que este cambio de perspectiva marca un giro radical en la ciencia. Ya no hablamos solo de genética, sino de **eficiencia mitocondrial**. Tus genes pueden predisponer, sí, pero es el estado de tus mitocondrias lo que decide cómo vives esos genes: con energía y resiliencia o con fatiga y enfermedad.

Este capítulo es probablemente el más importante de todo el libro. Porque aquí entenderás que tu salud no depende de un destino escrito en tu ADN, sino de la forma en que alimentas y sincronizas esas pequeñas centellas que arden en tu interior. Prepárate para un viaje que unirá la ciencia puntera y la sabiduría evolutiva. Vamos a pasar del **viejo paradigma** —mitocondrias como simples estaciones energéticas— al **nuevo paradigma** que las reconoce como **brújulas biológicas capaces de leer la sinfonía de la luz y dirigir tu longevidad**.

Cuando termines este capítulo, verás con otros ojos cada decisión que tomas: la luz que recibes, el agua que bebes, el aire que respiras, la comida que eliges, el descanso que cultivas. Todo ello, en realidad, está hablando a tus mitocondrias. Y ellas, con susurros invisibles, deciden cómo se expresa tu vida.

## DEL VIEJO AL NUEVO PARADIGMA

Durante mucho tiempo se nos enseñó que las mitocondrias eran simples «centrales energéticas», unas diminutas fábricas encargadas de producir ATP, la moneda de energía de la célula. Y aunque esta función es esencial, quedarse solo con ella equivale a describir un bosque como «muchos troncos juntos». Es cierto, pero no explica ni su misterio ni su poder.

Hoy sabemos que las mitocondrias son mucho más que fábricas pasivas. Son **procesadoras de información y auténticas tomadoras de decisiones celulares**. Son las que interpretan si una célula tiene suficientes recursos para dividirse o repararse, o si, en cambio, necesita entrar en un modo defensivo. Cuando perciben el peligro, pueden incluso activar la apoptosis —la muerte celular programada— para proteger el organismo. En otras palabras, no solo generan energía, deciden cómo se utiliza.

Además, no funcionan como individuos aislados, sino como una **red social**. Pueden fusionarse para compartir recursos, dividirse para adaptarse a las nuevas demandas y comunicarse en tiempo real como si fueran un enjambre de luciérnagas. Cuando esa red es flexible y cooperativa, la célula florece; cuando se rompe, aparecen la fatiga, la inflamación y la enfermedad.

Otro hallazgo fascinante es que cada tejido tiene un **umbral bioenergético**: una cantidad mínima de energía necesaria para que sus funciones se sostengan. Si las mitocondrias no logran alcanzar ese umbral, el órgano empieza a fallar. Así se entiende por qué dos personas con una genética similar pueden tener destinos de salud tan distintos. La diferencia está en cuánta energía útil son capaces de producir sus mitocondrias.

Y aquí aparece un concepto decisivo: la **heteroplasmia mitocondrial**. Dentro de cada célula coexisten miles de copias de ADN mitocondrial, algunas más eficientes, otras más dañadas. La proporción entre ambas determina la resiliencia de tu tejido. No se trata de todo o nada, sino de cuál es la mezcla que predomina. Ese equilibrio fino es lo que define si permaneces sano o si te acercas al terreno de la enfermedad. Lo que parecía una simple batería es, en realidad, un sistema de inteligencia celular distribuida, capaz de decidir tu vitalidad día a día.

## EL ORIGEN: LA ALIANZA QUE DIO LUGAR A LA VIDA COMPLEJA

Hace unos dos mil millones de años, la Tierra era un lugar muy distinto al que conocemos hoy. Los océanos bullían de microorganismos y la vida se reducía a células simples, bacterias que sobrevivían gracias a reacciones químicas básicas. No había animales ni plantas, ni mucho menos seres humanos, solo organismos diminutos que luchaban por un espacio en un mundo hostil.

En ese escenario ocurrió uno de los episodios más extraordinarios de la historia de la vida: **la unión de dos mundos microscópicos**. Una célula ancestral, probablemente arquea, engulló una bacteria que era experta en producir energía a partir del oxígeno. Lo sorprendente es que, en lugar de digerirla, ambas decidieron convivir. Fue un pacto inesperado: la célula ofrecía refugio y protección; la bacteria, una eficiencia energética sin precedentes. De esa alianza nació la **célula eucariota**, el modelo de célula que aún hoy constituye cada tejido de tu cuerpo. Y dentro de ella, esa bacteria no desapareció, sino que se transformó en lo que hoy llamamos **mitocondria**. Conservó su propio ADN y parte de su autonomía, pero se integró en la vida de su anfitriona hasta el punto de que se volvieron inseparables. Gracias a esa simbiosis, la vida adquirió una capacidad energética tan grande que pudo dar un salto evolutivo: aparecieron los organismos pluricelulares, los tejidos especializados, los cerebros, los animales, los bosques, los humanos. Todo lo que ves a tu alrededor es heredero de ese acuerdo primitivo.

Cada una de tus células guarda dentro miles de descendientes de aquella bacteria ancestral. Y ellas, silenciosas, siguen recordando aquel pacto: **si tú les das lo que necesitan, ellas te sostendrán con energía y vida; si las descuidas, tu vitalidad se apagará**. Como sugiere el bioquímico Nick Lane, la clave no estuvo tanto en los genes como en la **energía**. La simbiosis con las mitocondrias dio a la célula un excedente energético inmenso, suficiente para sostener cerebros, comportamientos complejos y, en última instancia, la conciencia. Sin esa chispa, la vida habría quedado atrapada en la simplicidad bacteriana; con ella, se abrió el camino a la diversidad y a la grandeza de la vida tal como la conocemos. Comprender este origen nos recuerda algo profundo: la vida no se construyó desde la competencia, sino desde la cooperación. Y dentro de ti, cada día, esa alianza sigue decidiendo tu destino.

## EL LENGUAJE MITOCONDRIAL: ANTENAS DE LUZ

En el capítulo anterior vimos que las mitocondrias no son simples fábricas energéticas, sino procesadoras de información y tomadoras de decisiones. Pero surge entonces una pregunta inevitable: **¿cómo saben qué decisión tomar? ¿Cómo perciben lo que ocurre dentro y fuera de la célula para orientar la respuesta?**

La solución es tan bella como sorprendente: las mitocondrias actúan como **antenas biológicas**. No solo reciben nutrientes y oxígeno; también son sensibles a señales más sutiles, como la luz, la oscuridad, las hormonas o los ritmos que marcan el paso del tiempo. Captan esa información y la traducen en acciones precisas, como producir más energía, reparar tejidos, iniciar el descanso e incluso abrir la puerta a una nueva vida. Imagina por un momento que cada mitocondria es como un oído celular, un instrumento afinado que escucha la sinfonía de la naturaleza. Si la melodía es clara, todo el organismo se mantiene en armonía; si la señal llega distorsionada, el cuerpo responde con ruido y disonancia.

### *La luz y la oscuridad: el primer lenguaje*

Desde que la vida surgió en la Tierra, la luz del sol fue la primera gran señal de orden. La salida y la puesta del sol marcaron los ritmos básicos de la existencia, y las mitocondrias aprendieron a vivir en sintonía con esa alternancia. Hoy sabemos que incluso responden a fotones que atraviesan la piel o que alcanzan la retina. Cuando la luz natural entra en tus ojos al amanecer, el mensaje viaja a cada célula: «Es hora de producir, de estar activo, de generar energía». Cuando llega la oscuridad, el mensaje es lo contrario: «Es momento de reparar, de limpiar, de descansar».

Por eso, cuando vives desconectado de la luz natural —pasando el día bajo luces artificiales e iluminado de noche por las pantallas—, tus mitocondrias se confunden. Creen que el día nunca termina. El resultado es un organismo cansado, incapaz de entrar en el modo de reparación profundo que solo la oscuridad permite.

### *La melatonina: la chispa nocturna de reparación*

En este contexto entra en juego la **melatonina**, conocida como la hormona del sueño, pero que en realidad es mucho más que eso. La melatonina es como el **ángel guardián de las mitocondrias**: se fabrica dentro de ellas mismas y actúa como un antioxidante potentísimo, protegiendo la maquinaria energética del desgaste y asegurando que la cadena respiratoria funcione de forma limpia. Es la molécula que indica a la célula que el peligro ha pasado y que puede entrar en modo regeneración.

Cuando la luz artificial invade la noche y frena la producción de melatonina, no solo duermes peor; privas a tus mitocondrias de su principal escudo protector. Es como si el taller de reparación nocturno permaneciera cerrado y las piezas rotas se acumularan día tras día. La falta de melatonina no es simplemente insomnio, es vulnerabilidad bioenergética.

### *La serotonina: la bombera de emergencia*

De día, otra molécula entra en escena: la **serotonina**. Conocida como el «neurotransmisor de la felicidad», en realidad también cumple un papel mitocondrial crucial. Podemos verla como una **bombera de emergencia**. En situaciones de hipoxia o estrés, la serotonina permite que la mitocondria siga funcionando, incluso con poco oxígeno, para evitar un colapso inmediato. Además, la serotonina es la precursora indispensable de la melatonina: sin serotonina suficiente, la noche no puede desplegar su programa de reparación.

Lo que muchas veces se pasa por alto es que **más del 80% de la serotonina de tu cuerpo se produce en el intestino**, lo que convierte este órgano en un auténtico puente entre tu digestión y tu salud sistémica. Lo que ocurre en el intestino se refleja directamente en la forma en que tus mitocondrias leen el entorno y sostienen su trabajo diario.

Y quizá ya estés sospechándolo: **los fármacos antidepresivos que actúan sobre la serotonina funcionan, al menos a corto plazo, más por su impacto mitocondrial que por el mecanismo clásico que siempre nos contaron**. Esto explica por qué muchas personas sienten alivio inicial, pero también por qué, sin cambios en el entorno y en el cuidado de las mitocondrias, esos efectos rara vez se sostienen en el tiempo.

De este modo, la serotonina y la melatonina forman un dúo inseparable: una sostiene el día y apaga los fuegos inmediatos; la otra vela durante la noche y restaura lo dañado. Cuando ambas están en equilibrio, las mitocondrias reciben mensajes claros y pueden mantener intacto el ciclo de producción-reparación. Cuando se rompen —por estrés crónico, fármacos, falta de luz natural o desajustes circadianos—, el resultado es la confusión, la fatiga y un mayor riesgo de enfermedad.

### *La leptina: el lenguaje del hambre y la saciedad*

Otro idioma que hablan las mitocondrias es el de la **leptina**, una hormona producida por el tejido adiposo que informa al cerebro y a las células sobre el estado energético global del cuerpo. La leptina actúa como una especie de «barómetro de la abundancia». Cuando comes en horarios coherentes con la luz del día, transmite a las mitocondrias que hay recursos disponibles y que pueden funcionar con tranquilidad. Pero si comes a deshora, especialmente por la noche, ese mensaje se distorsiona y las mitocondrias reciben la señal equivocada: interpretan que el entorno es hostil y caótico. Como consecuencia, reducen su eficiencia y activan respuestas defensivas que, a largo plazo, contribuyen a la fatiga y a la inflamación.

### *Ritmos circadianos: la partitura completa*

Estos lenguajes —luz, melatonina, serotonina, leptina— no actúan por separado, sino que se organizan dentro de una gran **partitura circadiana**. Cada día, tus mitocondrias esperan recibir señales claras: claridad al amanecer, alimento en las horas centrales, descanso en la noche. Cuando esa partitura se respeta, el organismo canta al unísono: energía por la mañana, foco durante el día, reparación en la noche.

Cuando, en cambio, rompes la partitura —trasnochando, comiendo de madrugada, durmiendo poco—, la orquesta se descoordina. Y lo que debería sonar como música se convierte en ruido biológico. La fatiga, la falta de concentración, los cambios de humor y el envejecimiento precoz no son más que el reflejo de una orquesta mitocondrial desafinada.

En resumen, las mitocondrias son mucho más que estaciones energéticas. Son **antenas de luz y de hormonas, intérpretes de los ritmos naturales** que deciden, a cada momento, si tu cuerpo debe estar produciendo, reparando o descansando. Y lo extraordinario es que todo esto depende de señales tan cotidianas como la luz que ves al despertar, la comida que eliges a la hora adecuada o la oscuridad que respetas al dormir. Cuando vuelves a sincronizarte con estos lenguajes, no solo recuperas energía, recuperas coherencia. Y eso es exactamente lo que tus mitocondrias necesitan para mantenerte sano, fértil y longevo.

## MITOCONDRIAS Y LA PRODUCCIÓN DE AGUA

Hay un detalle fascinante de las mitocondrias que pocas veces se menciona: en la producción de energía, **también fabrican agua**.

Ya en los años sesenta, una publicación clásica en *Nature* describía cómo los animales que viven en desiertos extremos dependen en gran medida de lo que llamaron «agua metabólica», el agua producida dentro de sus propias mitocondrias al final de la cadena respiratoria. Es decir, cada vez que una mitocondria combina oxígeno con electrones y protones para generar ATP, también genera agua. Cuanta más actividad mitocondrial, más agua se produce.

Esto no es un detalle menor. En lugares de tu cuerpo donde el acceso al agua externa es limitado o muy necesario —como el cerebro o la retina—, el agua metabólica se convierte en una fuente fundamental para mantener la vida celular. Es agua de la máxima pureza, generada en el corazón mismo de la bioenergética, allí donde la vida se decide segundo a segundo. Piensa lo revolucionario de esto: no solo dependes de lo que bebes. Cada mitocondria está creando su propio manantial interno, un agua que nutre, hidrata y sostiene las estructuras más delicadas de tu cuerpo. Por eso, cuando las mitocondrias funcionan bien, incluso en condiciones de deshidratación leve, el organismo encuentra un recurso extra para mantener el equilibrio. Los montañistas y atletas de resistencia lo saben: la capacidad de producir agua metabólica marca la diferencia en la claridad mental y la resistencia física. En el cerebro, donde la hidratación es crítica para la transmisión eléctrica entre neuronas, esta agua interna actúa como un regulador fino que sostiene la concentración y la memoria. En la retina, ayuda a preservar la visión nítida, incluso en situaciones de gran demanda energética.

Y aquí vuelve a aparecer la coherencia. Cuando tus mitocondrias funcionan bien, no solo te dan energía, también te hidratan desde dentro. Cuando funcionan mal, no solo pierdes vitalidad, también te quedas sin una fuente esencial de agua. Es otra manera en la que el deterioro mitocondrial se traduce en sequedad de piel y mucosas, cansancio persistente y envejecimiento precoz. De hecho, hay una conexión sorprendente que explica algo cotidiano: **la luz infrarroja activa las mitocondrias y aumenta la producción de agua interna**. Muchas veces, esa piel seca que ves frente al espejo no es un indicio de falta de crema, sino de falta de luz natural. Tus células te lo dicen: necesitan sol para fabricar su propio manantial.

Y como un breve paréntesis que viene al caso... Si te interesan los temas de salud, quizá hayas oído hablar de la **alimentación cetogénica**. Si no, te lo resumimos rápido: es un tipo de alimentación que, al restringir los carbohidratos, facilita que el combustible principal de tus células sea la grasa. Uno de los aspectos clásicos de la dieta keto es que al principio la hidratación es crítica: se pierden líquidos y electrolitos. Pero, con los días, esta necesidad cambia. Ahora sabes por qué: **cuando usamos la grasa como combustible, la producción de agua mitocondrial se dobla**. Es un detalle que casi nadie explica, pero que muestra hasta qué punto el tipo de energía que eliges determina también tu nivel de hidratación profunda.

Las mitocondrias son, literalmente, **pozos de agua escondidos en cada célula**. Cuidarlas es también cuidar tu hidratación profunda y tu capacidad de mantenerte vivo, lúcido y resiliente, incluso en los entornos más desafiantes.

## MITOCONDRIAS Y LA REPARACIÓN CELULAR: EL *CELL DANGER RESPONSE*

Si hasta ahora hemos visto las mitocondrias como antenas de luz, productoras de agua y guardianas de la energía, nos falta una de sus funciones más decisivas: **centinelas del peligro**.

Imagina que cada mitocondria es como un vigía en una torre de control. Su tarea, en este caso, es decidir si la célula está en condiciones de crecer, dividirse o repararse..., o si, por el contrario, debe entrar en modo defensa. Cuando la mitocondria percibe una amenaza —un virus, una toxina, una carencia nutricional, una lesión, incluso un trauma emocional— activa un programa ancestral llamado *cell danger response* **(CDR)**.

Este programa reorganiza la célula de arriba abajo:

- La prioridad ya no es producir energía en abundancia, sino **cerrar filas y resistir**.
- Las mitocondrias reducen su eficiencia bioenergética y cambian su metabolismo para sostener la supervivencia.
- Se liberan señales de alarma fuera de la célula, como el ATP, que en condiciones normales es una «moneda de energía» y aquí se convierte en una «sirena» para alertar a las defensas.
- Se endurecen membranas, se bloquean intercambios y la célula se aísla, como un pueblo que cierra sus murallas en plena guerra.

En términos simples, el CDR es un **modo de emergencia** en el que la célula deja de construir para concentrarse en resistir.

Este mecanismo es brillante cuando se activa de forma puntual. El problema surge cuando el «peligro» nunca termina. Si el tóxico permanece, si el estrés se repite, si la inflamación no se resuelve, la señal de «todo está bien» nunca llega y la célula queda atrapada en el CDR. El resultado: un organismo que vive en un estado de alarma bioenergética permanente.

Aquí es donde entra en escena lo revolucionario. **Muchas de las enfermedades modernas pueden entenderse no como daños irreversibles, sino como CDR bloqueados**. Fatiga crónica, depresión, autismo, enfermedades autoinmunes, neurodegeneración..., en todas ellas se observa el mismo patrón: mitocondrias que nunca abandonan el modo de defensa. No es que no sepan reparar, es que **no reciben la señal de seguridad necesaria para completar el ciclo de curación**.

Como iremos desarrollando, la clave no es forzar al cuerpo a «funcionar» con fármacos o empujes externos, sino **apoyarlo para que pueda completar el viaje de la defensa a la resolución.** Y aquí se unen los dos capítulos: así como vimos que la inflamación necesita lipoxinas y resolvinas para apagarse, el CDR necesita un entorno biológico que transmita seguridad.

### *Un nuevo paradigma: de la patogénesis a la salutogénesis*

En el capítulo anterior, cuando hablábamos de la resolución de la inflamación, iniciamos la explicación de este concepto transformador que nos obliga a cambiar el mapa. Hasta ahora, la medicina ha puesto el foco en la patogénesis, en la ruta que lleva del equilibrio a la enfermedad. Pero la recuperación no siempre consiste en desandar exactamente ese mismo camino. La vuelta a la salud implica recorrer un nuevo itinerario, **la salutogénesis**, un programa activo de reparación que las mitocondrias llevan inscrito en su biología.

La enfermedad aparece cuando quedamos atrapados en medio, en un estado defensivo que nunca se resuelve. Recuperarse significa entonces no solo eliminar la causa del daño, sino activar la ruta de recuperación que guía la propia célula: pasar de la alarma a la confianza, del aislamiento a la comunicación, de la defensa a la reparación. En el fondo, lo que nos revela el *cell danger response* es algo profundamente liberador: la mayoría de las enfermedades modernas no son un destino fijo, sino procesos de resolución interrumpidos. No son fallos en tu biología, sino programas de defensa que quedaron bloqueados a mitad de camino. La célula no se equivoca cuando baja su energía, cuando te sientes cansado, cuando se inflama o se aísla. Lo hace porque sigue convencida de que el peligro continúa. Tus síntomas no son los enemigos, son los recordatorios de que tu biología necesita señales de seguridad para completar el viaje hacia la salud.

Igual que aprendimos con la inflamación y el apartado de la ciencia de la resolución del capítulo anterior, la clave no está en apagar el fuego demasiado pronto, sino en **crear las condiciones para que aparezcan los mediadores de la paz**. La luz del sol, el descanso profundo, el agua limpia, el alimento real, el movimiento, la calma emocional y la reducción de tóxicos son esas condiciones. Son las señales que tus mitocondrias reconocen para decir: «La amenaza ha pasado, ahora podemos reparar».

Comprender esto cambia todo. La enfermedad deja de ser un callejón sin salida para convertirse en una pausa, un ciclo inacabado, una puerta aún abierta hacia la recuperación. Y esa puerta se abre cuando decides ofrecer a tus mitocondrias lo que necesitan para volver a confiar en que la vida puede seguir adelante.

## EL COLAPSO MITOCONDRIAL COMO RAÍZ DE LAS ENFERMEDADES MODERNAS

Si las mitocondrias deciden cuándo producir, reparar o defender, comprenderás que, cuando su función se quiebra, lo que se derrumba no es solo una célula, es la coherencia de todo el organismo. **El colapso mitocondrial es como si se apagara el sol interior de la vida.** Y eso es lo que vemos en la raíz de la mayoría de las enfermedades modernas: fatiga crónica, diabetes tipo 2, enfermedades cardiovasculares, neurodegeneración, depresión resistente, cáncer... Todas, por diferentes que parezcan, comparten un telón de fondo: **mitocondrias que no logran sostener su bioenergética ni completar el ciclo de resolución**.

Cuando las mitocondrias colapsan:

- **El metabolismo se bloquea.** La célula ya no puede cambiar con flexibilidad entre glucosa y grasas, y la energía se convierte en un recurso escaso.

- **El sistema inmune se desordena.** Sin señales claras de seguridad, permanece en modo alarma, favoreciendo la inflamación y la autoinmunidad.
- **El cerebro se apaga.** Al consumir un 20% de la energía corporal, es el primero en notar el déficit: aparecen la niebla mental, la apatía, la depresión, la ansiedad.
- **Los tejidos se deterioran.** Falta reparación, la oxidación aumenta, la comunicación entre células se interrumpe. El envejecimiento se acelera.

### *Ejemplos de colapso mitocondrial*

- **Diabetes y síndrome metabólico.** En la diabetes tipo 2, lo que llamamos «resistencia a la insulina» no es solo un problema de azúcar; es un fallo en las mitocondrias para oxidar la glucosa y las grasas con eficiencia. La célula no responde porque sus centrales están saturadas, inflamadas o dañadas. Por eso, más allá del azúcar en sangre, la verdadera raíz está en las **mitocondrias que no logran alcanzar el umbral bioenergético**.
- **Cáncer.** La mitocondria sufre en el cáncer lo que Otto Warburg describió hace casi un siglo como un cambio en el modo de producir energía, priorizando la fermentación de glucosa aunque haya oxígeno disponible. Este metabolismo alterado, conocido como «efecto Warburg», no es un simple error, sino una señal de que la célula ha perdido la capacidad de mantener un equilibrio bioenergético normal. La consecuencia: proliferación descontrolada y pérdida de cooperación con el tejido.
- **Neurodegeneración.** En enfermedades como el alzhéimer y el párkinson, el denominador común es la acumulación de daño oxidativo en mitocondrias que nunca terminan de salir del estado defensivo. Se produce menos ATP, aumenta la producción de radicales libres y se bloquean los procesos de reparación neuronal. Lo que vemos como pérdida de memoria o temblor es, en lo profundo, un **cerebro energéticamente agotado**.

### *Salud mental: un mismo lenguaje bioenergético*

Vamos a profundizar algo más en este ejemplo, porque su relevancia, su impacto en la vida de las personas y su carácter paradigmático ayudan a comprender todo lo que venimos explicando. Durante décadas interpretamos las enfermedades mentales como desequilibrios químicos: «Te falta serotonina», «te sobra dopamina». El modelo era simple, pero no explicaba por qué unas personas mejoraban y otras no, ni por qué los mismos fármacos funcionaban a corto plazo, pero perdían eficacia con el tiempo.

Hoy, una visión mucho más amplia nos muestra que la mente también es bioenergética y que los trastornos mentales, por distintos que parezcan —ansiedad, depresión, esquizofrenia, bipolaridad, autismo—, comparten un denominador común: **disfunción mitocondrial y metabólica en el cerebro**. Esto encaja con lo que algunos investigadores llaman el «factor P»: una raíz unificadora para explicar la aparición de diferentes diagnósticos. Lo que Chris Palmer propone es que este factor no es solo el trauma ni la genética, sino algo más profundo: el **metabolismo cerebral**. En palabras sencillas, el cerebro enferma cuando sus mitocondrias no logran sostener la energía que necesita para funcionar.

Imagina que sufres un trauma emocional en la infancia. Claro que esa herida psicológica marca y requiere atención. Pero lo que muchas veces se pasa por alto es que ese trauma **también altera la bioenergética del cerebro**: modifica la función mitocondrial, genera resistencia a la insulina, favorece la inflamación y bloquea la capacidad de reparar. Desde la patogénesis entendemos bien el daño; lo que aporta la salutogénesis es el siguiente paso: **no basta con abordar el trauma, también hay que restaurar la salud mitocondrial**.

Los datos son contundentes:

- Las personas con depresión crónica tienen entre dos y tres veces más riesgo de sufrir alzhéimer.
- Los pacientes con esquizofrenia tienen hasta veinte veces más riesgo de desarrollar demencia a los sesenta y seis años.
- La obesidad aumenta entre un 50% y un 350% el riesgo de sufrir trastornos mentales.

- Los niños con resistencia a la insulina desde los nueve años tienen un 500% más de riesgo de padecer psicosis en la juventud y un 300% más de probabilidad de sufrir bipolaridad o esquizofrenia.

Estas correlaciones nos dicen algo muy claro: **el cuerpo y la mente no están separados, comparten el mismo lenguaje metabólico**. No es casualidad que las personas con una enfermedad mental grave vivan, de media, de siete a treinta años menos, y que la principal causa de muerte no sea el suicidio, sino los infartos y los derrames cerebrales.

La teoría metabólica de la salud mental propone un cambio de enfoque radical: integrar lo psicológico, lo social y lo biológico en una misma raíz energética. Así, la ansiedad no es solo un exceso de pensamientos, sino un sistema de alerta cuyo cableado mitocondrial se ha vuelto hiperreactivo. La depresión no es solo tristeza, es un cerebro que no puede producir la energía suficiente para mantener encendidos los circuitos de motivación y disfrute.

Y aquí vuelve a aparecer nuestro puente entre la patogénesis y la salutogénesis: el trauma, el estrés o la inflamación pueden iniciar la caída (patogénesis), pero la salida no siempre es solo desandar el mismo camino. Para recuperarse de verdad, el cerebro necesita recorrer un **nuevo sendero bioenergético**: restaurar la flexibilidad metabólica, reactivar mitocondrias, devolver señales de seguridad. La terapia psicológica y el abordaje del trauma son esenciales, sí, pero **sin salud mitocondrial no hay resolución completa**.

Este paradigma abre un horizonte inmenso: no tratamos la «química cerebral» aislada, tratamos la vida de las células que sostienen esa química. Y eso significa que la luz, el descanso, la alimentación, la cetosis terapéutica, la reducción de tóxicos, el ejercicio y los vínculos pueden ser tan medicinales para la mente como cualquier fármaco.

En el fondo, la conclusión es clara: **la salud mental es salud mitocondrial**. Y sanar no significa solo apagar un síntoma, sino guiar el cerebro a recorrer el camino de la salutogénesis, desde la herida hacia la recuperación, con la energía suficiente para volver a florecer.

## PRÁCTICAS PARA OPTIMIZAR LAS MITOCONDRIAS

Al haber llegado hasta aquí, ya lo sabes: las estrategias para cuidar de tus mitocondrias no son nada nuevo ni exótico. Son lo que tu cuerpo espera de ti desde hace millones de años. Igual que en el capítulo anterior con la inflamación, las herramientas son: luz, agua, descanso, alimento, movimiento y calma. La diferencia es que ahora comprendes su impacto profundo, porque cada gesto de tu día habla directamente a tus mitocondrias y decide si ellas confían en que es momento de producir, reparar o defender. Por eso hemos preparado esta guía: no para repetirte lo que ya conoces, sino para mostrarte cómo cada una de estas prácticas cotidianas se traduce en el lenguaje mitocondrial. Así podrás entender el porqué y, al mismo tiempo, hacerte con unas indicaciones claras para aplicarlo en tu vida.

### *Luz natural: la brújula primordial*

La luz no es solo un estímulo externo, es la señal maestra que alinea tus mitocondrias con la vida. La claridad de la mañana eleva la serotonina, mejorando el ánimo y preparando el terreno para fabricar melatonina reparadora de noche. La oscuridad nocturna, en cambio, es el mensaje inequívoco de que la reparación puede comenzar.

**Práctica concreta:** busca la luz del amanecer al despertar, sin gafas ni pantallas. Y por la noche, protege la oscuridad: apaga las pantallas, usa luces cálidas y duerme en completa oscuridad.

### *Agua: hidratación desde dentro*

No dependes solo del agua que bebes. Cada mitocondria fabrica agua metabólica al producir energía, y esa agua es esencial para órganos tan exigentes como el cerebro o la retina. Curiosamente, al usar grasas como combustible, esta producción de agua interna se duplica. Y la luz infrarroja estimula aún más este proceso.

**Práctica concreta:** hidrátate con agua limpia y mineralizada, pero recuerda que tu fuente más poderosa es interna. Favorece la flexibilidad metabólica (ayuno intermitente o cetosis puntual) y exponte al sol o al calor natural (sauna, fuego) para activar la producción de agua en tus mitocondrias.

### *Alimentación de temporada y coherente*

Cada alimento lleva inscrita la luz con la que creció. Tus mitocondrias esperan esa coherencia: si comes uvas en verano es porque hay abundancia de sol; si comes calabaza en otoño, tu cuerpo entiende que los días se acortan. Comer fuera de temporada rompe ese diálogo natural. Además, los polifenoles y compuestos azufrados presentes en frutas, verduras y crucíferas activan directamente las vías de reparación celular.

**Práctica concreta:** elige alimentos de temporada y de tu entorno. Prioriza las proteínas limpias, las grasas de calidad y los vegetales ricos en compuestos bioactivos. Evita los azúcares refinados y los aceites industriales, que saturan la maquinaria mitocondrial.

### *Ritmos circadianos y descanso reparador*

Dormir no es desconectar, es el momento en que tus mitocondrias cambian de modo y activan su programa de regeneración. Pero esto solo ocurre si has generado suficiente serotonina de día (luz, movimiento, comida real) y si respetas la oscuridad de la noche. Sin descanso profundo, la reparación nunca se completa.

**Práctica concreta:** organiza tu día para estar activo cuando hay luz natural y tu noche para descansar en oscuridad total. Aspira a 7-8 horas de sueño, sin pantallas en las dos últimas horas del día.

### *Movimiento y hormesis*

El movimiento es el lenguaje favorito de las mitocondrias: cada contracción muscular les pide que fabriquen más copias y se vuelvan más eficientes. El ejercicio aeróbico suave, la fuerza y los pequeños estresores, como el frío o el calor, son estímulos que las entrenan para resistir y adaptarse.

**Práctica concreta:** camina a diario, haz fuerza al menos dos veces por semana y busca ocasionalmente estresores horméticos, como duchas frías o saunas. Hazlo con agrado: el movimiento que disfrutas es el que más potencia tu bioenergética.

### *Entorno de seguridad*

Las células solo se atreven a reparar cuando sienten que la amenaza terminó. El estrés crónico mantiene las mitocondrias en modo defensa, bloqueando la regeneración. Por eso la risa, el vínculo social, la calma respiratoria y un hogar libre de tóxicos son más que hábitos: son señales biológicas de confianza.

**Práctica concreta:** cultiva relaciones de apoyo, ríe cada día y cuida tu entorno reduciendo los tóxicos en la cosmética, la limpieza y el hogar. Son mensajes silenciosos de seguridad para tu biología.

### *Apoyo con suplementos*

La base es siempre el estilo de vida. Pero, una vez que esta es sólida, ciertos suplementos pueden actuar como aliados específicos: la coenzima Q10 para apoyar la producción de energía, el magnesio como chispa de cientos de reacciones bioquímicas, los omega-3 como materia prima de las moléculas que apagan la inflamación, la vitamina D en contextos de déficit o el sulforafano del brócoli activado como interruptor de genes de detoxificación.

### Plan orientativo de suplementación mitocondrial

(Estas dosis son generales y deben individualizarse con la guía de un profesional de la salud).

- **Coenzima Q10 (ubiquinona/ubiquinol):** 100-200 mg/día, preferiblemente con comidas grasas saludables.
- **Magnesio (citrato, bisglicinato o malato):** 200-400 mg/día, repartidos en 1-2 tomas, mañana y noche.
- **Omega-3 (EPA + DHA):** 1-2 g/día de ácidos grasos combinados, ajustando según el consumo de pescado graso.
- **Vitamina D3:** 2.000-4.000 UI/día, según los niveles en sangre y la exposición solar o el lugar. Siempre acompañada de vitamina K2 y magnesio.
- **Sulforafano (extracto de brócoli activado):** 20-40 mg/día de sulforafano activo, en pauta ascendente y con descansos semanales.

Este plan puede ofrecer un empujón adicional, pero **solo funciona si el terreno ya es fértil**. Sin luz, descanso, agua limpia, alimento real, movimiento y vínculos, ningún suplemento por sí solo puede devolver la coherencia que tus mitocondrias necesitan.

En definitiva, **optimizar tus mitocondrias no es añadir cosas raras a tu vida, sino devolverle la coherencia que nunca debió perder**. Cuando la luz, el agua, el alimento, el descanso, el movimiento y el vínculo se alinean, tus células leen un mensaje claro: «Es seguro reparar, es hora de florecer». Y es entonces cuando la energía se convierte en vitalidad, la alarma en confianza y la enfermedad en recuperación.

# CONCLUSIÓN: EL SOL INTERIOR



A lo largo de este capítulo hemos descubierto que la salud no se juega tanto en los genes que recibiste, sino en la forma en que tus mitocondrias leen el mundo y responden a él. Estas pequeñas centellas no son simples fábricas de energía; son antenas que escuchan la luz, guardianas que deciden cuándo reparar, fuentes de agua escondidas en cada célula, centinelas que activan la alarma y maestras que enseñan a tu cuerpo a recuperar la calma.

Hemos visto que la enfermedad, muchas veces, no es un fallo irreparable, sino un proceso de defensa que quedó a medias, el fuego de la inflamación que nunca se apagó, el *cell danger response* que nunca recibió la señal de seguridad, el metabolismo cerebral que, tras un trauma o un exceso de estrés, se quedó sin energía para florecer. Y hemos comprendido que la salida no está en luchar contra los síntomas, sino en crear las condiciones para que las mitocondrias puedan recorrer su camino completo: de la defensa a la confianza, de la patogénesis a la salutogénesis, del bloqueo a la resolución.

Ese camino se escribe con gestos cotidianos: la luz que recibes al despertar, el agua que bebes y la que fabricas dentro de ti, los alimentos que eliges en coherencia con las estaciones, el descanso profundo, el movimiento que disfrutas, los vínculos que te sostienen, la calma que devuelve a tu biología el mensaje de seguridad.

La verdadera longevidad no consiste en añadir años a la vida, sino en mantener jóvenes tus mitocondrias, en permitir que sigan leyendo la sinfonía de la luz y sosteniendo la melodía de la vida. Porque, en el fondo, somos seres solares. Y nuestras mitocondrias, esas diminutas brújulas escondidas en cada célula, son las que saben orientarnos hacia el norte verdadero: el equilibrio, la vitalidad, la capacidad de reparar y volver a empezar.

**Cada decisión —luz, agua, aire, alimento— alimenta o apaga tu sol interior. Y cuando eliges bien, la vida vuelve a brillar desde dentro.**

# 11

# EL SISTEMA NERVIOSO TODO LO PUEDE CAMBIAR

Si el corazón nos recuerda que sin amor no hay vida, el agua nos enseña que somos memoria líquida y la luz ordena nuestros ritmos más profundos, el sistema nervioso es la **trama silenciosa** que lo sostiene todo: cada latido, cada digestión, cada pensamiento, cada lágrima... dependen de él. Es el director de orquesta que no vemos, pero que está modulando sin descanso cómo respondemos al mundo.

Y ese mundo, lo hemos repetido una y otra vez, ya no es el que preparó nuestra biología. Hoy convivimos con más estímulos que nunca y, paradójicamente, con menos capacidad de sostenerlos. Vivimos hiperconectados y, al mismo tiempo, desconectados de lo esencial. Nuestro sistema nervioso, que evolucionó para distinguir entre la calma del bosque y el rugido de un depredador, ahora intenta interpretar notificaciones, objetivos, plazos, pantallas y *scroll* infinito. Como un bombero que nunca descansa, se enciende demasiado y se apaga poco.

Por eso hablamos aquí de estrés crónico, de hiperestimulación dopaminérgica, de esa dificultad creciente para parar, aburrirnos o estar simplemente en silencio. Hablamos del **miedo al vacío** que nos empuja a llenar cada minuto con algo «útil» o «productivo». Hablamos de las emociones que, cuando no encuentran un cauce, se esconden en músculos tensos, digestiones pesadas o noches en vela.

Este capítulo es un viaje por todo eso que nos enferma cuando no se regula, pero también por las herramientas más bellas y potentes que tenemos para transformar nuestra salud desde dentro:

- Cómo el aburrimiento, tan temido, puede ser una semilla de creatividad gracias a la red neuronal por defecto.

- Cómo la multitarea, lejos de hacernos más eficaces, nos roba presencia, calma y felicidad.
- Cómo la «sociedad del cansancio» nos ha convencido de que valemos lo que producimos, y qué significa rebelarnos con un simple gesto de descanso.
- Cómo la coherencia entre el corazón, la mente y la respiración puede cambiar nuestra fisiología en minutos.
- Cómo el lenguaje que usamos —«tengo ansiedad» frente a «mi cuerpo me pide seguridad»— puede abrir caminos distintos en nuestro cerebro.
- Y cómo la atención y la neuroplasticidad nos recuerdan que **nunca es tarde para reprogramarnos**.

Queremos que leas estas páginas como quien da un paseo lento, con paradas y paisajes que se suceden de manera natural. No vamos a saltar de un concepto a otro como si fueran piezas sueltas, porque el sistema nervioso no funciona en compartimentos estancos. Es una red viva, y este capítulo también lo será: una narración que une ciencia y emoción, razón y metáfora, teoría y práctica. Si algo esperamos que descubras al terminarlo es esto: **cuando tu sistema nervioso respira, todo tu cuerpo canta.**

## EL MIEDO A PARAR: HIPERESTIMULACIÓN, DOPAMINA EFÍMERA Y PÉRDIDA DE FOCO

Nos cuesta parar. Y no es casualidad. Cada vez que lo intentamos, aparece un cosquilleo incómodo en el cuerpo, como si estuviéramos olvidando algo urgente. Ese vacío se siente tan extraño que corremos a llenarlo: con el móvil, con un café, con trabajo, con ruido. Hemos llegado a asociar el silencio con la amenaza y la quietud con la pérdida de tiempo.

El sistema nervioso, sin embargo, necesita lo contrario: espacio. Evolucionó para alternar entre alerta y descanso, entre atención y contemplación. Pero en la era de la hiperestimulación, los descansos se han convertido en un lujo y los estímulos, en un deber. Las notificaciones, los plazos, la música de fondo y el *scroll* infinito actúan como microdescargas de dopamina: una química que debería motivarnos a explorar y aprender, convertida en una dieta de chispazos efímeros que apenas sostienen la atención.

La consecuencia es clara: vivimos encendidos, pero no enfocados. El cerebro salta de un estímulo a otro sin llegar a profundizar. Esto ocurre porque la dopamina, al liberarse en picos muy breves, interrumpe los circuitos de atención profunda y mantiene al sistema en un estado de alerta superficial. Se activa la sensación de cansancio sin haber hecho nada realmente nutritivo porque el cerebro gasta energía en cada cambio de foco sin llegar a consolidar nada. Y cuando el sistema nervioso funciona en este modo, el cuerpo entero entra en deuda: el sueño se fragmenta, la digestión se ralentiza, el corazón late más deprisa. Técnicamente esto ocurre porque el sistema simpático —la rama de alerta del sistema nervioso autónomo— permanece activado demasiado tiempo, elevando hormonas como el cortisol y la adrenalina, que preparan para la acción, pero desgastan cuando se mantienen encendidas sin descanso.

Y aquí está la paradoja: lo que tanto evitamos —el aburrimiento, el vacío— es en realidad el terreno fértil de la creatividad. Cuando por fin damos una tregua a los estímulos externos, el cerebro cambia de modo y activa una red silenciosa llamada **red neuronal por defecto (*default mode network*)**. Es como si, al dejar de empujar, los engranajes internos empezaran a trabajar solos: integra recuerdos, proyecta futuros, encuentra patrones. No es casualidad que muchas de las mejores ideas de la humanidad hayan surgido en un paseo lento, en una ducha caliente o en una tarde de silencio.

En cambio, vivimos atrapados en una actividad cerebral opuesta: el ***multitasking***. A menudo se celebra como una habilidad moderna, pero en realidad empobrece la atención. La multitarea es un modo de funcionamiento que el cerebro reserva para momentos de estrés, como si estuviéramos en una selva desconocida, pendientes de nuestra descendencia y de posibles depredadores o competidores. Es una señal clara de que no nos sentimos en un lugar seguro. Nos vuelve más ansiosos y menos felices. La cultura, la filosofía, el arte, la ciencia..., todos los grandes logros humanos han nacido de la **atención profunda**, no de la dispersión. Sin sosiego no hay escucha, y sin escucha no hay sentido.

Incluso el descanso se ha contagiado de esta lógica. Dormimos con el reloj que mide las fases del sueño y por la mañana, en vez de escuchar el cuerpo, miramos la aplicación para decidir si hemos descansado bien o no. Salimos a correr no para sentir el aire en la cara, sino para registrar la marca en una aplicación que nos compara con miles de desconocidos. Hacemos yoga no tanto para habitar el cuerpo como para sumar otro logro a la lista de hábitos saludables. La trampa es sutil: disfrazamos de bienestar lo que en el fondo es la misma exigencia de siempre. Hemos cambiado el traje del estrés, pero no su lógica. Y así, lo que debería nutrirnos acaba drenándonos aún más.

La hiperestimulación no se limita ya al trabajo; invade cada rincón de la vida. Empezamos una serie y, en lugar de disfrutar un capítulo, sentimos la presión de ver la temporada entera lo antes posible. Vamos de viaje y, en vez de dejarnos sorprender, buscamos la foto perfecta que demuestre que hemos estado allí. Incluso la amistad y el amor se contaminan cuando se miden en notificaciones, respuestas rápidas o *stories* compartidas.

Lo más doloroso es que, en este escenario, el aburrimiento, que siempre fue la antesala de la creatividad, se ha vuelto casi imposible. Ante el más mínimo instante de vacío, aparece el gesto automático de desbloquear el teléfono. Ni un semáforo, ni una cola en el supermercado ni una tarde en casa se libran de ser rellenados con estímulos que nos alejan de nosotros mismos.

Y, sin embargo, el sistema nervioso sigue esperando lo mismo de siempre: pausas, lentitud, tiempo sin objetivo. Esa biología ancestral no entiende de métricas ni de algoritmos; solo reconoce si hay seguridad o amenaza, si puede repararse o debe seguir en guardia. Cuando el entorno es una sucesión ininterrumpida de demandas, la respuesta solo puede ser la fatiga, la ansiedad, la sensación de que nada basta.

Si seguimos este hilo, la conclusión es inevitable: **ningún cuerpo puede prosperar en un estado de alerta permanente**. Ningún corazón late en paz cuando vive midiendo cada minuto. Ninguna mente se siente libre cuando hasta el descanso se convierte en tarea.

El camino hacia la salud —ese mismo que hemos ido recorriendo en cada capítulo— pasa también por reconciliarnos con la lentitud. Por devolver al aburrimiento su lugar de semilla, al silencio su dignidad, al descanso su carácter sagrado. Porque no se trata solo de vivir más, sino de vivir con un sistema nervioso que sepa alternar entre la acción y la calma, entre el hacer y el ser.

Y aquí está lo más bello: la biología nunca ha olvidado cómo hacerlo. El cuerpo aún recuerda cómo entrar en reparación, cómo soltar la tensión, cómo encontrar coherencia. Solo espera que le demos la oportunidad. De eso se trata, de **desmontar la trampa de la productividad infinita y recuperar un modo de vivir en el que parar no sea un fracaso, sino una victoria.** En el que el valor de una vida no se mida en tareas, sino en la capacidad de sentir plenitud, calma, conexión.

Porque lo que al final buscamos no es otra cosa que esto: **un sistema nervioso que respire con libertad. Y cuando el sistema nervioso respira, todo el cuerpo canta.**

## EMOCIONES NO RESUELTAS

Si el exceso de estímulos externos desgasta nuestro sistema nervioso, hay otro ruido más íntimo y silencioso que puede llegar a ser aún más devastador, el que ocurre de piel para adentro: las **emociones no resueltas**. Un enfado no expresado, tristezas que guardamos bajo llave, miedos que aprendimos a esconder para no incomodar. Todo aquello que no encuentra un cauce hacia fuera termina por buscar salida hacia dentro. Y el cuerpo, fiel mensajero, se encarga de recordarlo: un nudo en la garganta, una contractura que se repite, un colon irritable, un insomnio pertinaz.

En realidad, las emociones tienen un papel fisiológico muy claro: son programas corporales diseñados para ayudar a adaptarnos. Cada una moviliza energía, prepara al organismo y orienta la conducta; a la vez, la neurociencia nos muestra que ninguna emoción es inocua. La amígdala detecta la amenaza, la corteza prefrontal intenta darle sentido, el eje hipotálamo-hipófisis-adrenal libera hormonas de estrés que preparan el cuerpo para huir o luchar. Si esta activación se resuelve, el sistema vuelve a la calma. Pero si la emoción queda atrapada —porque no la expresamos, porque la negamos, porque no la comprendemos—, ese circuito se queda a medias y el cuerpo lo mantiene abierto como una herida latente.

No es casualidad que tantas personas describan la ansiedad como «una presión en el pecho» o la tristeza como «un peso en los hombros». El lenguaje popular, sin pretenderlo, es profundamente neurofisiológico: el cuerpo habla lo que la mente calla. Y así, igual que la hiperestimulación nos arrastra hacia fuera, las emociones bloqueadas nos arrastran hacia dentro en forma de síntomas que no entendemos: fatiga crónica, dolores vagos, inflamación persistente. La biología no distingue entre una amenaza real y un recuerdo doloroso; mientras el circuito emocional siga encendido, el sistema nervioso vive en alerta. Por eso, aprender a reconocer y dar espacio a lo que sentimos no es un lujo emocional, sino una **necesidad fisiológica**. La emoción expresada se convierte en energía liberada; la emoción reprimida, en carga acumulada. Y del mismo modo que hemos perdido el derecho al descanso sin culpa, también hemos perdido el derecho a llorar sin prisa, a enfadarnos con seguridad, a temblar cuando algo nos sacude.

Recuperar esos espacios es parte esencial de sanar el sistema nervioso. No se trata de dramatizar ni de vivir instalados en la emoción, sino de dejar que cumpla su función: avisarnos, movernos, transformarnos. Como la ola que llega a la orilla: se eleva, rompe y vuelve al mar. Cuando la emoción fluye, el cuerpo se regula.

## LAS ÓRDENES DEL AMOR Y LA NECESIDAD DE PERTENECER

El ser humano es un **animal ultrasocial**. Nuestra supervivencia siempre dependió de la tribu: compartir el fuego, protegernos de los depredadores, cazar y recolectar juntos. Estar dentro del grupo significaba seguridad; quedar fuera equivalía a una muerte segura. Esa memoria está grabada en nuestro sistema nervioso. Por eso, incluso hoy, una simple crítica, una mirada de rechazo o la sensación de no encajar pueden activar la misma alarma que antaño encendía la presencia de un león. La soledad duele porque el cuerpo la interpreta como amenaza.

Muchos de nuestros conflictos emocionales no nacen únicamente de lo que nos ocurre, sino de las **reglas invisibles** de los sistemas a los que pertenecemos: la familia, la pareja, la sociedad. En esos sistemas, existen dinámicas profundas que buscan mantener el orden: todos tienen derecho a pertenecer, cada cual ocupa un lugar según el tiempo y la historia, y las relaciones sanas tienden al equilibrio entre dar y recibir. Cuando estas dinámicas se alteran, surge la tensión: alguien queda fuera, alguien carga con lo que no le corresponde, alguien da demasiado o recibe demasiado poco. Y el individuo, con tal de no perder su lugar, se somete a lealtades ocultas que pueden convertirse en síntomas, culpas o tristezas que no entendemos.

Además, en cada uno de nosotros conviven dos fuerzas: la de **imitar lo que llegó antes** y la de **expresar lo único que traemos a esta vida**. Somos herederos de patrones, repeticiones y mandatos familiares, pero también portadores de una chispa irrepetible que pide desplegarse. Cuando lo heredado y lo genuino entran en choque, el sistema nervioso se ve atrapado entre la fidelidad al pasado y la fidelidad a nosotros mismos. Ese conflicto interno puede manifestarse como ansiedad, insomnio o incluso enfermedades que parecen no tener una causa clara.

Esta tensión se refleja en múltiples aspectos de la vida:

- En la familia, cuando alguien carga con el dolor no resuelto de generaciones anteriores y vive con culpa cada vez que disfruta o se expande.
- En el trabajo, cuando la necesidad de reconocimiento nos lleva a sobreesforzarnos, aunque el cuerpo pida descanso.
- En la sociedad, cuando los cánones de belleza dictan quién merece ser aceptado y quién queda en los márgenes, activando en muchos el miedo profundo a la exclusión.
- En la pareja, cuando damos mucho más de lo que recibimos, para no sentirnos rechazados, y acabamos con un vacío interno que se traduce en fatiga y resentimiento.
- Incluso en la salud, cuando alguien mantiene un síntoma de manera inconsciente para seguir perteneciendo a su sistema familiar, repitiendo la enfermedad de un padre o una abuela como si al hacerlo pudiera honrar su memoria.

Sanar significa reconocer estas fuerzas. Implica **reconciliarnos con nuestro origen**, dar un lugar a quienes vinieron antes, soltar lo que no nos corresponde y ocupar nuestro propio sitio con dignidad. Y, al mismo tiempo, abrir espacio para lo nuevo: permitirnos desplegar lo que es auténticamente nuestro, lo que hemos venido a expresar en esta vida.

**La verdadera libertad del sistema nervioso aparece cuando ocurre este doble movimiento: sentirnos seguros de pertenecer y, desde ahí, libres para ser únicos.**

## PROGRAMAS INVISIBLES: EL INCONSCIENTE Y EL LENGUAJE QUE HABITA EN NOSOTROS

Si las emociones son la música de nuestra biología y las dinámicas de pertenencia marcan el compás, el inconsciente es el gran **escenario oculto** en el que todo se representa. La mayor parte de lo que pensamos, decidimos y sentimos no nace de una elección consciente, sino de programas aprendidos mucho antes de que pudiéramos cuestionarlos.

Nuestro sistema nervioso guarda estos programas como atajos. Aprendimos que un gesto significaba peligro, que un tono de voz era rechazo, que un silencio era abandono. Y aunque el contexto cambie, el cuerpo sigue reaccionando igual, como si viviera en la misma escena una y otra vez. No es un error, es una forma de supervivencia. El inconsciente protege, aunque a veces lo haga a costa de nuestra libertad.

Aquí aparece una idea fundamental: **el mapa no es el territorio**. No vivimos la realidad tal como es, sino como la hemos representado en nuestro interior. Y esas representaciones —nuestros mapas— pueden ser más limitantes o más amplias, más estresantes o más nutritivas. Cuando creemos, por ejemplo, que «no valemos si no producimos», cada momento de descanso se convierte en una amenaza. Cuando pensamos: «Si digo lo que siento, me van a rechazar», cada emoción reprimida activa el cuerpo como si hubiera un peligro real.

La ciencia lo confirma con claridad: **lo que creemos moldea lo que sentimos**. El placebo puede sanar porque abre la expectativa de alivio; el nocebo enferma porque siembra la certeza de daño. La mente no distingue tanto entre lo que imagina y lo que ocurre: el sistema nervioso reacciona en ambos casos.

Y en medio de todo, el **lenguaje**. Cada palabra que usamos es un mensaje fisiológico. No es lo mismo decir: «Tengo ansiedad», como si fuera una identidad sólida, inevitable, que decir: «Mi cuerpo me está pidiendo seguridad». El primer enunciado encierra, el segundo abre posibilidades. Una sola frase puede tensar la musculatura o relajarla, acelerar el pulso o devolverlo a la calma. Por eso, gran parte de nuestra salud depende de **aprender a hablar de otro modo**: con nosotros mismos, con quienes nos rodean, con nuestra propia biología. El lenguaje no es solo comunicación, es un código que reprograma el sistema nervioso. Cada reencuadre, cada metáfora, cada palabra de aliento tiene un efecto directo en nuestras hormonas, en nuestras defensas, en nuestra energía.

Los programas invisibles no se borran de golpe, pero pueden transformarse. El simple acto de darnos cuenta de ellos ya abre una rendija. Nombrarlos es empezar a desactivarlos. Reencuadrarlos es dar al sistema nervioso un nuevo guion. Y poco a poco, esos guiones se convierten en nuevas rutas neuronales, en caminos más amables, en mapas que sí nos conducen a la vida que deseamos.

## EL CUERPO COMO ESCENARIO DE LA EMOCIÓN

Como ya hemos ido explicando a lo largo de este capítulo, nada de lo que vivimos emocionalmente queda en un plano abstracto, todo se imprime en nuestra biología. Todo lo que sentimos pasa, de un modo u otro, por el cuerpo. Las emociones no flotan en el aire: se encarnan, se hacen carne. Y esto es clave para comprender su relevancia. Cada rabia no expresada, cada miedo sostenido, cada tristeza acumulada encuentra tarde o temprano un órgano, un músculo o un tejido en el que hacerse visible.

El sistema nervioso no funciona de manera aislada; está en diálogo constante con el sistema inmune, el endocrino y el digestivo. Cuando vivimos en calma, este diálogo es armónico y reparador. Cuando las emociones se bloquean o se acumulan, la conversación se vuelve caótica: inflamación que no se apaga, hormonas que no se regulan, defensas que se confunden y atacan al propio cuerpo. Por eso no es raro que lo que no decimos aparezca en forma de migrañas recurrentes, contracturas que no ceden, colon irritable, problemas de piel o fatiga crónica. El síntoma no es un enemigo, es un **lenguaje**. **El cuerpo habla donde la mente calla.** Y, a veces, lo que habla no es solo lo propio.

Las investigaciones en epigenética y en psicología transgeneracional nos muestran que muchas veces cargamos con huellas de generaciones anteriores, como si en nuestro sistema nervioso convivieran memorias ajenas: duelos no llorados, secretos silenciados, traumas heredados. Esa información, inscrita en la biología y en la dinámica familiar, puede expresarse en nosotros en forma de ansiedad, fobias, dificultades para vincularnos o incluso síntomas físicos que no parecen tener una causa médica clara.

El cuerpo se convierte así en el **escenario donde se encuentran dos fuerzas: la historia heredada y la historia propia**. Lo que aún no ha sido resuelto en el sistema familiar busca salida y, a la vez, lo genuino que traemos a esta vida busca expresión. Cuando ambas fuerzas se ignoran o se reprimen, el cuerpo paga el precio.

Comprender esto cambia la mirada. En vez de preguntarnos solo «¿Qué me pasa?», podemos empezar a preguntarnos también «¿Qué quiere expresarse a través de mí?». Así, un dolor persistente, una inflamación que se repite o un insomnio sin causa aparente dejan de ser errores del cuerpo para convertirse en pistas, en mensajes que nos invitan a ordenar lo interno y lo transgeneracional.

Sanar, entonces, no es pelear con el síntoma, sino escucharlo. Es dar voz al cuerpo y permitir que lo heredado encuentre su cauce mientras lo propio se despliega con libertad. Es reconocer que nuestra biología no solo respira oxígeno, sino también historias, emociones y vínculos.

# COHERENCIA Y CONEXIÓN: PRIMEROS PASOS DE REGRESO A CASA

Todo lo que hemos recorrido hasta aquí —el ruido de la hiperestimulación, la trampa de la productividad, las emociones que se quedan atrapadas, el cuerpo que habla cuando la mente calla— nos muestra algo esencial: **la salud del sistema nervioso no es un detalle, es un camino de vida**. Un camino que no se anda de golpe ni con una técnica mágica, sino paso a paso, con decisiones sencillas que nos devuelven a la calma y a la coherencia. Y como todo camino, empieza con los primeros pasos. En estas páginas queremos invitarte a darlos con nosotros no desde la exigencia, sino desde la belleza de algunas prácticas simples que pueden convertirse en faros cotidianos, recordatorios de que siempre es posible volver a casa en tu propio cuerpo.

## *El corazón como brújula*

El primer paso nos lleva, de manera natural, al corazón. No solo porque late sin descanso desde antes de nacer, sino porque es uno de los centros de comunicación más poderosos de nuestro organismo. Cada emoción que sentimos deja su huella en su ritmo: el miedo lo acelera y lo vuelve caótico, la calma lo ordena, la gratitud lo suaviza. El corazón no es únicamente una bomba; es un **puente** entre la mente, el cuerpo y la emoción. Cuando ese puente late en desorden, toda la orquesta interna se resiente: la respiración se agita, el pensamiento se confunde, la digestión se interrumpe. Pero cuando late en armonía, algo se reorganiza por dentro. La ciencia lo llama **coherencia cardiaca**; la experiencia lo describe como una sensación de paz que se expande y devuelve claridad.

Por eso, el primer gesto que queremos proponerte es tan sencillo como poderoso: detenerte unos minutos al día para respirar de forma pausada y, mientras lo haces, evocar una emoción amable —gratitud, cariño, ternura—. No se trata de forzar nada, sino de permitir que el corazón recupere su compás natural. Como un metrónomo que ayuda a toda la orquesta a volver a tocar en sintonía.

### *La atención como faro*

Una vez que el corazón marca el compás, el siguiente paso es dirigir la atención. Nuestro cerebro es plástico: lo que enfocas crece. Cada vez que concentras tu mirada, tu pensamiento o tu emoción en algo, fortaleces las conexiones neuronales asociadas a ello. El sistema nervioso aprende por repetición, como quien pisa una y otra vez el mismo sendero hasta que se convierte en camino.

El problema es que solemos enfocar aquello que tememos o nos agobia, y así reforzamos la huella del estrés. Pero la misma plasticidad puede jugar a nuestro favor si aprendemos a elegir qué cultivamos. Puedes entrenar la atención como quien entrena un músculo:

- **Mirada de horizonte:** abre el campo visual unos segundos, como si abarcaras todo lo que ves, sin fijarte en nada concreto. Este gesto simple indica al sistema nervioso que no hay amenaza inmediata.
- **Una sola cosa a la vez:** elige una tarea y entrégale toda tu atención, sin saltar de una a otra. El cerebro descansa cuando no vive en multitarea.
- **Ritual de gratitud:** antes de dormir, anota tres cosas por las que agradeces ese día. No importa lo grandes o pequeñas que sean. Ese acto dirige tu atención hacia lo que sostiene, no hacia lo que falta.

### *El lenguaje como programa*

Pero no solo miramos el mundo, también lo nombramos. Y en ese acto de nombrar, nuestro sistema nervioso recibe instrucciones. Decir «Tengo ansiedad» es muy diferente que decir «Mi cuerpo me está pidiendo seguridad». En el primer caso, quedamos atrapados en una identidad; en el segundo, abrimos una puerta a la acción.

Las palabras que usamos con nosotros mismos son como líneas de código que reprograman nuestra biología. Si a un dolor lo llamamos «enemigo», la tensión aumenta; si lo llamamos «mensaje», el cuerpo se abre a escucharlo. Reencuadrar no significa maquillar la realidad, sino ofrecer al sistema nervioso un relato más amplio que le devuelva capacidad de respuesta.

Puedes practicarlo cada vez que notes una emoción intensa:

- En vez de «No puedo más», prueba con: «Mi cuerpo me pide una pausa».
- En vez de «Estoy roto», di: «Estoy aprendiendo a reordenarme».
- En vez de «Soy ansioso», prueba con: «Estoy entrenando mi seguridad».

### *Microprácticas de vida diaria*

Y, finalmente, están los pequeños gestos, los que no requieren tiempo extra ni preparación, solo un cambio de intención. Son los que convierten la teoría en vida:

- **Pasear sin estímulos:** diez minutos de caminar sin música ni teléfono, dejando que la mente divague.
- **Aburrimiento creativo:** regalarte unos minutos al día sin hacer nada, aunque al principio incomode. El cerebro los usa para integrar y crear.
- **Respiración consciente:** tres respiraciones profundas antes de una reunión, una comida o una conversación difícil.
- **Contacto humano real:** un abrazo de más de veinte segundos, una mirada sostenida, una risa compartida. Tu sistema nervioso se regula en compañía.

No se trata de sumarlo todo de golpe, sino de elegir uno o dos gestos y repetirlos hasta que se conviertan en parte de tu paisaje. Cada práctica es un recordatorio: puedes volver a casa en ti mismo, aquí y ahora.

Al final, todo este camino no va de técnicas ni de protocolos, sino de **recordar lo esencial**. Recordar que el corazón puede ser una brújula, que la atención puede ser un faro, que las palabras pueden ser una medicina y que los pequeños gestos cotidianos tienen el poder de ordenar una vida entera.

El sistema nervioso no pide perfección; pide coherencia. Pide que lo acompañemos en vez de forzarlo, que lo escuchemos en vez de silenciarlo, que lo sostengamos en vez de exigirle. Cada vez que respiras con calma, cada vez que eliges una sola cosa, cada vez que nombras tu experiencia de forma más amable, estás dando un paso en la dirección correcta.

Es un viaje sin prisa, un regreso a casa que se recorre en instantes cotidianos. No hay una meta final, solo el aprendizaje de caminar distinto: más despacio, más presente, más en sintonía con lo que tu biología siempre supo. Porque cuando el sistema nervioso encuentra su coherencia, no solo respira el cuerpo: **respira también la vida entera**.

# EPÍLOGO
# UN REGRESO COMPARTIDO

Has llegado hasta aquí. Y aunque las páginas se acaben, el viaje apenas comienza.

Lo que empezó como un libro es ya un puente entre nosotros. Un puente hecho de historias, ciencia, intuición y vida. Y, sobre todo, un puente de confianza: en tu cuerpo, en la naturaleza, en la posibilidad de volver al origen.

Hoy sabemos que no somos los mismos que al abrir la primera página. Algo se ha movido. Quizá una idea, quizá una emoción, quizá una certeza silenciosa de que la salud no es una conquista, sino un recuerdo.

Este libro no termina en un punto final. Termina en tu día a día: en cada sorbo de agua que eliges con conciencia, en cada rayo de sol que dejas entrar en tu piel, en cada abrazo que prolongas un instante más, en cada decisión pequeña que alinea tu vida con lo que tu cuerpo espera.

Gracias por dejarnos entrar en tu intimidad, por abrir este espacio de lectura como quien abre la puerta de su casa. Ha sido un honor acompañarte, caminar contigo, reconocernos juntos en lo esencial.

Si algo deseamos que quede grabado en ti es esto: no estás roto. No necesitas más exigencia. Lo que llevas dentro es sabiduría, memoria y una capacidad infinita de regresar a tu centro.

Esto no es un adiós, es un hasta pronto. Porque en cada elección coherente que hagas, ahí estaremos también nosotros, contigo, como parte de la misma tribu.

Respira. Confía. Regresa.

Siempre es posible volver a casa.